LEÇONS

SUR LES PHÉNOMÈNES

PHYSIQUES

DE LA VIE.

IMPRIMERIE DE MOQUET ET COMP.,
Rue de la Harpe, n. 90.

LEÇONS

SUR

LES PHÉNOMÈNES

PHYSIQUES

DE LA VIE,

PAR M. MAGENDIE.

RECUEILLIES PAR C. JAMES

TOME DEUXIÈME.

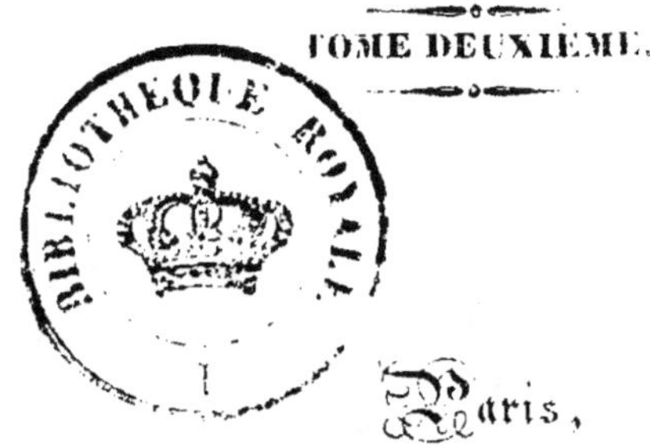

Paris,

J. ANGÉ ET Cⁱᵉ, ÉDITEURS,
RUE GUÉNÉGAUD, 19;
A. CHERÊST, LIBRAIRE-COMMISSIONNAIRE,
MÊMES RUE ET N°.

LEÇONS

SUR LES

PHÉNOMÈNES PHYSIQUES

DE LA VIE.

PREMIÈRE LEÇON.

28 décembre 1836.

MESSIEURS,

Avant de nous engager dans les questions que nous nous proposons d'étudier pendant ce semestre, il n'est peut-être pas inutile de dire un mot sur le mode d'enseignement qui distingue aujourd'hui le Collége de France. L'Université, dans ses diverses facultés, les écoles spéciales, enseignent et doivent enseigner l'état actuel de la science, sous la forme élémentaire ou transcendante; celui-là y remplira le mieux ses fonctions de professeur qui, passant successivement en revue les ma-

tières inscrites sur son programme, leur donner
les développements les plus complets et les plus
en harmonie avec les connaissances de l'époque.
Tel n'est point l'enseignement des sciences du
Collége de France : son cadre plus restreint est
en même temps d'un ordre plus relevé. Nous
supposons, ou du moins nous devons supposer
notre auditoire aussi instruit que nous des faits
et des classifications scientifiques ; notre devoir,
ou plutôt notre ambition est de le mettre dans
la voie des progrès, de lui indiquer la carrière
à parcourir , et s'il est possible d'y entrer et d'y
marcher avec lui.

Ce caractère d'enseignement nécessite inévitablement un mode spécial pour l'élection des hommes
qui doivent occuper nos chaires. Le choix du professeur n'est plus ici confié aux chances du con-
cours. Il ne suffirait point, dans une lutte heureuse , de l'avoir emporté sur quelques rivaux.
Le monde savant tout entier compose un juri, qui
réunit ses suffrages sur le candidat dont la vie
a été consacrée à l'étude d'une spécialité, et dont
les travaux ont reculé les limites de la science. Qui
eût osé, je vous le demande, descendre dans l'aréne
pour disputer à Champollion la chaire où il dévoi-
lait avec tant de bonheur et de savoir les mystères de
l'antique Égypte et l'artifice de ses hiéroglyphes ?
Qui eût osé contester à Cuvier la possession de la
chaire d'histoire naturelle ? Vous connaissez tous
les découvertes si brillantes et si multipliées sur l'é-
lectro-magnétisme, dont un professeur, dont nous
regrettons la perte récente , M. Ampère, a doté

la physique ; qui donc aurait été plus habile à les faire connaître du public ? quel autre plus digne de lui succéder que le savant appelé à recueillir ce glorieux héritage, et dont les convenances m'empêchent de prononcer le nom dans cette enceinte ? Enfin, s'il m'est permis de me citer après avoir parlé d hommes aussi élevés, n'est-ce pas à mes travaux sur la médecine et la physiologie que je dois l'honneur de vous enseigner aujourd'hui ce que m'ont appris vingt-cinq années de recherches j'oserai dire consciencieuses ?

L'enseignement de la médecine ne doit donc point ressembler ici à ce qu'il est dans les autres établissements publics. Prenant pour point de départ les faits depuis peu introduits dans le domaine de la science, nous attaquerons les questions encore obscures ; et leur appropriant les procédés par lesquels d'autres points ont été éclaircis, nous chercherons à les éclairer à leur tour ; en un mot, nous ferons de continuels efforts pour imprimer à vos esprits une impulsion d'avenir.

Et d'abord expliquons-nous sans détour et sans réticence sur quelques points fondamentaux de l'état actuel de notre science. Si nos idées n'étaient pas fixées à cet égard, et si nous nous laissions abuser par quelques prestiges, tout progrès ultérieur nous serait interdit.

Il s'en faut, Messieurs, que la médecine et la physiologie reposent sur des bases solides et positives ? En face de ces révolutions nombreuses, qui tour-à-tour ont bouleversé ces sciences, au milieu de ce conflit de systèmes, sans cesse abattus et sans cesse renaissants, l'esprit avide de la vérité éprouve une sorte de découragement. Partout il voit qu'au lieu de prendre pour guide l'observation, on s'est laissé emporter par des idées préconçues; qu'au lieu de chercher à connaître et à interpréter les lois de la nature, l'homme s'est plutôt efforcé, par une sorte de délire, de lui imposer les siennes. Aussi beaucoup de personnes sont-elles arrivées à cette douloureuse conclusion, que la médecine et la physiologie ne sont pas encore de véritables sciences. Tandis que d'un bout du globe à l'autre, à Paris comme à New-Yorck, à Londres comme à Calcutta, le chimiste est d'accord avec le chimiste pour l'explication des phénomènes qui se passent au fond du creuset; en est-il de même pour les théories médicales? Non, assurément. Bien loin de trouver cet ensemble, cette heureuse harmonie dans la manière d'interpréter les faits pathologiques ou physiologiques, vous voyez, au contraire les hommes les plus éminents d'une même époque (et la nôtre n'est pas exception), défendre les systèmes les plus disparates.

Descendez-vous dans les détails de la pratique, vous retrouvez encore ce même désaccord et ces mêmes controverses. Ce serait une étude bien affligeante que de passer en revue les divers modes de traitement employés dans chaque localité contre la même affection morbide. Vous n'avez pas besoin de prendre isolément chaque secte médicale, suivant qu'elle s'est laissée ou non, subjuguer par la théorie dominante: voyez seulement ce qui se passe de nos jours, au sein-même de la Capitale, dans

(5)

nos principales cliniques. Un malade est frappé
d'une fièvre typhoïde, eh bien ! suivant qu'il a été
dirigé vers tel ou tel hôpital, il sera soumis à un
traitement différent: à la Pitié, on n'aura point recours aux mêmes moyens qu'à la Charité, ni qu'à
l'Hôtel-Dieu. Tel praticien vante les purgatifs, tel
autre préfère la saignée, un troisième s'applaudit
de l'emploi des toniques, d'autres enfin, et je suis
de ce nombre, laissent la maladie parcourir à peu
près librement ses périodes sans chercher à enrayer
sa marche. Loin de moi l'idée de vouloir dire une
parole sévère, un mot de critique contre les médecins qui ont adopté telle ou telle médication. Je
suis le premier à applaudir à leur loyauté ; leur
conviction, je le sais, est basée sur des recherches
attentives, et chacun cite en faveur de sa méthode de nombreux succès. Mais enfin, dans ce
conflit honorable, puisqu'il est consciencieux, quelqu'un a tort, quelqu'un a raison; par quel moyen,
par quelle mesure savoir le vrai? Les chiffres, dira-
t-on; celui-là a raison qui guérit le plus. Nul doute
que cette réponse ne soit excellente. Mais c'est justement là que gît la difficulté; les chiffres sont un instrument, une balance bien délicate ; la moindre
erreur la fait trébucher à rebours... ses décisions,
d'ailleurs, n'ont de valeur que soumises au calcul
des probabilités, et les probabilités en matières
aussi complexes que les maladies et la thérapeutique, ne peuvent être appréciées que par un très
petit nombre d'esprits, et certes, ne sont pas à la
portée du vulgaire des médecins. Nous trouverons,
j'espère, une occasion de nous expliquer sur ce

point capital. Le but que je me suis proposé en vous signalant cette diversité dans les moyens dirigés contre une même maladie, c'était de vous faire voir que notre science, sous le rapport théorique, est encore à l'état embryonnaire.

Ce n'est pas seulement entre les hommes aussi haut placés que nous rencontrons cette dissidence d'opinion; elle s'observe également dans toutes les classes du corps médical. Tout praticien qui a exercé pendant quelques années, ne tarde pas à se créer une doctrine quelconque, à laquelle il reste fidèle, soit qu'il se rapproche à l'opinion prédominante de son époque, soit que, fort de son propre fonds, il ne consulte que ses inspirations personnelles. Prenez vingt médecins appartenant à la même école, professant en apparence les mêmes doctrines, en trouverez-vous deux qui, appelés près d'un malade, envisageront le mal de la même manière et prescriront un traitement tout-à-fait identique? Je ne craindrai pas d'être accusé d'exagération en faisant une réponse négative. Vous compterez autant d'opinions que de toques doctorales ! tant sont nombreuses les divisions et les subdivisions qui séparent des médecins, ralliés en apparence à une même bannière !

Parlerai-je des charlatans? Eux aussi guérissent, et souvent leurs cures tiennent du prodige ; demandez-le plutôt aux gens du monde, ce public qui, dans son aveugle caprice, décide si souvent du mérite des médecins. C'est surtout dans les cas désespérés, alors que les médecins probes déclarent le mal incurable et au-dessus des ressources de l'art,

qu'on fait appel, je n'ose pas dire aux lumières,
mais à la témérité présomptueuse d'hommes qui spé-
culent sur cette espérance, qui ne quitte le mourant
qu'à la dernière marche de sa tombe. Si quelques
succès ont parfois couronné leur audace, combien
de malheureux n'ont-ils pas prématurément précipi-
tés au tombeau! Vous serez surpris de la confiance illimitée que certaines personnes, d'ailleurs très éclai-
rées et raisonnables, accordent à la prétendue science
de ces charlatans. Elles vous citeront gravement les
nombreux cas de guérison dont elles ont été témoins, tandis que vous, vous ne pourrez vous défendre d'un sourire d'incrédulité en entendant le
récit de ces miracles de thérapeutique. A les entendre, jamais le remède héroïque ne peut échouer.
Le malade succombe-t-il, vous croyez qu'ils vont
être désabusés? point; c'est qu'il est survenu quelque complication. J'ai été témoin dernièrement
d'un fait qui prouve jusqu'où peut aller cet enthousiasme, ou plutôt ce délire, en faveur du char-
latanisme. Un homme était atteint d'un cancer de
la face, qui avait rongé les tissus à une grande profondeur. Le mal était trop étendu pour qu'on osât
hasarder une opération chirurgicale; les praticiens
les plus habiles de la Capitale, consultés tour-à-
tour, avaient déclaré qu'il fallait s'en tenir à un
traitement palliatif. Le malade appelle un charlatan. Celui-ci, avec cette imperturbable assurance
que ne peut, que ne doit jamais avoir un véritable
savoir, promet une prompte guérison. Il touche à
plusieurs reprises, avec le caustique, les parties
ulcérées, dont il provoque la chute ; ce que le mal

avait jusqu'alors respecté ne trouve pas grâce devant l'empirique ; les escharres succèdent aux escharres; la face ne présente plus qu'une large plaie. Enfin , le malheureux succombe. Sans doute que des résultats aussi déplorables vont servir de leçon à la famille. Non, Messieurs, la femme du malade est atteinte d'un cancer au sein, qui, depuis longtemps , ne fait plus de progrès : elle s'adresse au même charlatan. Nouvelle application du caustique , nouvelle série d'accidents. Mort. Le croirezvous ? Un membre de la même famille , atteint je crois d'un mal semblable, s'est encore dernièrement confié à ce misérable, et a été également victime de son impitoyable et cupide ignorance.

Pour être moins barbare et plus loyale, notre pratique, dans beaucoup de circonstances, en est-elle plus éclairée, et ne prenons-nous pas pour explication scientifique ce qui n'est encore que du domaine de l'empirisme. Une partie est douloureuse, gonflée , rouge, brûlante, et nous disons : *Voilà une inflammation , une irritation*. Mais quel sens attacher à ces mots? Quels phénomènes se passent au sein de ces tissus *enflammés, irrités?* Nous ne faisons ici qu'indiquer une apparence grossière, à la portée du plus brute observateur , nous nous contentons d'expressions qui n'expliquent rien, dans l'impuissance où nous sommes d'interpréter le phénomène dans son essence. Direz-vous que la circulation est plus active en ce point , que c'est au passage plus rapide du sang artériel qu'il faut attribuer l'élévation de température , la tuméfaction, la rougeur?... Vous faites une hypothèse que l'observation est loin de sanctionner. S'il me fallait hasarder une conjecture, je serais beaucoup plus porté à supposer que les phénomènes dits inflammatoires dépendent de l'obstruction du réseau capillaire, de l'accumulation et de l'arrêt dans ces vaisseaux du sang qui en distend les parois. Mais, n'anticipons point sur des faits qu'il n'appartient qu'à l'expérience d'expliquer; ne nous exposons pas à de pénibles mécomptes. Peut-être un jour le microscope nous dévoilera-t-il ce qui maintenant échappe à notre investigation.

On a comparé l'agent occulte de l'inflammation à l'épine enfoncée au sein des tissus, qui devient un centre vers lequel affluent les liquides circulatoires. Un esprit superficiel peut se contenter d'un semblable rapprochement; mais je ne vois point en quoi la question se trouve le moins du monde éclaircie. Le traitement pourra-t-il nous fournir quelques lumières? Vous combattez un phlegmon par les sangsues, les bains, les cataplasmes, les topiques de tout genre, et les phénomènes inflammatoires se calment. Voilà un fait. Quel est maintenant celui d'entre vous qui voudrait se charger de m'expliquer non par des mots, mais par des preuves expérimentales, le mode d'action de ces moyens thérapeutiques? Ici la théorie est muette; quoi qu'on en puisse dire, et quelle que soit la violence du langage, la médecine empirique.

Lors même que, guidé seulement par l'hypothèse, on parvient à traiter avec succès une maladie, il faut se garder d'accorder une confiance illimitée aux idées qui ont dicté les moyens thérapeutiques. La gravelle rouge nous servira d'exemple. Cette affection est caractérisée, vous le savez, par le dépôt au sein des urines d'un sable plus ou moins grossier, de couleur rougeâtre, qui se précipite au fond du vase.

Pendant long-temps les médecins ont attribué à une irritation des reins ces altérations de la sécrétion urinaire. Aussi avaient-ils recours aux boissons aqueuses, aux applications de sangsues et de cataplasmes sur la région lombaire ; en un mot, à cette série de moyens, qu'on appelle encore aujourd'hui *antiphlogistiques*. Plus d'une fois, sous l'influence d'une semblable médication, les graviers ont disparu, et la maladie a été guérie au moins pour un temps. Les choses en étaient là quand la chimie est venue à son tour s'emparer du sujet. Elle a fait voir que cette prétendue théorie n'était pas l'expression de la vérité. En soumettant à l'analyse les graviers, elle a démontré qu'ils étaient principalement formés d'acide urique, par suite de la présence dans le sang d'une quantité surabondante des éléments de cet acide. Était-ce à l'irritation qu'il fallait s'en prendre? non, mais bien au genre d'alimentation. On sait maintenant qu'une nourriture trop exclusivement animale a pour effet d'introduire dans le fluide urinaire une proportion exubérante d'azote, et par suite un excès d'acide urique. Heureux effets d'une théorie vraiment scientifique! Nous pouvons à notre gré nous jouer d'une maladie qui entraîne presque toujours de graves conséquences, puisque des calculs de la vessie reconnaissent souvent pour point de départ le dépôt sablonneux de la gravelle. La cause une fois connue, le traitement en découlait naturellement. Il suffit de saturer l'acide urique par des boissons alkalines, de prévenir sa formation par l'usage d'une alimentation végétale, pour voir en quelques jours les malades affranchis d'une affection qui s'était souvent montrée rebelle aux traitements les plus rationnels en apparence.

Arrêtons un moment sur les pseudo-théories, et permettez-moi à leur occasion quelques réflexions de physiologie morale.

Parcourez les fastes de l'art, vous verrez de temps en temps surgir des hommes qui, prenant leurs illusions pour des réalités, soutenus par le talent et l'enthousiasme, imposent leur croyance, j'ai presque dit leur religion aux générations contemporaines. Le succès et l'influence de plusieurs de ces systèmes, produits de l'imagination d'un seul homme, qui souvent se disait et se croyait inspiré de la divinité, a été vraiment prodigieux ; et pour n'en citer qu'un exemple, seize siècles et la vogue de mille autres systèmes n'ont pu entièrement détruire les idées de Galien, dont l'influence se retrouve encore dans notre langue médicale, ainsi que l'attestent les noms de *mélancolie*, de *parenchyme*... Heureusement il n'en est plus de même des *doctrines* nées de nos jours. La plupart, après une vogue éphémère, s'éteignent et meurent. J'ai déjà vu, pour mon propre compte, passer bien des systèmes. Il fut un temps où toutes les maladies appelées *putrides*, *ataxiques*, étaient traitées par les toniques. Je me rappelle même avoir

accueilli cette médication avec toute la chaleur de
la jeunesse. Vinrent ensuite les admirables découvertes de la chimie pneumatique , nouvelle direction imprimée aux idées. Il semble que pour
les phénomènes physiologiques et pathologiques il
n'y aura plus de mystère : l'économie tout entière n'est plus aux yeux du médecin qu'un vaste
appareil de chimie. Tel autre système , né il y
a vingt ans , s'appuyant sur des données physiologiques fausses , mais séduisantes , recueille de
nombreux suffrages, puis enfin s'écroule et compte
encore à peine pour partisans ses propres fonda-
teurs. On a voulu , dans ces derniers temps , asseoir l'édifice médical sur des bases plus solides ;
je veux parler de l'anatomie pathologique. Les
lésions trouvées sur le cadavre peuvent-elles nous
rendre compte de tous les phénomènes observés
pendant la vie ? Ce serait étrangement s'abuser
que d'avoir de semblables prétentions. Ne voyez-
vous pas que la lésion locale n'est le plus souvent
que l'expression apparente de causes connues ou
ignorées, qui influent sur l'économie tout entière?
S'attaquer seulement à une partie isolée en présence d'une perturbation générale et profonde, ce
serait n'envisager qu'une fraction d'un tout morbide.

Mais , direz-vous, il est toujours facile de critiquer. Comment faire mieux ? C'est là , Messieurs, ce qu'il nous importe maintenant de rechercher. Et d'abord l'examen succinct que nous
venons de faire des diverses phases que présentent
les annales de la médecine ne sera point sans consé-

quence utile pour nos études ultérieures. Vous saurez éviter l'écueil contre lequel sont venus se briser tant de noms fameux, tant d'illustrations gigantesques. Que nous reste-t-il des immenses travaux de Galien ? Quelles sont ses doctrines qui, traversant les âges, ont échappé au naufrage ? Celles-là seulement qui ont reçu la sanction de l'expérience. Je ne vous en citerai qu'une preuve. Galien s'aperçut un jour qu'en coupant les nerfs récurrents sur un animal, celui-ci devenait aphone, d'où il conclut que ces rameaux nerveux présidaient à l'action des puissances musculaires concourant à la formation de la voix. Ce fait est resté dans la science tel qu'il s'offrit à l'expérimentateur. Le temps n'y a rien ajouté, n'en a rien retranché, tandis qu'il a fait justice de ces milliers de rêveries savantes qu'enfanta le génie du médecin de Pergame. Vous parlerai-je de Sylvius ? du rôle qu'il faisait jouer dans les maladies au suc pancréatique acide sur la bile alcaline? Cette théorie des *Ferments*, après avoir eu un grand retentissement dans le monde médical, est tombée, et elle devait tomber du moment qu'on s'est donné la peine d'en appeler à l'expérience. Analysez le suc pancréatique recueilli sur l'animal vivant; il n'est pas acide! Bizarre destinée de ces systèmes que crée avec tant de labeur l'imagination ! Un savant consacre sa vie entière à recueillir péniblement les matériaux de l'édifice que son génie veut transmettre à la postérité; il croit le but atteint, sa gloire à jamais assurée, et voilà que l'homme le plus vulgaire renverse, par une simple expérience, tout ce brillant échafaudage!

Quelle marche devrez-vous donc suivre dans l'étude de la médecine et de la physiologie? Disons avant tout comme une vérité fondamentale, que l'une et l'autre science est également digne de vos recherches. C'est en vain que vous voudriez assigner à chacune une ligne de démarcation, dire où la pre-première finit, où la seconde commence ; elles se tiennent par un lien commun que vous devez respecter ; ou plutôt elles ne sont qu'une seule et même science, et la pathologie est encore la physiologie. Pour moi, les phénomènes pathologiques ne sont que des phénomènes physiologiques modifiés. Quant aux grandes divisions qu'il convient d'adopter pour embrasser dans son ensemble l'étude des matières qui font l'objet de ce cours, voici à cet égard la marche que depuis quelques années j'adopte dans mon enseignement. Je distingue dans la vitalité deux grandes classes de phénomènes : l'une comprend les *phénomènes physiques*, l'autre les *phénomènes vitaux*; dans chacune viennent se grouper ces admirables fonctions que nos appareils sont chargés d'accomplir, et dont le merveilleux ensemble constitue la *vie*.

Je me suis attaché l'année dernière à vous faire sentir toute l'importance des études physiques pour l'intelligence d'un grand nombre de phénomènes qui se passent dans le corps de l'homme. Oui, il existe des lois communes aux corps vivants et aux corps inorganiques. Comment expliquer le mécanisme de la vision, sans le secours de l'op-

tique? Direz – vous pourquoi la lumière qui traverse les milieux de l'œil suit telle ou telle direction, et vient former sur la rétine une image ren-
versée. L'application des lois de la réflexion et de
la réfraction vous sera d'un plus grand secours que
de banales phraséologies sur la vitalité.

Ne trouverez-vous pas également dans l'appareil vocal un véritable instrument de physique?

Je vois dans le poumon un soufflet, dans la trachée un tuyau porte – vent, dans la glotte une
anche vibrante. Et cette admirable machine hydraulique destinée à faire circuler le sang dans
nos tissus, n'est-ce pas une merveille de mécanique? On pourrait concevoir qu'en l'absence même
des lois vitales le phénomène de la circulation
s'exécutât sur le cadavre, si l'on pouvait artificiellement mettre en jeu ce système de pompes et
de tuyaux représentés par le cœur, les veines et
les artères. Tant il est vrai qu'ici les phénomènes
physiques ont la plus large part!

Mais n'allez pas non plus tomber dans un excès
opposé, et chercher à tout expliquer par les lois
qui régissent la matière inorganique. Si je peux
analyser la marche du cône lumineux à travers les
milieux de l'œil, j'essaierais en vain de comprendre
comment la rétine renvoie au cerveau l'impression des objets extérieurs. La nature n'a point jusqu'ici permis à l'homme de soulever le voile qui lui
dérobe l'intelligence des phénomènes vitaux. Admettrez-vous, avec quelques anciens auteurs, des
animacules circulant dans la continuité des nerfs,
et allant transmettre à l'encephale les sensations?

Personne n'a vu ces petits êtres intelligents. Et d'ailleurs, supposez un instant leur existence prouvée, il s'en faut que vous puissiez ainsi expliquer tous les mystères de l'organisme. Comment, par exemple, se rendre compte des nombreuses hallucinations qui frappent les sens ? L'oreille entend des voix imaginaires, l'œil voit des objets absents, le palais trouve des saveurs aux objets insipides... Direz-vous que ce sont les organes ou les animalcules qui sont malades ? Eh ! Messieurs, ces explications qui excitent en ce moment le sourire sur vos lèvres, ne sont point les rêveries de vulgaires esprits. Des hommes possédant toutes les lumières de leur siècle, dont le nom faisait autorité dans la science, n'ont point dédaigné de les adopter, et même de les consigner dans leurs livres à côté des vérités les plus rigoureuses. Une fois lancée dans le champ des hypothèses, l'imagination s'égare, sans pouvoir se fixer ; tant il répugne à l'orgueil de l'homme de s'arrêter, alors même que la nature lui dit : Tu n'iras pas plus loin.

Je me propose de revenir plus d'une fois sur le développement de ces idées que je ne fais en ce moment qu'effleurer. Point de progrès dans les sciences sans une bonne méthode, ou en d'autres termes, sans savoir ce qu'on veut faire et ce qu'on fait. Quelle que soit votre aptitude, vos travaux seront frappés de stérilité tant que vous négligerez de soumettre au contrôle de l'expérience les faits que vous aurez pris pour point de départ. Je m'attacherai, dans ce cours, à parler surtout à vos yeux. Il faut

voir soi-même, toucher soi-même un objet pour
que les objets fassent sur l'esprit une impression
durable. Combien de fois les sens ont-ils corrigé
les erreurs de l'imagination ! Combien de fois à la
place d'un fait apparent n'ont-ils rencontré qu'une
ombre fugitive! Il est si facile de se laisser séduire
par d'attrayantes illusions. Se croit-on dans la
voie du progrès, on se lance d'un pas rapide à la
conquête de la vérité. Déjà les obstacles semblent
franchis, les difficultés surmontées, on est près du
but.... Efforts infructueux ! ce n'est pas avancer
que de marcher en s'égarant.

Magendie.

DEUXIÈME LEÇON.

30 Décembre 1836.

MESSIEURS,

Par ce que j'ai eu l'honneur de vous dire dans nos deux précédentes réunions, vous connaissez déjà les bases fondamentales de notre enseignement. Pour l'étude de la médecine comme pour celle des autres sciences, il faut procéder par les faits ; nos sens, autant que possible, doivent être exercés avant notre imagination. Non pas que j'affecte pour les hypothèses, les aperçus, un dédaigneux mépris, je ne les repousse point, mais je ne veux pas que par eux-mêmes ils soient impuissants. Il n'appartient qu'à l'expérience de dire : ceci est, ceci n'est pas. Toutes les fois que vous faites une supposition, vous avouez d'une manière implicite votre ignorance, et vous sentez tellement le côté faible de la position, que vous cherchez à suppléer au vide de la pensée par l'énergie du langage. La vérité n'a point besoin pour se faire entendre de paroles chaleureuses, un simple énoncé lui suffit. Qu'une personne qui veut me convaincre débute par me dire *qu'elle est persuadée*, déjà je doute ; mais que, cédant à une sorte de mouvement oratoire, elle s'écrie d'un air inspiré : *Ma conviction est intime...* *J'ai profondément la conviction...* Oh ! Messieurs, je n'ai pas besoin d'en entendre davantage ; pour moi, la question est déjà jugée. Pourquoi cet enthousiasme ? A quoi bon ces protestations de certitude ? Il ne s'agit pas d'entraîner, mais bien de convaincre, et la conviction ne naît que des preuves. Dans une discussion scientifique, sachez opposer le calme à l'emportement, les faits aux hypothèses, la simplicité du langage à la pompe de l'expression ; par une sévère analyse, élaguez tout ce fastueux attirail, et bientôt, dépouillé du prisme mensonger, ce qui paraissait grand à vos yeux, se trouve réduit aux plus chétives proportions.

L'astronome qui sait, à une fraction de seconde près, prédire les révolutions des astres, et suivre par le calcul leur marche à travers l'espace, n'a point cependant la prétention de tout expliquer. Il est des phénomènes qui échappent aux savantes combinaisons de ses théories, et sur lesquels il ne rougit point d'avouer son entière ignorance. Pourquoi donc, nous autres médecins, nous montrerions - nous plus susceptibles ? Notre amour - propre sera-t-il bien cruellement blessé quand, après des efforts consciencieux pour découvrir la vérité, confesserons que nos moyens ont été impuissants ? Il faut savoir douter là où il y a du doute. L'ignorance seule ne se défie jamais de ses propres forces, et prononce sur toutes les questions d'un ton tranchant. Parcourez nos prétendues doctrines médicales , elles vous paraîtront comme le cauchemar d'hommes luttant contre l'ignorance ; aussi serait-on tenté d'appliquer à notre art ce qu'on a dit de la philosophie , qu'il n'est rien de si absurde qui n'ait été inventé par quelque *médecin*. C'est pour éviter ces déplorables erreurs aussi fatales à l'humanité qu'aux progrès de la science , que nous invoquerons toujours à notre appui le témoignage des faits et de l'expérimentation. Plus d'une fois vous nous entendrez vous dire : *Je ne sais pas, j'ignore.* J'aime mieux convenir franchement qu'une explication m'échappe , que de créer une hypothèse ou de choisir parmi celles qui ont été proposées la plus probable ou souvent la moins ridicule. Oui , Messieurs , le doute est un premier pas difficile , mais nécessaire, s'il s'agit d'arriver à des vérités nouvelles.

Vous vous rappelez que nous avons admis deux ordres distincts de phénomènes : les phénomènes *physiques* et les phénomènes *vitaux*. Les uns et les autres diffèrent essentiellement par leurs caractères , ils me semblent dans leur enseignement devoir exiger une description spéciale. Trop longtemps les lois qui régissent l'économie vivante ont été isolées de celles qui président aux corps inorganiques. Le nombre des phénomènes vitaux a été singulièrement restreint de nos jours; chaque fois qu'on parvient à faire passer l'un d'eux dans la classe des phénomènes physiques , c'est une nouvelle conquête pour la science dont le domaine se trouve agrandi. Les mots sont alors remplacés par les faits, l'hypothèse par l'analyse. Il n'y a pas vingt ans que l'absorption était encore rangée sous la dépendance absolue des lois vitales ; la chose était sûre, on connaissait son mécanisme dont le génie de Bichat avait dévoilé l'ingénieux mystère. De petites bouches d'un tact exquis, d'une intelligence admirable, veillaient à là conservation de l'individu sans même qu'il en eût la conscience. Béantes ou closes, suivant que les liquides destinés à l'absorption avaient des propriétés utiles ou délétères, jamais leur sagacité n'était mise en défaut. N'était-ce pas s'exposer à passer pour visionnaire que de prononcer le mot *physique* en présence de ces piquantes explications? Cependant nous l'osâmes. Mais pour renverser la théorie de Bichat nous n'eûmes point recours aux mêmes procédés qui lui avaient servi à l'élever; au lieu de parler nous-mêmes, nous fîmes parler les faits ; nous montrâmes, l'expérience en main, que s'il existe un ordre de vaisseaux pour l'absorption du chyle, on ne peut que par une analogie grossière attribuer au système lymphatique le rôle qu'il a plu aux physiologistes de lui faire jouer. C'était peu d'avoir prouvé la futilité de ces rêveries, dignes du roman, indignes de la gravité de la science; nous fûmes plus loin. De nombreuses et pénibles recherches nous conduisirent à établir que le phénomène de l'absorption et de l'exhalation n'est qu'une conséquence de la propriété qu'ont nos tissus de se laisser imbiber par les liquides et les gaz. C'est ainsi que nous ramenâmes au domaine de la physique une fonction envisagée jusqu'alors comme essentiellement vitale. Une vive opposition s'éleva de toutes parts ; et comment en eût-il été autrement ? On critiqua nos idées, on nia d'abord nos expériences ; mais comme je les répétais en public, il fallut bien les admettre. On se rabattit sur les conclusions que je voulais en déduire ; mais toujours on criait au scandale ! Cependant peu à peu les esprits se calmèrent, on finit par convenir que ce que j'avançais n'était pas aussi ridicule qu'on l'avait supposé ; les vaisseaux lymphatiques ne furent plus regardés comme les agents exclusifs de l'absorption, on voulut bien leur adjoindre les veines ; enfin, de concessions en concessions, on en est arrivé à se demander aujourd'hui comment des faits aussi simples avaient pu passer inaperçus. Nouvelle preuve des obstacles que les hypothèses apportent au progrès des sciences ! Si l'homme qui consacre ses veilles à la recherche de la vérité n'a souvent pour prix immédiat de ses travaux que les dédains et les rebuts, qu'il porte avec confiance ses regards dans l'avenir. Tandis que les doctrines les plus ingénieuses finissent toujours par s'éteindre, quelle qu'ait été d'ailleurs la vogue dont elles aient joui, les faits que l'expérience a confirmés, non-seulement bravent les âges, mais même reçoivent du temps une juste et éclatante sanction.

La perméabilité des membranes aux liquides et aux gaz est une condition indispensable pour l'entretien de la vie. C'est par elle que vous expliquez l'absorption des agents médicamenteux déposés sur la peau privée de son épiderme. A chaque instant de la respiration l'air pénètre dans le poumon, mais il ne se trouve point en contact immédiat avec le sang : il faut que son oxigène traverse les porosités des parois vasculaires avant d'arriver au fluide qu'il doit vivifier. On se fait en général une fausse idée des obstacles que les membranes opposent au passage des liquides ; cependant elles sont bien loin de constituer une barrière insurmontable. Ces questions, que le physiologiste effleure à peine, me paraissent dignes du plus haut intérêt. N'est-il pas possible, physiquement parlant, que le liquide labyrintique communique avec le liquide cérébro-spinal par l'intermédiaire de la membrane qui obture le trou auditif interne ?

Un simple coup-d'œil jeté sur nos principales fonctions suffit pour vous démontrer le rôle immense que jouent dans l'économie les lois *physiques*, en donnant au mot *physique* sa plus large signification. L'étude auscultative du cœur ne nous a-t-elle pas, dans le précédent sémestre, fourni la preuve du fait que je viens d'avancer ? C'est en envisageant l'appareil circulatoire comme une machine hydraulique que nous lui avons appliqué les lois connues de l'acoustique. Quel vaste champ il nous reste à exploiter avant d'avoir épuisé notre sujet ! Nous avons pour œil un appareil d'optique, pour la voix un instrument musical, pour l'estomac une cornue vivante. La formation de la chaleur au sein de nos tissus, sa distribution, le maintien de son équilibre, ce sont là des questions de la plus haute physique. Le fluide électrique est-il distribué dans

le corps de l'homme comme dans la matière inorganique? Messieurs, reportez vos pensées à ce qu'était
naguère la physiologie alors que l'on voyait partout
des phénomènes vitaux ; eût-il été permis , je vous
le demande, d'élever à ce sujet le moindre soupçon
sans provoquer aussitôt des clameurs universelles?
Il semblait que les doctrines scientifiques que nous
avaient transmises nos pères était un dépôt confié
à notre honneur, et aussi inviolable que les livres
sacrés. Les parlements n'intervenaient plus , il est
vrai , comme jadis ils l'avaient fait pour défendre
les idées d'Aristote ; mais le corps médical , plus
éclairé peut-être , se montrait-il pour cela plus in-
dulgent ? Cependant l'électricité animale a soulevé
de nos jours les questions les plus intéressantes.
Nous nous proposons de les aborder, de les discuter
par les faits et non par les mots, de voir jusqu'à quel
point certains phénomènes peuvent être expliqués
par elle ; en un mot, nous suivrons dans leur étude
la marche que jusqu'à ce jour nous nous sommes
imposée. Il serait plus facile sans doute de vous exposer les hypothèses imaginées par les contempo-
rains , puis de vous dire : Faites votre choix. Mais
à quoi bon dérouler devant vos yeux le tableau
affligeant de semblables déceptions au milieu desquelles se trouvent semées de rares vérités ? L'erreur se réfutera d'elle-même , et après avoir vécu
de sa vie provisoire , elle finira par tomber dans
l'oubli , d'où elle ne sortira plus.

Vous trouverez dans le jeu du thorax une nouvelle
application des lois mécaniques à nos principaux

appareils. La poitrine se dilate ; aussitôt , en vertu de l'égalité de pression , l'air se précipite dans sa cavité ; elle se resserre, à l'instant il en est expulsé. Je ne vois dans les mouvements alternatifs de la respiration qu'une pompe , qui, tantôt aspire, qui, tantôt repousse un fluide.

Choisissez des phénomènes encore plus vulgaires. Pourquoi, quand vous êtes debout, votre corps se maintient-il en équilibre ? C'est là une question de statique des plus compliquées. La marche , la course , le saut , seront pour vous des problèmes inexplicables , tant que vous persisterez à n'envisager le corps que sous le point de vue vital , et non plus comme une machine composée de leviers et de puissances mécaniques. Remarquez bien que les personnes qui se sont montrées les plus hostiles à l'application des sciences positives à la médecine , sont précisément celles qui avaient le plus d'intérêt à les proscrire. Leurs études premières s'étaient ressenties des fâcheux préjugés que je cherche à détruire , et avant de devenir aptes à parler physique, il leur eût fallu redescendre aux bancs de l'école. Quel outrage pour l'amour-propre quand déjà peut-être on s'est assis dans la chaire de professeur ! Aussi, ce n'est point à ces hommes que s'adressent mes paroles , c'est à vous, Messieurs, qui êtes jaloux de marcher dans la carrière de la vérité, et qui, pour accueillir ou rejeter un fait, ne consulterez ni son origine ni sa date, mais seulement les motifs sur lesquels on se fonde pour le soutenir.

Les erreurs en médecine ont de plus graves con-

séquences que pour tout autre science, car il s'agit
de la vie de nos semblables. Et qu'importe au malade que vos hypothèses soient plus ou moins ingénieuses, pourvu que vous le guérissiez. Si du moins
nous notions avec soin ce qui frappe nos sens à
l'extérieur, nous serions plus excusables de vouloir sans cesse expliquer les mystères de l'organisation. Mais un semblable procédé serait trop simple. Il est peu de maladies qui aient autant exercé
l'esprit des médecins que la fièvre typhoïde ; chacun a voulu dire son mot, hasarder sa petite théorie. On a fini par désigner sous ce nom des affections si diverses, qu'on ne sait bientôt plus à laquelle il doit appartenir. Eh bien! examinez le sang
chez ces malades, vous le trouverez modifié dans
sa couleur, sa consistance, sa viscosité. Recueilli
dans un vase, il ne se sépare plus en deux parties,
l'une solide, l'autre liquide; ou bien si le caillot
se forme, il est d'une friabilité singulière, et se
laisse facilement écraser sous le doigt. Ne serezvous pas plus près de la vérité en soupçonnant une
altération du sang qu'en attribuant tous les phénomènes morbides à une phlegmasie locale, soit
simple, soit spécifique? Mais non: affirmer un fait,
voilà le point principal; le prouver, ce n'est qu'une
chose tout-à-fait secondaire. On néglige l'analyse
du sang, on dédaigne les moyens de modifier sa
composition, mais en revanche on fait force
saignées, on applique des sinapismes aux jambes,
des vésicatoires aux cuisses, et la nature fait le
reste.

Je suis tellement convaincu de l'indispensable

nécessité des sciences physiques, pour l'intelligence et la pratique de l'art médical, que je ne puis trop vous exciter à leur étude. Non pas que je prétende qu'on ne peut être bon médecin sans avoir les connaissances de MM. Thénard, Arago Poisson, etc.; ce que je dis, c'est que vous ne devez point être étrangers aux principales notions des sciences positives. Seules, elles vous dévoileront une foule de phénomènes dont le mécanisme seraient pour vous un mystère ; seules, elles feront sortir la médecine de l'ornière où l'ont engagée l'ignorance et la manie des systèmes. Tout le monde aujourd'hui parle de *progrès*. Et nous aussi, nous le désirons, nous l'appelons de tous nos vœux. Mais les grandes découvertes ne s'improvisent point au gré de certains esprits impatients, elles sont la conquête du temps, du travail, de l'expérimentation. En quoi aurez-vous bien mérité de la science, si après vous être hasardé dans des conceptions aventureuses, vous êtes forcé de revenir en rétrogradant vers le point d'où vous êtes parti? Un instant peut-être, votre nom aura fait quelque bruit, tandis que si vous n'eussiez pas voulu avancer trop vîte, vous eussiez pu vous ménager une gloire et plus solide et plus durable.

Tout en déplorant le préjugé que partagent tant d'hommes d'ailleurs très-recommandables contre les sciences physiques, préjugé si fatal aux progrès de notre art, je dois avouer que certaines modifications utiles ont été apportées de nos jours à l'enseignement de la médecine. Peut-être nos efforts n'ont-ils pas été sans quelque influence sur ces heureux

provisoirement de ranger ces nombreux phénomènes dans le domaine de la vitalité.

Le but de notre enseignement pendant ce semestre est, vous le savez, d'étudier ce qu'il y a de physique dans nos grandes fonctions. Si la marche que nous avons adoptée n'est point celle que l'on suit habituellement, c'est qu'il n'est pas donné à tout le monde d'avoir l'aptitude nécessaire pour expérimenter. De même que n'est point poète qui veut, n'est point mathématicien qui veut, de même aussi la nature n'a point accordé à chaque individu le talent de l'observation. Vous pouvez bien vous mettre en face d'un phénomène, apercevoir ce qu'il offre de plus saillant; mais combien laisserez-vous échapper de particularités qu'un œil plus exercé aurait su saisir pour en déduire d'utiles conséquences! Toutefois il faut oser. Vos essais fussent-ils infructueux, vous n'aurez point à regretter le temps que vous aurez consacré à une semblable étude. La moindre circonstance suffira souvent pour graver dans votre esprit un fait dont la lecture n'eût produit qu'une impression vague et passagère. Que l'animal vous morde pendant le cours d'une expérience; ce petit accident est presque insignifiant, et néanmoins il vous rappellera plus tard le genre de recherches auxquels vous vous livriez à l'instant où la dent du patient vous fit cette légère blessure. Ainsi tout concourra à votre instruction, les revers comme les succès. Vous avez en perspective un vaste champ à exploiter; je cherche en vain ce que vous auriez à perdre:

Plus vous avancerez dans l'étude, plus vous vous

pénétrerez de l'importance des connaissances physiques. Resteriez-vous en arrière au moment où une réaction s'opère de toutes parts? Déjà pour être admis à prendre ses inscriptions de médecine, il faut justifier du titre de bachelier ès-sciences. Cette mesure, que depuis long-temps les esprits sages réclamaient impérieusement, aura pour double résultat d'éliminer de vos rangs un certain nombre d'individus indignes de pénétrer dans le sanctuaire de la science et de donner aux études médicales une dignité et par suite au médecin une considération dont l'un et l'autre sont loin de jouir aujourd'hui.

Pour nous, rien ne sera changé dans notre enseignement. Nous continuerons, comme par le passé, d'appuyer nos paroles par l'expérience, nous efforçant d'être également utiles et à ceux d'entre vous qui essaient leurs premiers pas dans la physiologie médicale, et à ceux auxquels l'étude de cette science est déjà familière.

TROISIÈME LEÇON.

4 janvier 1837.

Messieurs,

Si vous résumez les considérations générales dans lesquelles nous sommes entrés précédemment, vous verrez que pour la pratique de la médecine il faut être théoricien autant que possible, empirique quand on ne peut faire autrement. C'est en vain que vous vous flatteriez de remonter toujours au principe des maladies par l'examen analytique des symptômes; quelle que soit d'ailleurs la justesse de votre coup-d'œil, quelque habitude que vous ait acquise une longue expérience, vous serez plus d'une fois forcés de ne prononcer qu'avec réserve sur le genre d'affection que vous avez à combattre. Parcourez nos principaux traités de diagnostic, chaque état malade s'y trouve dessiné à grands traits; il semble que rien ne soit plus simple que de reconnaître des lésions caractérisées par des phénomènes aussi saillants et aussi tranchés. Mais combien il s'en faut que la nature se soumette

aussi complaisamment à nos divisions scolastiques!
Quel mécompte quand on quitte les abstractions
des livres, pour aller au lit du malade observer des
réalités individuelles ; c'est à n'y rien comprendre ! Si les altérations organiques se traduisaient
toujours sous le même aspect, nous pourrions
espérer d'en tracer un tableau frappant de ressemblance ; c'est alors que les mots de *certitude
médicale* exprimeraient une idée vraie, et non
plus des prétentions chimériques. Une semblable
déclaration de ma part vous surprendra peut-
être, après ce que vous aurez pu entendre dire
ailleurs. Je sais que dans certains hôpitaux il
est des services où l'on se flatte de reconnaître toujours sur l'individu vivant la maladie qui est venue
frapper un organe, et au premier abord les faits
paraissent déposer en faveur de cette opinion. Je
me permettrai toutefois une remarque. Les nécessi-
tés d'un enseignement clinique exigent que le professeur n'admette pas indistinctement tous les malades, il doit faire son choix, il accueille les cas bien
tranchés, récuse ceux qui paraissent douteux, puis
attaquant le mal avec énergie, chacun vante les
merveilles de la thérapeutique. Entrez maintenant
dans les salles où l'on reçoit tous les malades, la
pratique ne sera plus aussi brillante. Souvent en
face des troubles fonctionnels les plus graves, le
médecin expérimenté et probe hésite, attend, n'ose
formuler une prescription : le danger presse, et
cependant il reste inactif. N'appelez pas timidité
cette sage lenteur. S'il temporise, c'est qu'il sent
l'impuissance de ses ressources, et que souvent la

nature même de l'affection lui échappe. En voulez-
vous des preuves?

Vous voyez déposées sur ma table plusieurs
pièces pathologiques, que j'ai fait apporter ce matin de l'Hôtel-Dieu. Chargé dans cet hôpital d'un
nombreux service, j'ai pensé qu'il serait utile pour
votre instruction de mettre sous vos yeux les cas
les plus intéressants qui s'offriront à mon observation. C'est ainsi que la pratique se trouvera jointe
à la théorie. En adoptant cette innovation dans
notre enseignement, nous ne nous écartons point
de la marche que nous nous sommes tracée; seulement ce n'est plus nous qui expérimentons sur les
animaux, c'est la nature elle-même qui expérimente
sur l'homme. Avec d'autres nous pourrions vanter
nos succès, exalter les effets d'une pratique heureuse, mais nous puiserons dans les revers mêmes
nos matériaux d'instruction. Lisez les observations
publiées chaque jour dans les journaux de médecine, vous serez frappés des moyens puissants que
la thérapeutique met à la disposition du médecin:
tout réussit ; des milliers de faits l'attestent. Mais,
Messieurs, on ne vous montre que le beau côté de
la médaille ; les succès seuls sont au grand jour,
les revers restent souvent dans l'ombre.

Voici le cerveau d'une femme qui fut reçue dans
mes salles il y a quelques jours, nous offrant les
particularités suivantes. Sa tête était fortement in-
fléchie vers la poitrine; sa main sans cesse dirigée
vers la région occipitale; elle semblait se complaire
dans cette position. La parole était parfaitement
libre, les mouvements naturels, l'intelligence in-

tacte , tous les grands appareils fonctionnaient comme à l'état normal ; en un mot, l'attitude singulière de cette femme fixa seule mon attention. Quel pouvait être l'organe affecté? J'avoue qu'en l'absence de troubles généraux, je fus porté à soupçonner que cette malheureuse avait simulé une maladie pour entrer à l'hôpital et y rester pendant la saison rigoureuse. Cependant cette persistance à garder une position aussi fatigante m'inspirait quelques craintes, quand tout – à – coup elle perd connaissance, tombe privée de mouvement, de sentiment, d'intelligence, et meurt au bout de quelques heures dans un état comateux. L'autopsie faite avec soin, nous a permis de constater les altérations suivantes. A la partie antérieure du lobe gauche du cerveau existait une tumeur du volume d'une noix, adhérant intimement à la dure mère. Son tissu est fibreux, criant sous le scalpel, et offre les caractères du squirrhe. Vous apercevez à son centre plusieurs points ramollis, semblables à une pulpe gélatineuse, qui vous indiquent un commencement de dégénérescence encéphaloïde. Comment expliquer cette intégrité des facultés intellectuelles coïncidant avec une lésion aussi grave que l'encéphale? Vous l'essaieriez en vain. Le cerveau de cette femme nous offre encore un autre genre d'altération consistant dans une diminution notable de cohésion de la pulpe nerveuse. Presque toute la masse cérébrale est plus molle que de coutume, et je n'hésite point à attribuer à cette affection aiguë qui est venue subsidiairement s'ajouter à la lésion chronique la rapidité de la mort. Ce cas pathologique m'a paru digne d'un haut intérêt, mais je n'ai certes pas la prétention de remonter aux causes de ces désordres; elles m'échappent. Maintenant même que je connais l'organe qui a souffert, je ne puis nullement m'expliquer les phénomènes observés pendant la vie. Parlerai-je du traitement ? que pouvait-on faire, je ne dis pas pour arrêter, mais même pour suspendre la marche insidieuse de la maladie ? D'abord je n'ai point agi, croyant avoir affaire à une affection légère, et plus tard, quand les accidents ont fait explosion, je suis encore resté simple spectateur. Enfin, sous quel nom désigner cette altération spontanée du tissu nerveux ? même ignorance, même incertitude. Appelez cela, si vous voulez, un *ramollissement*, mais vous n'aurez fait qu'exprimer ce qu'il y a de plus grossier dans l'aspect de la lésion : le simple garçon d'amphithéâtre vous dira tout aussi bien, en examinant comparativement deux cerveaux, que celui-ci est plus mou, que celui-là est plus dur, et si par hasard il emploie le mot *ramolli*, le voilà presqu'aussi savant que nous sur la nature intime de la maladie. Je sais que déjà la science s'est enrichie de belles recherches sur ces lésions de l'encéphale; souvent on peut distinguer par l'ensemble des symptômes l'hémorrhagie du cerveau de son ramollissement. Mais il est des cas, et celui qui nous occupe est de ce nombre, où les connaissances du médecin se trouvent nécessairement en défaut, et où l'art est également impuissant pour prévenir et pour combattre les accidents qui suivent dans leur succession une marche insolite. Soyons donc modestes.

Le second cas dont je veux vous entretenir est relatif à une femme qui était couchée au n. 18 de la salle Sainte-Monique. Ceux d'entre vous qui m'ont fait l'honneur de venir à ma visite doivent sans doute se la rappeler : voici ce qu'elle offrait de plus saillant. Intelligence complètement anéantie, sensibilité abolie en partie, seulement quand on pinçait la peau de la malade, sa figure exprimait un peu la souffrance; mouvements obscurs et rares. Decubitus dorsal. *Pas de déviation de la face.* Ronflement stertoreux de la respiration. Pouls naturel. Ces divers symptômes n'avaient point offert dans leur apparition une marche successive, et cette femme était passée brusquement et sans intermédiaire de la santé à l'état très grave où nous l'observions. Nous dûmes nous demander à quelle maladie nous avions affaire. L'instantanéité et la nature des accidents dirigèrent tout d'abord l'attention vers l'encéphale. Y avait-il là hémorrhagie ? L'absence d'hémiplégie et d'autres symptômes limités à une moitié du corps nous firent exclure l'idée d'un épanchement sanguin dans un des hémisphères du cerveau. Il pouvait se faire à la rigueur que le sang eût fait irruption dans les ventricules, ou bien qu'il eût été exhalé au sein de la protubérance, ou des autres parties situées sur la ligne médiane, mais l'ensemble des phénomènes nous fit supposer une autre lésion. Vous savez qu'autour du cerveau existe une couche de liquide située entre la pie-mère et le feuillet arachnoïdien. Les anciens avaient dû en avoir quelques connaissances, ainsi que l'attestent certaines dénominations introduites dans le langage anatomique telles que l'*aqueduc* de Sylvius, le *pont* de Varole, la *valvule* de Vieussens, etc. Un savant italien, Cotunni, en avait signalé l'existence sur le cadavre, mais les anatomistes modernes avaient complètement oublié ces idées, et ils ne regardaient l'existence de ce liquide que comme un phénomène cadavérique ou comme le produit d'une exhalation morbide. Moi-même j'ai long-temps partagé ces erreurs. Ce fut en faisant des expériences sur la section des racines des nerfs rachidiens que je constatai pour la première fois chez les animaux vivants la présence constante d'un liquide autour de la substance nerveuse. Je prouvai également que, contrairement aux idées de Bichat, la sérosité cérébrale n'était point renfermée dans la cavité de l'arachnoïde, mais bien dans le tissu cellulaire sous-jacent à cette membrane. Comme les idées des anciens relativement à ce liquide sont des plus vagues et que les physiologistes de notre époque, avant mes recherches, n'en ont tenu aucun compte, je crois pouvoir m'attribuer l'honneur de cette découverte. Mais laissons de côté ces questions de priorité, et contentons-nous de signaler un fait aujourd'hui incontestable. Il existe à l'état normal une couche de sérosité au-dessous du feuillet arachnoïdien. Supposez maintenant que ce liquide soit subitement exhalé en trop grande quantité, les lobes cérébraux se trouvent comprimés et traduisent leurs souffrances par cet ensemble de phénomènes qu'on connaît sous les noms d'*apoplexie séreuse, conges-*

tion aqueuse, hydrocéphale aiguë, etc. Eh bien!
Messieurs, tel est le genre d'altération que nous
a présenté le cerveau de cette femme. Nous avons
ouvert la tête par un procédé qui nous est propre,
et qui consiste à scier à la fois les os du crâne et le
tissu cérébral. La scie dont nous nous servons est
plus haute et plus longue que celles dont on fait
habituellement usage : sa lame est mince, ses
dents acérées; aussi n'altère-t-elle aucunement la
substance nerveuse. Vous voyez l'énorme dilatation des ventricules cérébraux dont la capacité se
trouve en harmonie avec l'accumulation du liquide
céphalo-rachidien. Ce liquide, sécrété tout-à-coup
en trop grande quantité, a distendu les parois ventriculaires, et par la compression exercée sur l'encéphale, a déterminé ces symptômes généraux de
paralysie. Le tissu nerveux est d'ailleurs parfaitement sain. J'ai beau couper par tranches le cerveau et le cervelet, je ne puis y rencontrer aucune
altération autre que cette surabondance de sérosité.
Remarquez cette vaste ouverture par laquelle on
pénètre dans le quatrième ventricule un peu plus
haut que le *calamus scriptorius*. Décrite par moi
pour la première fois, son existence est constante,
mais son diamètre est ordinairement moins large,
et souvent elle est traversée par des brides fila-
menteuses. Voilà donc la nature de la lésion bien
connue ; rien de plus simple maintenant que de
nous expliquer les phénomènes morbides observés
pendant la vie. Mais laissons la théorie pour ne
plus envisager la question que sous le rapport pratique. A quoi attribuerez-vous cette suractivité

spontanée de la sécrétion séreuse ? Déjà plusieurs d'entre vous ont prononcé les mots de *inflammation* , *irritation* , car ce sont aujourd'hui, comme il y a deux mille ans , les expressions reçues pour désigner ce qu'on ne peut expliquer. Qu'est-ce en effet qu'une inflammation , qu'une irritation qui produit un liquide ? Est-ce la même qui produit du pus ? Avouons bien plutôt notre ignorance , faisons justice de ces termes insignifiants , ou bien, si nous nous en servons , n'y attachons pas plus de valeur que le mathématicien à l'x algébrique. Traiterez-vous cette maladie par la saignée ? L'expérience n'a point encore prononcé sur ce moyen, vu la difficulté de porter avec certitude un diagnostic ; mais le raisonnement doit déjà vous faire révoquer en doute son efficacité. Ne savez-vous pas qu'un des effets de la saignée est de diminuer la proportion de fibrine et de matière colorante du sang , d'augmenter sa partie aqueuse , et de favoriser les diverses sécrétions ? L'ouverture de la veine me paraît devoir plutôt aggraver qu'amender les symptômes. Les anciens médecins disaient que certaines maladies guérissent toutes seules , que d'autres guérissent *par* ou *malgré* les remèdes, et que d'autres ne guérissent pas , quoi qu'on fasse. Cela est vrai pour beaucoup de circonstances. C'est surtout dans les hospices consacrés aux individus incurables , que vous voyez combien nos moyens sont impuissants pour apporter le moindre adoucissement à ces malheureux que la douleur et la maladie dévorent.

Revenons maintenant à l'objet spécial de nos leçons dont nous nous sommes un instant écartés.
Ce semestre, vous le savez, sera consacré à l'étude
des phénomènes physiques de la vie; mais pour
que vous connaissiez bien le terrain sur lequel nous
allons marcher, je dirai quelques mots des caractères propres aux phénomènes *vitaux*. Leur examen détaillé devant nous occuper à une autre
époque, je serai court. Pour bien observer un phénomène vital, il faut le suivre dans son développement, le mettre en jeu, l'envisager sous toutes ses
formes, en un mot, il faut le soumettre à l'analyse
expérimentale. Vous aurez beau étudier dans les
livres, vous n'y puiserez que des idées vagues ou
même inexactes. Qui donc se flatterait d'en savoir
plus que l'observation ne peut en apprendre?
Quand je pique un animal vivant, ses cris, ses
mouvements m'attestent qu'il a senti le contact de
l'instrument. En quoi consiste la sensation de la
douleur? Je ne puis me l'expliquer qu'en repor-
tant vers moi ce que l'animal a manifesté, et ce
n'est qu'en me rappelant ce que j'ai éprouvé moi-
même que j'acquiers la conscience de ce qu'est la
souffrance. Voyez maintenant, à propos de la *sensibilité*, dans quels écarts on s'est jeté pour avoir
abandonné la voie de l'observation. On a dit d'a-
bord que tous les tissus *blancs* étaient sensibles,
et sous cette dénomination on désignait les apo-
névroses, les tendons, les parties fibreuses, les
nerfs, etc. Plus tard Haller et son école furent
amenés par l'expérience à démontrer la faus-
seté de ces opinions; ils prouvèrent que si la pi-

qûre d'un aponévrose ou d'une tendon provoquait
de la douleur, c'est qu'on avait intéressé quelque
nerf. Enfin, ils arrivèrent par voie d'exclusion à
limiter la sensibilité au système nerveux. C'était
avoir beaucoup fait sans doute, mais il restait encore beaucoup à faire. Ces idées régnaient dans la
science, lorsque nous commençâmes nos expériences sur les fonctions et les propriétés de l'appareil
de l'innervation. Dans tous les livres de physiologie on nous vantait l'exquise sensibilité des nerfs
optiques et acoustiques; car, disait-on, si le simple
ébranlement de la lumière et des ondes sonores est
transmis par leur intermédiaire au cerveau, quelle
ne doit pas être l'acuité de la douleur que provo-
querait le contact d'un corps étranger? Jamais
peut-être conjecture ne fut plus probable, et cependant qu'est-il arrivé? Nous prouvâmes par des
expériences irrécusables que les nerfs optiques et
acoustiques pouvaient être coupés, déchirés, écra-
sés sur l'animal vivant, sans que celui-ci manifes-
tât la plus légère souffrance. Plusieurs fois chez
l'homme en opérant la cataracte, nous avons plongé
l'aiguille au fond de l'œil de manière à toucher la
rétine, et jamais le contact de l'instrument n'a
déterminé la moindre sensation. Venez-vous au
contraire à blesser le tronc ou les rameaux de la
cinquième paire, à l'instant l'animal se débat en
poussant des cris plaintifs. Ces faits que l'expérimentation seule pouvait dévoiler, nous amenèrent
à cette importante conclusion que pour le système
nerveux il existe deux espèces de nerfs, les uns
sensibles, les autres insensibles. Là ne se borne-

rent point nos recherches. Nous vîmes aussi que
la section du nerf facial était tantôt douloureuse, et que tantôt elle ne l'était pas; à quoi pouvait tenir cette particularité ? A l'action jusqu'ici
méconnue que les nerfs exercent les uns sur les autres. Vous connaissez les branches anostomotiques
qui font communiquer la septième paire avec la
cinquième. Eh bien! tant que celle-ci est intacte, le
nerf facial ne peut être irrité sans que l'animal té-
moigne de la souffrance; si au contraire elle a préalablement été coupée, vous pouvez impunément
déchirer la septième paire, car elle a perdu sa sensibilité *d'emprunt*.

Ces découvertes physiologiques ne sont point stériles en application, elles sont utiles à la thérapeutique. Êtes-vous consultés pour une personne atteinte
d'une névralgie faciale, il ne sera pas indifférent
de diriger vos moyens de traitement vers la cinquième ou la septième paire? Lequel des deux nerfs
est le siége de la douleur ? Bon nombre de praticiens, fort recommandables d'ailleurs, très érudits
en théorie, mais malheureusement très peu au
courant des lumières que l'expérimentation a jetées
sur ces questions, resteront fort embarrassés pour
résoudre un problème aussi simple : et cependant
le seul témoignage des sens, quelques expériences,
suffisent pour lever une difficulté qui ne devrait
plus exister aujourd'hui!

Ce qui distingue essentiellement les phénomènes
vitaux des phénomènes physiques, c'est que tandis que ceux-ci peuvent être expliqués par les lois
connues de la matière, les premiers échappent à

ces lois et se jouent également de nos aperçus et
de notre curiosité. Telle est l'importance de leur
rôle dans le mécanisme de nos fonctions que les
médecins à toutes les époques se sont efforcés d'interpréter leur jeu mystérieux ; mais qu'est-il arrivé? L'on a été réduit à imaginer les suppositions
les plus absurdes, et à substituer de futiles hypothèses à la sévérité de l'observation. Ainsi, les anciens croyaient tout expliquer par le mot *nature*
(φυσίς), c'était elle qui veillait à la conservation de
l'individu, qui dirigeait toutes les grandes fonctions
et coordonnait l'ensemble de leurs actes. Plus
tard c'est à l'*archée* (αρχη) que fut confiée l'administration de la machine humaine. L'archée, d'a-
près Van-Helmont, est un principe intelligent,
ayant pour siége principal l'orifice supérieur de
l'estomac, et surveillant sans cesse les phénomènes
que présentent les corps organisés. C'est à sa vigilance qu'est dû cet admirable équilibre qui constitue l'état physiologique. Mais l'archée est sujet à
toutes les faiblesses de l'humanité : ses caprices,
ses erreurs exercent sur nos principaux appareils
un fâcheux retentissement, et amènent ces désordres qui constituent les maladies. Vint ensuite
le *président* (præses) du système nerveux. L'é-
conomie tout entière fut soumise à sa domination,
et les nerfs ne furent plus considérés que comme les
émissaires chargés de transmettre ses ordres dans
tous les points de la république vivante. Mais,
direz-vous, de semblables explications ont vieilli;
il y a long-temps que le bon sens médical en a fait
justice. J'en conviens, passons donc à celles qu'on

leur a substituées. Et d'abord l'électricité a été mise à contribution pour nous dévoiler tous les phénomènes organiques ; par un rapprochement grossier on n'a voulu voir dans les nerfs que des agents conducteurs du *fluide nerveux*. N'eût-il pas été plus logique, avant de mettre en jeu ce prétendu fluide, de commencer par prouver son existence ? On a cru devoir s'abstenir de cette formalité, et cela pour des motifs que vous apprécierez facilement. Enfin, parut un homme qui, donnant un libre essor aux inspirations de son génie, s'empara de cette question, l'approfondit, la développa avec toute la puissance de son style, et sembla lui avoir donné une solution exacte et définitive. Bichat désigna l'ensemble des lois qui régissent l'économie sous le nom de *propriétés vitales* ; avec leur secours tous les phénomènes physiologiques et pathologiques se trouvaient dévoilés. Ainsi, la nutrition s'opère parce que les molécules des corps vivants sont doués d'une *sensibilité organique* qui détermine au sein des tissus une *contractilité organique insensible* ; et de même pour les sécrétions, les exhalations, les absorptions. Dans les maladies, tous les phénomènes dérivent également d'une lésion de ces propriétés, c'est à celles-ci seulement qu'il faut remonter pour la thérapeutique. En dernière analyse, Bichat réduisait le cadre nosologique aux trois classes suivantes : *exaltation, diminution, perversion* des forces vitales. Ramener ces forces à leur type normal, c'est en cela que consiste toute la science du médecin ! Laissons de côté ce que ces spéculations ont de séduisant par leur simplicité, oublions pour un moment l'autorité de leur inventeur, et expliquons-nous avec franchise. Messieurs, vous voyez encore ici que dans l'impuissance d'expliquer les faits, on a imaginé des lois sous l'empire desquelles on a rangé avec plus ou moins d'art les phénomènes de la vie. Sans doute, nos organes pour fonctionner reçoivent l'influence d'une cause simple ou multiple manifeste dans ses effets, caché dans son essence. Appelez-la *archée*, *président*, *force vitale*..., peu m'importent les noms. Ce que je voudrais connaître c'est la nature de cette cause, c'est son mode d'action, c'est son point de départ. Comment voudriez-vous parvenir à l'interpréter si vous ne pouvez ni la définir, ni la comprendre ?

Un de mes anciens condisciples, maintenant chirurgien d'une grande réputation de nos premières villes (M. Moulinié de Bordeaux, je le nomme avec son assentiment) fit un voyage à Paris, il y a quelques années, dans un but scientifique. Il voulait s'assurer par lui-même de l'état actuel de nos connaissances physiologiques et de l'esprit qui dominait dans les écoles de la capitale. Quelle ne fut pas sa surprise en voyant ces mêmes idées qui jadis jouissaient d'une immense faveur, actuellement oubliées ou du moins menacées d'une prochaine disgrace. Il vint se plaindre à moi de ce qu'il appelait l'injustice de notre époque, et déplorant amèrement l'abandon des hypothèses sur les *propriétés vitales*, il voulait me faire partager ses regrets. Il s'adressait mal. Loin de sympathiser avec lui, je voulus à mon tour lui prouver que nous étions dans la bonne route, que la science en se dépouillant de ces futiles théories s'enrichissait de ses propres pertes; j'ajoutai que tout médecin doué d'un esprit sévère, devait désormais renoncer à ces prétendues explications fournies par les propriétés vitales. *C'était pourtant si commode !* me répondit-il naïvement, prenons acte de cet aveu. Oui, Messieurs, il est plus commode, plus facile de créer un roman et de faire jouer, au gré de son imagination tel ou tel rôle aux fonctions organiques, que d'interroger les faits et de n'enregistrer que leur témoignage. Voulez-vous plaire aux esprits superficiels, montrez leur la nature sous des formes attrayantes; on vous excusera de n'être pas vrai, pourvu que vous soyez ingénieux. Mais le médecin qui sait comprendre la dignité et l'indépendance de son art méprisera ces complaisants suffrages. Sévère dans ses recherches, consciencieux dans ses assertions, il tiendra plus à instruire qu'à plaire. Eh ! que lui importe l'accueil réservé à ses travaux ? Ne sait-il pas que la vérité n'excite point l'enthousiasme, et que l'assentiment subit de la multitude est presque toujours le propre de l'erreur ?

QUATRIÈME LEÇON.

6 janvier 1857.

Messieurs,

Nous avons essayé dans la leçon précédente de vous indiquer la meilleure marche à adopter pour l'étude des phénomènes vitaux : ces préceptes nous les avons puisés dans l'histoire de la médecine et dans notre propre expérience : c'est en les suivant que nous avons pu faire faire à la science quelque pas assurés. Ces généralités, tout incomplètes qu'elles doivent vous paraître, me semblent néanmoins suffisantes pour le but que je m'étais proposé ; car il me tarde de joindre l'exemple au précepte. Autre chose est conseiller, autre chose est agir. Vous avez entre les mains une foule d'ouvrages exclusivement consacrés à l'examen des méthodes qu'il convient d'adopter pour l'étude des sciences; malheureusement la plupart ne sont que de futiles rêveries. Je sais qu'il existe à cet égard quelques exceptions. Qui de vous ne connaît ces admirables pages dans lesquelles, un savant que l'Angleterre cite avec un juste orgueil, l'illustre chancelier Bacon, a consigné le riche dépôt de ses judicieux préceptes ? Mais à côté de ces hommes de génie qu'on ne voit surgir qu'à de longs intervalles, apparaissent chaque jour de prétendus *Réformateurs* de la médecine, qui distribuent libéralement les conseils et les règles, en ne se doutant guères des difficultés de leur entreprise. Pourquoi l'édifice médical tant de fois élevé a-t-il été tant de fois renversé? Parce que chacun a voulu en être l'architecte, et que personne n'a réuni la patience, le savoir, la capacité nécessaires pour recueillir les matériaux propres à en asseoir solidement les bases.

Il faut en général se méfier beaucoup de soi-même quand on avance une opinion qu'on a intérêt à soutenir. N'exigez pas de l'esprit humain plus qu'on ne peut lui demander. Il est si facile de transformer en réalités ses propres illusions ! Vous êtes convaincus, vous voulez convaincre. C'est en vain que vous vous efforcez d'être impartial dans une cause dont peut-être dépend votre avenir. Il n'appartient qu'au public éclairé de juger vos travaux, lui seul a le droit de leur accorder ou de leur refuser sa sanction.

Cet écueil que nous vous signalons, Messieurs, nous n'osons nous flatter de l'éviter. Toutefois, c'est avec confiance que nous allons aborder l'examen des questions qui feront l'objet de nos leçons pendant ce semestre. L'observation sera notre guide, toujours nous invoquerons son témoignage à l'appui de nos assertions. Ce n'est point dans le silence du laboratoire, mais bien sous vos yeux et dans cette enceinte que nous répéterons sur l'animal vivant les expériences qui serviront de base aux propositions que vous nous entendrez émettre. Eh! que nous importent les traits que pourrait lancer la critique? C'est aux faits et non pas à nous qu'ils doivent s'adresser.

HYDRAULIQUE VITALE.

Le corps de tout animal est le siège d'un mouvement intérieur qui résulte de l'action d'une force physique sur les liquides contenus au sein de l'organisme. Prenez pour exemple un mammifère: il vous offre un appareil hydraulique si savant dans sa structure, si admirable dans ses résultats que le plus habile mécanicien pourrait à peine en reproduire une grossière ébauche. On a donné le nom de *Circulation* à la marche du fluide que cette machine est chargée de faire mouvoir, afin de distribuer aux divers organes leurs matériaux réparateurs. Vous verrez combien de résultats variés sont la conséquence d'actions fort simples produites par une multitude d'agents différents. L'étude de ce grand phénomène est bien digne de fixer l'attention des physiologistes. Point de vie possible sans ce mouvement de liquides. Et cependant combien il s'en faut que les idées qu'on se fait généralement du jeu des divers compartiments qui composent cette machine hydraulique soient l'expression fidèle de la vérité! Harvey jeta un grand jour sur la question qui nous occupe en démontrant que le sang passait des cavités droites dans les cavités gauches du cœur, après avoir traversé le poumon, et revenait ensuite des cavités gauches aux cavités droites après avoir parcouru le corps tout entier, mais il ne dévoila pas tout le mécanisme du cours de ce fluide. C'est peu de savoir les résultats apparents que détermine dans son ensemble un appareil mécanique; l faut encore descendre dans les détails de sa structure, et étudier le jeu de chaque rouage isolé. Consultez nos traités de physiologie les plus modernes; la plupart sont encore écrits sous l'influence de ces vieilles idées qu'on devrait chasser honteusement du domaine de la science. Il est peu de médecins qui n'aiment à disserter sur la circulation du sang; c'est là le sujet favori, le texte de prédilection. Et cependant, Messieurs, je ne vous dis rien d'exagéré, en vous affirmant que le véritable mécanisme de cet important phénomène est généralement ignoré et que le plus disert en cette matière est souvent celui qui possède le moins son sujet.

L'histoire de la circulation embrasse l'étude d'une foule de questions de la plus haute physique. Avant d'arriver aux faits compliqués, procédons par les faits les plus simples; ce sera le moyen de n'en négliger aucun.

Prenez un animal vivant, un mammifère, par exemple, et faites une piqûre dans un point quelconque de son corps, aussitôt vous voyez sortir un liquide. Celui-ci coule un certain temps, puis il se ralentit et finit par se tarir. Pratiquez-vous une large incision, le liquide s'échappe en plus grande quantité; ce n'est que plus tard que son jet diminue, décroît et s'arrête, alors que des caillots coagulés agglutinent les lèvres de la plaie. Ce que vous observez à l'habitude extérieure du corps, vous le rencontrerez également dans la profondeur de nos organes. Ainsi voilà un premier fait bien constaté : tous nos tissus sont sans cesse traversés par un courant de liquides.

Pratiquez sur un animal une ouverture, à la dure-mère dans l'espace qui sépare l'arc postérieur de l'atlas de l'occipital, vous apercevez le feuillet arachnoïdien venir former au dehors une petite hernie transparente. Incisez cette poche membraneuse, à l'instant un fluide limpide s'élance à distance. Bientôt la petite plaie se ferme, les troubles qu'avait déterminés l'évacuation de la sérosité cérébrale se calment; toute l'économie rentre dans l'ordre. Répétez maintenant la première expérience ; incisez de nouveau la membrane cicatrisée, un liquide semblable au premier s'échappera en égale quantité. Comment se fait-il qu'après avoir évacué déjà ce fluide séreux, vous en constatiez plus tard un nouveau dépôt? Il faut bien admettre qu'il a été apporté, charrié dans ce point par un mécanisme particulier.

Voulez-vous un exemple encore plus frappant ? Videz l'œil par une ponction ou, ce qui revient au même, opérez la cataracte à la manière de quelques chirurgiens, les humeurs s'échappent en même temps que le cristallin, et l'organe s'affaisse. Examinez vingt-quatre heures après le globe oculaire, vous le trouverez gonflé, distendu par un nouveau liquide. Ce liquide provient d'une source quelconque; il ne s'est pas formé de toute pièce, il a bien fallu qu'il fût apporté par des agents de transport. Mais quels sont ces agents ? où puisent-ils eux-mêmes le liquide qu'ils versent si rapidement dans l'œil ? Nous examinerons ces questions plus tard; qu'il nous suffise pour le moment d'avoir constaté ce fait.

Une expérience journalière nous montre sur nous-mêmes un mouvement intestin de liquides dans notre économie. Quelle est cette sensation particulière, appelée *soif*, si ce n'est un instinct qui avertit chaque individu de la nécessité de faire pénétrer en lui un fluide qui remplace ceux qui s'échappent à chaque instant par diverses voies d'excrétion. Ce renouvellement des liquides est une condition indispensable de la vie. Combien de temps peut vivre un animal entièrement privé de boissons ? Nous avons déjà fait quelques expériences relatives à ce sujet. Vous voyez déposé sur ma table le corps d'un chien qui depuis 23 jours était soumis à une abstinence absolue; il était arrivé au dernier degré de maigreur et de marasme. Nous avons essayé de nourrir des animaux avec des aliments exclusivement solides; trois ont fini par succomber après un temps variable. Ainsi l'introduction de nouveaux liquides dans le corps vivant est une nécessité de l'existence.

Ces propositions élémentaires que chacun d'entre vous connaissait déjà, nous démontrent de la manière la plus incontestable la présence d'un liquide sans cesse en mouvement au sein de nos tissus. Essayons maintenant de trouver par quel mécanisme il se meut. Est-ce d'après les lois de la pesanteur ou de la capillarité? Nos organes se laissent-ils imbiber à la manière de l'éponge? Oui, dans beaucoup de circonstances. C'est en vertu de la porosité de nos membranes que certaines substances médicamenteuses pénètrent dans l'économie; c'est par elle que s'opèrent la transpiration pulmonaire et les grands phénomènes de l'absorption et de l'exhalation. Mais n'y a-t-il pas une autre force qui met en jeu ces courants de liquides? Un système d'organes tout entier, une machine admirable est chargée de ce rôle important.

On désigne généralement sous le nom de *vaisseaux, artères, veines, capillaires,* des tuyaux membraneux destinés à charrier le sang dans tous les points de l'organisme. L'expression de *tuyaux* me semble préférable aux mots adoptés dans le langage anatomique; car elle a l'avantage de ramener nos idées vers les lois physiques, les seules qui puissent nous être de quelque secours dans les questions que nous allons examiner. Envisagé dans son ensemble, l'appareil circulatoire nous offre à considérer une *machine hydraulique centrale* (le cœur) qui sert de réservoir et de pompe au liquide (le sang) destiné à se mouvoir dans tous les points de l'organisme, des *tuyaux afférents,* (les artères) chargés de distribuer partout un fluide dont les propriétés physiques arrêteront plus tard notre attention; des *tuyaux efférents* (les veines) chargées de ramasser ce même fluide dépouillé de quelques-unes de ses qualités, et mélangé avec des matériaux étrangers. Ces deux systèmes de tuyaux n'offrent point dans toute leur longueur un égal diamètre. De plus en plus volumineux suivant qu'on les observe plus près de la machine centrale, ils vont graduellement en décroissant à mesure qu'ils s'en éloignent, et représentent une succession continue de cylindres qui vers leurs dernières divisions égalent à peine la ténuité du cheveu. Ce sont ces tuyaux intermédiaires, (les vaisseaux capillaires) qui établissent une libre communication entre les deux grands ordres de conduits hydrauliques. Tel est le point de vue sous lequel nous nous proposons d'envisager le phénomène de la circulation. Vous exposer les lois mécaniques qui président au mouvement et à la disribution du liquide que met en jeu la pompe centrale vivante, voilà notre but, voilà notre mission.

Un liquide dans une machine quelconque ne peut se mouvoir sans une cause mécanique. Tantôt ce sera la pesanteur : c'est ainsi qu'au moyen de réservoirs placés sur des lieux élevés, vous pouvez à l'aide d'aqueducs faire parvenir l'eau à de grandes distances ; car la colonne de liquide monte sans cesse, jusqu'à ce qu'ayant atteint son niveau, elle reste en équilibre. Dans un autre système de machines, on fait usage de roues hydrauliques mues par des chûtes d'eau. Très souvent aussi on se sert de la vapeur pour soulever un piston, attirer dans un cylindre une quantité donnée d'eau qui, soumise à une pression énergique, se trouve lancée dans un système de tuyaux chargés de sa distribution. Vous connaissez tous l'heureuse application que l'on a faite de l'action du vent pour favoriser l'ascension et la marche des liquides. Trouvons-nous maintenant, dans l'économie animale, quelque chose d'analogue? Non. On peut à la rigueur concevoir que la pesanteur ait quelque influence sur la colonne liquide et en effet elle en a, ainsi que nous le verrons plus tard, mais elle tend à la faire descendre vers les points déclives, et nullement à la faire remonter. Vous parlerai-je de ces prétendues explosions que l'on avait admises dans l'intérieur des vaisseaux, et par lesquels on voulait expliquer le mécanisme de la circulation? Ces explosions n'ont jamais existé que dans l'imagination de ceux qui se sont plus à leur faire jouer un rôle. Ainsi vous ne trouverez, dans l'organisme, rien qui se rapproche de ces puissances mécaniques développées soit par la pesanteur, soit par des roues à eau, soit enfin par l'action de la vapeur ou du vent.

Quelle est donc la force qui met en jeu la machine hydraulique humaine? C'est la contraction musculaire. L'organe central de la circulation répresente une pompe, mais une pompe qui diffère sous beaucoup de rapports de celle qu'on emploie habituellement dans les arts. Dans une pompe ordinaire le piston s'élevant et s'abaissant par un mouvement de va-et-vient aspire, puis comprime un liquide; de même pour le cœur nous voyons une ondée de sang pénétrer et sortir alternativement. Par quoi se trouve remplacé le jeu du piston? Par l'action des parois du corps même de la pompe. Ce sont elles qui, en se dilatant permettent au liquide d'entrer dans leur cavité et qui , revenant sur elle-même, par une contraction subite et énergique, le lancent dans un système de tuyaux élastiques chargés de la distribution. Dans l'étude de l'hydraulique vitale nous devons donc envisager la question sous un double point de vue. Nous aurons à étudier la force motrice, l'*agent vital*, dont le mécanisme restera pour nous un mystère; nous verrons à côté, mais non sur la même ligne, des canaux traversés par des courants de liquides, nous les y verrons soumis aux lois hydro-dynamiques. C'est sous ce dernier rapport que nous nous proposons d'envisager d'abord le mécanisme du cours des liquides au sein de l'économie.

Pour démontrer combien est grande l'analogie entre la pompe organique et les pompes ordinaires , il faut remarquer que dans l'une et l'autre machine la direction des courants liquides est assurée par des moyens identiques. N'est-ce pas par la disposition des soupapes que l'orifice des conduits hydrauliques est tantôt fermé, et tantôt ouvert ? Que ce soient des membranes vivantes , que ce soient de simples lames de métal ou de cuir , le jeu de ces soupapes est toujours essentiellement le même ; suivant qu'elles s'abaissent ou se redressent, le passage des liquides sera libre ou intercepté: j'essaierais en vain de chercher dans leurs fonctions autre chose que des phénomènes mécaniques. Examinez le cœur chez l'homme, vous trouvez chaque orifice des gros tuyaux qui s'y abouchent ou en partent muni de replis membraneux que dans le langage peu harmonieux et tant soit peu barbare des écoles, on appelle *valvules tricuspides, triglo·chines, mitrales,* etc. À ces expressions nous substituerons volontiers celles de *soupapes*; car elles rameneront vos esprits vers des idées de physique dont on n'a que trop de tendance à s'écarter. Vous vous habituerez aussi à nous entendre employer les mots de *pompe, corps* de *pompe* de préférence aux mots peu scientifiques, *d'oreillette, ventricule,* etc. Par quels bizarres et grotesques rapprochements n'a-t-on voulu voir dans des cavités destinées à servir de réservoirs à des liquides, que de *petits ventres,* de *petites oreilles,* et mille autre absurdités de cette force ? Sans doute il serait à désirer que le langage médical subît une sévère réforme. De nos jours, plusieurs personnes ont déjà tenté cette entreprise, et ont proposé des nomenclatures ; mais, je dois le dire, leurs essais ont été malheureux ; et à des termes barbares on a substitué des termes plus barbares encore ; d'un assemblage de racines grecques et latines on a façonné des mots qui, pour me servir des paroles du poète, *hurlent de se voir accouplés.* Aussi nous ne vous proposerons point une langue nouvelle ; seulement nous emprunterons quelques expressions aux sciences qui nous servent à expliquer des problèmes essentiellement physiques.

Les deux principaux tuyaux en communication avec la pompe centrale sont munis de soupapes ; mais celles-ci au lieu de n'être formées que par une simple lame sont constituées par trois lamelles isolées. Est-ce là un luxe superflu ? Le constructeur de notre machine hydraulique n'avait-il donc pas atteint le dernier degré des connaissances mécaniques? Messieurs, l'admirable ensemble qui préside au jeu de nos rouages, les résultats prodigieux obtenus par les moyens les plus simples, dépassent tout ce que l'homme le plus versé dans les sciences positives pourrait imaginer. Non, vous ne pourriez point remplacer par une seule ces trois soupapes. Supposez un instant qu'il n'y en a qu'une seule, elle pourra à la rigueur s'opposer au reflux du liquide tant que ce tuyau conservera son diamètre habituel; mais ce tuyau est élastique, ses parois pourront se laisser distendre, et alors la soupape n'étant pas en rapport avec le cylindre creux qu'elle doit obturer, n'accomplira plus qu'imparfaitement sa fonction. Au contraire, par l'ingénieux mécanisme de ces trois lamelles qui s'adossent, le conduit membraneux a beau se laisser dilater, le cours du liquide est toujours assuré. Ce n'est pas seulement aux principaux orifices que vous rencontrez des soupapes; il en existe également dans un système tout entier de tuyaux où elles se trouvent disposées de distance en distance. Plus tard nous reviendrons sur leur mécanisme.

Les considérations superficielles dans lesquelles nous venons d'entrer suffisent pour vous montrer l'analogie qui existe entre la machine qui fait mouvoir notre principal liquide, et les pompes dont on se sert en mécanique. Prenons garde toutefois de pousser trop loin ces rapprochements. Il existe pour l'animal vivant certaines conditions spéciales qui sont d'un bien haut intérêt pour le physiologiste.

Prenez une pompe ordinaire, remplissez-la d'huile,
d'éther, d'eau, en un mot d'un liquide quelconque,
puis mettez en jeu ses compartiments, le tout fonc-
tionnera. Vous pourriez même substituer à ces liquides des gaz ou des vapeurs, sans que la machine cessât de manœuvrer comme de coutume.
En sera-t-il de même pour l'appareil hydraulique
animal ? Non , et cela pour deux raisons : d'abord
à cause de la nature même des tuyaux, en second
lieu , parce que le liquide qu'ils contiennent a une
composition toute spéciale , parfaitement en harmonie avec les propriétés physiques de ces conduits
vivants et hors de laquelle la machine ne saurait
fonctionner.

Les grands phénomènes de l'absorption et de
l'exhalation dont notre corps est sans cesse le siége,
ne peuvent s'effectuer qu'à la condition que des
matériaux nouveaux pourront librement pénétrer
ou sortir au sein de l'organisme. Vous savez déjà
que c'est en vertu de la porosité de nos membranes que nous expliquons ces importantes fonctions,
dont l'équilibre parfait est intimement lié avec l'état
physiologique. Les parois de nos vaisseaux sont cri-
blées de petits orifices inappréciables à l'œil nu ou
même au microscope , qui permettent à certaines
substances liquides ou gazeuses de s'y insinuer.
C'est cette perméabilité des tuyaux membraneux
qui forme un caractère essentiel à l'animal vivant;
les machines employées dans les arts ne nous offrent
aucune disposition analogue. Vous comprendrez
facilement pourquoi tout fluide dont la composition
ne sera pas en rapport avec la structure spéciale de

nos vaisseaux devra entraîner les troubles les plus graves et suspendre le jeu des rouages dans leur ensemble. Tant qu'on n'envisage que les lois qui président au déplacement des liquides elles sont également applicables et à la pompe mécanique et à la pompe vivante; mais du moment qu'on veut comparer entre eux ces deux systèmes de tuyaux et la nature des courants qui les parcourent, toute analogie cesse : c'est une nouvelle série de phénomènes qu'il s'agit d'étudier.

Quelle est donc cette liqueur qui se meut dans l'intérieur des conduits organiques ? sa nature est des plus complexes et telle que la chimie sait à peine les isoler et leur assigner des caractères. Cette liqueur est remarquable par sa viscosité, et ce n'est pas impunément que celle-ci pourra être augmentée ou diminuée. Nous avons injecté sous vos yeux dans le semestre dernier, de l'eau et diverses solutions mucilagineuses dans le système circulatoire de plusieurs animaux; vous vous rappelez les phénomènes qui en ont été la conséquence. Cependant ces divers liquides sont fort innocents de leur nature. Comment donc ont-ils agi? Ils ont modifié la composition du sang, changé les diverses proportions de ses éléments, arrêté ce fluide dans son cours, soit en oblitérant les petits tuyaux qu'il devait parcourir, soit en s'imbibant dans leurs parois. Il est une autre propriété dont nous devons tenir un compte immense; je veux parler de cette tendance qu'a le sang à se coaguler. Faites une saignée et recueillez la liqueur dans un vase; elle se prend d'abord en masse, mais bientôt elle se sépare en deux portions , l'une solide, formée de fibrine et de matière colorante, l'autre liquide, constituée par la sérosité. Pourquoi chez l'animal vivant le sang conserve-t-il sa fluidité ? pourquoi le ralentissement accidentel de la circulation n'amène-t-il pas son passage à l'état solide ? Nul doute que les causes physiques ne jouent encore ici le principal rôle.

Ce liquide si visqueux, si coagulable, n'est point homogène dans sa composition. Il semble au premier aspect ne former qu'une masse uniforme, mais examiné au microscope, il présente des myriades de petits corps de formes lenticulaires et non globuleuses comme on le croyait naguères , nageant au milieu d'un sérosité limpide. Ces petites lentilles roulent sans cesse les unes sur les autres, parcourent librement des tuyaux dont la ténuité l'emporte sur celle du cheveu , du moins en apparence, sans s'occasionner mutuellement le moindre embarras. Nous n'avons rien dans les sciences qui puisse se comparer à ces admirables mystères de l'organisme. Partout règne une harmonie parfaite, un ensemble d'actions dont nous ne pouvons qu'analyser les résultats , et en face desquels nous sommes souvent forcés d'avouer notre profonde ignorance.

Vous parlerai-je de l'élasticité des tuyaux organiques ? Telle est l'importance de cette propriété, que sans elle le cours de nos liquides serait immédiatement suspendu. Il y a loin de ces idées à celles qui assimilent l'appareil circulatoire à une longue suite de cylindres inflexibles pareils à ceux qu'on emploie dans les machines. On a cité à l'appui de cette étrange opinion ce qui advient chez les individus dont les vaisseaux se trouvent ossifiés par suite des progrès de l'âge, et on a voulu en conclure que l'élasticité était inutile pour que la circulation s'effectuât. A-t-on bien réfléchi à une semblable objection ? Oui, chez le vieillard, les principaux tuyaux perdent leur flexibilité, mais aussi la nutrition languit, les tissus s'atrophient, toute l'économie traduit sa souffrance par le trouble des grands appareils. Je m'empresse d'ailleurs d'ajouter que jamais on n'a trouvé tout le système vasculaire envahi par l'ossification; jamais celle-ci ne s'est étendue au-delà des rameaux artériels, si elle eût gagné le réseau capillaire, la circulation à l'instant même eût été arrêtée. Ainsi, je le répète, la flexibilité des tuyaux est une des circonstances les plus essentielles qu'on puisse signaler pour le mécanisme du cours du sang. Les faits qu'on a opposés à cette assertion ne servent qu'à l'appuyer, bien loin de la détruire.

C'est pour avoir négligé ces propriétés physiques des tuyaux et des liquides que l'étude de la circulation est encore si peu avancée de nos jours. Instruits par l'expérience de nos devanciers, nous n'irons point nous engager dans les sentiers où ils se sont égarés. Leurs erreurs nous serviront d'exemples ; nous essaierons de les réfuter et de les remplacer par des faits nouveaux basés sur le témoignage d'une observation sévère.

CINQUIÈME LEÇON.

11 janvier 1837.

Messieurs,

Nous avons dans les séances précédentes envisagé autrement qu'on ne le fait habituellement et que je ne l'avais fait moi-même dans mon traité de physiologie, cet ensemble de phénomènes qu'on désigne sous le terme générique de *circulation*. C'est à dessein que j'ai évité d'employer ce mot qui exprime une idée inexacte, ou du moins trop absolue. Une des erreurs du siècle dernier est de se représenter toujours le sang et les divers liquides du corps comme décrivant dans leurs cours un cercle régulier. Toujours on les suppose partir d'un point central, puis revenir vers ce même point après avoir suivi un trajet parfaitement circulaire. Mais ne s'est-on pas plutôt laissé guider par l'analogie que par l'observation ? Nous vous prouverons que ce qui est vrai pour le sang cesse de l'être pour une foule d'autres liquides qui se meuvent d'une manière partielle, locale, tout à fait indépendante du grand phénomène de la circulation générale. Déjà nous vous avons dit quelques mots de la machine hydraulique chargée de mettre en mouvement et de distribuer un fluide spécial dans tous les points de l'organisme : d'une question de physiologie nous avons fait un problème de mécanique ; c'est ainsi que le cœur et les vaisseaux sanguins ne sont plus pour nous qu'une pompe et des tuyaux. Mais, Messieurs, ne vous méprenez pas sur le sens de mes paroles. Ai-je prétendu, ainsi que le laisse entendre l'article récent d'un journal de médecine, ai-je prétendu établir une analogie complète entre l'appareil vivant qui fait marcher notre sang et les machines employées dans les arts ? Loin de moi une idée aussi absurde. Ce que je me suis proposé, c'est de rechercher avec vous *ce qu'il y a de physique* dans les mouvements de nos liquides, d'expliquer *ce qui est explicable* par les lois connues de la mécanique. Une artère n'est pas un tube en caoutchouc ; elle vit, elle est le siége, comme tout tissu vivant, d'un certain ordre de phénomènes qui ne sont point du ressort de la physique. Combien sa texture intime n'éprouve-t-elle pas de modifications depuis les premiers rudiments de l'embryon jusqu'aux dépôts calcaires de la vieillesse ! Tant que vous n'envisagez une artère que sous le point de vue de sa vitalité, toute explication mécanique doit être provisoirement proscrite. Mais voulez-vous savoir par quel artifice un liquide marche dans sa cavité, c'est aux lois physiques et non pas aux lois vitales qu'il faut vous adresser.

Magendie.   9

Oui, sans doute, je voudrais pouvoir avancer que des phénomènes tels que la contraction du cœur peuvent s'expliquer par la physique; car si je l'avançais, c'est que j'aurais mes raisons pour le faire, et j'appuierais sur des preuves une pareille proposition. Le temps n'est plus heureusement où la parole du maître suffisait pour consacrer un fait. Une assertion, quelque haut placé dans la science que soit son auteur, n'est qu'une assertion ; c'est à vous de peser les bases sur lesquelles elle repose avant de l'accueillir comme l'expression rigoureuse de la vérité. Je me garderai bien de vous dire que tout est mécanique dans la circulation, car vous seriez en droit de me demander mes preuves, et ces preuves je ne les ai point. Il ne me resterait donc qu'à réclamer de votre indulgence une crédulité, que pour moi je me sens disposé à n'accorder à personne ! Messieurs, je le dis et je le ré pète, la question qui nous occupe renferme deux ordres distincts de phénomènes ; les uns sont du domaine de la physique, les autres du domaine de la vitalité. Vouloir tout rattacher aux premiers ou tout aux seconds, c'est n'envisager la question que sous une de ses faces, c'est confondre ce qui doit être isolé. Je m'attacherai autant que possible à classer dans un cadre distinct chacune de ces deux grandes séries de phénomènes. Est-ce à dire que pour concilier deux opinions extrêmes, je prendrai un peu de l'une, un peu de l'autre, afin d'en former une troisième intermédiaire ? Une semblable manière de procéder n'est point, vous le savez, dans mes habitudes. Si l'on pouvait toujours découvrir ce qu'il y a de vrai dans chaque système et se l'approprier, ce serait sans doute une excellente méthode. Mais défiez-vous de ces illusions mensongères , de ces trompeuses promesses. C'est par leurs actes et non par leurs discours qu'il convient de juger les hommes. En quoi ces fervents sectateurs de l'éclectisme ont-ils bien mérité de la science ? Les opinions qu'ils professent ne trahissent-elles pas toujours leur bâtarde origine ? Pauvres eunuques ! incapables de rien créer par eux-mêmes , ils s'épuisent à compiler çà et là des fragments d'erreurs qu'ils entassent ensuite dans l'espoir d'arriver à la vérité qu'ils ne connaîtront jamais. Pour moi, je le dis hautement ce n'est pas dans la méditation silencieuse du cabinet, que je suis parvenu à introduire dans la science quelques faits nouveaux : c'est le plus souvent en m'occupant de travaux tout à fait étrangers à ces faits qu'une circonstance fortuite, un résultat imprévu, éveillaient mon attention et me mettaient sur la voie de recherches nouvelles. Qui sait même si dans le courant de ce semestre et sous vos yeux nous ne serons point amenés à la découverte de quelque vérité dont la théorie n'a point encore soupçonné l'existence ? Cela me semble d'autant plus probable que notre sujet offre une foule de points encore obscurs, qui attendent la lumière de l'expérience. Donnons-y donc tout notre intérêt et commençons par quelques développements sur l'ensemble des parties qui composent la machine hydraulique humaine.

Vous savez déjà qu'à la partie centrale du corps

se trouve un organe que nous avons caractérisé par l'épithète de *pompe*. Cet organe nous offre des cavités susceptibles de s'agrandir et de se reserrer, des tuyaux chargés de charrier un liquide, des soupapes disposées de manière à laisser passer le liquide dans un sens, et à s'opposer à son reflux en sens inverse. En un mot, nous rencontrons là toutes les parties qui entrent dans la composition d'une pompe ordinaire. Qui pourrait contester une analogie aussi frappante? Si maintenant vous coupez cet organe perpendiculairement à son plus grand diamètre, vous y trouvez deux cavités séparées l'une de l'autre par une cloison qui les isole complétement; l'une gauche, à parois très fortes, très épaisses, dont les dimensions sont médiocres, l'autre droite, à parois plus faibles, plus minces, dont les dimensions sont beaucoup plus considérables. Et comme on sait par l'expérience que l'intensité de la force qui se développe dans un organe est en raison directe de la masse de ses fibres, on peut déjà établir que de ces deux puissances mécaniques, l'une l'emporte sur l'autre en énergie. Ainsi, voilà un fait fondamental : la machine qui fait marcher notre sang se compose de deux pompes adossées l'une à l'autre et de force inégale. Pour faire comprendre la puissance comparative de chacune, je dirais, pour parler le langage des mécaniciens, que la première a la force de dix chevaux et la seconde de trois seulement. Un mot sur la disposition intérieure de ces deux corps de pompes.

La *pompe droite* ou *petite pompe* nous offre à

considérer deux soupapes disposées chacune à l'orifice de deux larges ouvertures. La première de ces ouvertures communique avec un réservoir placé à la partie supérieure du corps de pompe, et que l'on a si bizarrement appelé *oreillette*. C'est sur la limite de ces deux dernières cavités que vous rencontrez un repli membraneux formé par la réunion de trois languettes qui, par un admirable artifice, se redressent ou s'abaissent pour ouvrir ou fermer le passage aux liquides. Cette soupape (valvule tricuspide, triglochine) n'est donc point constituée par une lame unique : les trois lamelles qui servent à la former sont disposées de manière à concourir par l'harmonie de leur ensemble à une parfaite unité d'action. Voyez par quel ingénieux mécanisme la nature a assuré le jeu de cette soupape ? De son bord libre, découpé en dentelures inégales, partent des faisceaux tendineux qui vont s'insérer à la face interne du corps de la pompe. Semblables à ces cordages destinés à retenir les voiles d'un vaisseau, ces filaments nacrés et résistants ont pour usage de maintenir la soupape tendue, et de soutenir l'effort du liquide qui cherche à trouver une issue. La texture de ces lamelles membraneuses mérite d'être étudiée ; quoique minces, elles offrent une résistance énergique. Leur tissu est fibreux ; aussi ne peut-on supposer qu'elles jouissent de propriétés analogues à la contractilité musculaire.

La seconde de ces ouvertures que nous avons mentionnées plus haut communique avec un gros tuyau (l'artère pulmonaire), qui se dirige vers un organe important. A la base de ce tuyau existe également une soupape, ou plutôt trois soupapes dont la disposition diffère de celle que nous venons d'étudier. Ce ne sont plus des replis membraneux fixés par de petits cordages au corps de la pompe, ce sont trois membranes bien distinctes, adhérentes par un de leur bord aux parois du tuyau, et flottantes dans sa cavité par l'autre bord qui est libre. Vous concevez facilement leur mode d'action. Disposées circulairement autour du conduit pulmonaire, elles en obturent complètement la lumière quand elles viennent à s'abaisser. Restent-elles au contraire appliquées contre les parois du tuyau; les liquides ne rencontrent aucun obstacle pour sortir de la pompe.

Vous parlerai-je de ce réservoir contractile (l'oreillette) surajouté au corps de la pompe? Vous voyez deux gros tuyaux (les veines caves supérieures et inférieures) qui s'y abouchent pour verser dans sa cavité le liquide qu'ils rapportent de tous les points de l'organisme. C'est donc le rendez-vous de cet ensemble de conduits chargés de ramener au centre commun le fluide que doit bientôt vivifier l'oxygène atmosphérique. Trouvons-nous pour cet organe les caractères d'une pompe? Non, Messieurs; ses parois minces et spongieuses sont, il est vrai, susceptibles de dilatations, et de contractions successives, mais je n'y vois point de soupapes; ses orifices sont libres, toujours béants; si les liquides qui en sortent ne peuvent y refluer, ce n'est pas par la disposition des ouvertures qu'ils ont franchies, mais bien par le jeu des soupapes de pompe voisine. La texture musculaire des parois de cette cavité leur permet de se dilater et de se resserrer ; souvent néanmoins elles agissent par leur élasticité. Ce n'est donc qu'un simple réservoir analogue à ceux qu'on emploie dans les machines à vapeur, pour mesurer, par exemple, la quantité d'eau qui doit être lancée dans la chaudière. Son rôle est secondaire. Pourquoi sa contraction serait-elle indispensable à la marche du liquide ? Celui-ci, en l'absence de soupapes, tendrait aussi bien à refluer dans les tuyaux qui l'ont apporté qu'à passer dans la pompe destinée à le recevoir. Il y a plus, nous vous montrerons qu'en distendant artificiellement ce réservoir musculaire, de manière à empêcher ses parois de se contracter, les phénomènes du cours du sang ne sont pas sensiblement modifiés. Comment donc sa cavité peut-elle se remplir et se vider alternativement ? Le voici : le liquide qui y arrive est animé d'une force progressive dont je vous dirai plus tard l'origine. Au moment où elle cesse de se contracter, le liquide la distend, bientôt elle se contracte de nouveau, presse le liquide et le pousse d'un côté dans les gros tuyaux qui le lui ont apporté, et de l'autre dans le corps de la pompe voisine qui, en se dilatant, aspire en même temps le liquide expulsé par le réservoir, en se resserrant, elle s'oppose par le redressement de la soupape, à l'entrée d'un nouveau liquide. Tel est le mécanisme de ces deux compartiments : le premier réunit tous les caractères d'une pompe, le second ne doit être envisagé que comme une simple cavité surajoutée, dont les fonctions accessoires ne sont point indispensables pour la marche des liquides.

Je ne vous dirai rien de cette espèce d'appendice que les anatomistes ont si *heureusement* nommé *auricule*. Cette petite cavité ne paraît pas avoir d'usage bien important. Elle est plutôt destinée à tenir en dépôt un peu de liquide qu'à jouer un rôle bien actif dans l'appareil hydraulique.

La pompe gauche ou *grande pompe* nous offre une disposition analogue. Si je voulais passer en revue les diverses parties qui la constituent, je n'aurais qu'à vous répéter les considérations sommaires dont je viens de vous entretenir. Le corps de la pompe présente également deux larges ouvertures ; l'une communique avec un gros tuyau (l'aorte), et est pourvue de trois soupapes (valvules sygmoïdes), ayant la même disposition et les mêmes usages que celles que nous avons déjà décrites ; l'autre, munie pareillement de replis membraneux, disposés en soupapes (valvule mitrale), s'abouche dans cette cavité surnuméraire (oreillette) qui lui sert de réservoir. Celui-ci, au lieu de deux ouvertures nous en offre quatre, qui sont les orifices des tuyaux (veines pulmonaires), chargés de ramener le sang du poumon au corps de la pompe. Ainsi même distribution sous le point de vue mécanique ; mêmes compartiments pour ces deux machines chargées de mettre en jeu des masses inégales de liquides.

Voilà un premier aperçu. Je n'ai point eu la prétention de vous apprendre rien de nouveau ; seulement j'ai voulu vous familiariser avec cer-

taines dénominations qui n'ont pour moi d'autre
valeur que de ramener sans cesse vos esprits vers
des idées et des termes de physique.

Il nous reste encore quelques circonstances à
remarquer relativement à la structure de ces pompes. Dans une pompe ordinaire vous avez un
piston pour moyen de dilatation et de compression, et des parois qui ne présentent rien à noter
si ce n'est leur résistance et leur rigidité. Examinez maintenant la machine hydraulique vivante :
vous y trouverez un artifice tout particulier. La
face interne du corps de chaque pompe est traversée par une multitude de colonnes, de lamelles,
affectant des directions variées, et se croisant en
tout sens, laissant entre elles des intervalles en
nombre infini d'un diamètre inégal. Parmi ces
colonnes, les unes ne tiennent que par une de
leurs extrémités aux parois ventriculaires, d'autres
y sont fixées par leurs deux extrémités, d'autres
enfin y adhèrent et sont confondues avec elles dans
toute leur longueur. C'est ce réseau de fibres en-
trelacées qui donne au corps de la pompe l'aspect
aréolaire que vous lui connaissez. Quel peut être
l'usage d'une pareille disposition ? Il est évident
que les liquides qui pénétreront dans ces cavités
contractiles ne se borneront pas à mouiller la surface de leurs parois, mais qu'ils s'engageront dans
les cellules qu'ont interceptées les lamelles entre-
croisées. De là un effet mécanique inévitable. Ces
liquides, pressés sans cesse par le jeu de la pompe
toujours en mouvement, seront comme passés à
travers un crible ; leurs éléments ne pourront se

dissocier , et leur mélange n'en sera que plus intime. Vous sentez de quelle importance il était que le sang conservât toujours sa fluidité. Eh bien ! c'est pour s'opposer à cette tendance continuelle à se concréter que, par un mécanisme aussi simple qu'ingénieux, vous voyez disposé dans l'intérieur de la pompe un appareil destiné à tamiser ce liquide. Les arts ne nous offrent rien qui ressemble à ces savantes conceptions. Nouvelles preuves entre mille de la supériorité de ces machines que créa la nature sur celles qu'enfante le génie du mécanicien !

Ce que nous avons dit de la structure générale des deux pompes situées au centre de l'organisme suffit pour vous montrer l'analogie de leurs usages; mais pourquoi cette différence dans leur force respective? En voici la raison. La petite pompe ne doit servir qu'à faire marcher le liquide vers le poumon , puis, après qu'il a traversé cet organe, à le ramener à la pompe opposée. Il n'y a là qu'une étendue de chemin peu considérable à parcourir, et par conséquent il ne fallait pas une puissance mécanique très énergique. Pour la grande pompe, c'est tout différent. Elle seule met en mouvement ces immenses colonnes de liquides qui traversent le tronc, les membres, et tout l'ensemble de nos tissus. Pour déplacer d'aussi lourdes masses , vous concevez qu'il fallait un déploiement de forces beaucoup plus considérables que pour la pompe pulmonaire. Ainsi se trouve expliquée cette espèce de disproportion entre deux agents mécaniques , concourant aux mêmes résultats. Toujours nous

rencontrons un rapport exact , une harmonie parfaite entre l'énergie de la puissance , et le degré
de résistance qu'elle doit surmonter.

Maintenant il faut dire quelques mots des tuyaux
qui servent à charrier les liquides.

Le premier caractère que nous offrent ces tuyaux
sous le rapport mécanique c'est l'extrême poli de
leur surface interne ; par conséquent ils ne peuvent mettre que très peu d'obstacle au glissement
des liquides. Vous comprenez quels sont les avantages de cette disposition. Supposez ces conduits ra-
boteux et hérissés d'aspérités, sans cesse la colonne
liquide eût été ralentie par ces frottements répétés,
et la pompe chargée de la mettre en mouvement
aurait eu besoin d'une énergie bien plus puissante.

Un autre caractère non moins important , c'est
l'élasticité de leurs parois. Prenez un de ces tuyaux
et tiraillez-le, soit en long, soit en travers, il cède
et s'alonge ; cessez d'agir, il reprend ses dimensions premières. On a fait jusqu'ici très peu usage
dans les arts, de canaux élastiques pour le transport des liquides , aussi n'a-t-on généralement accordé qu'une influence médiocre ou nulle à cette
propriété physique pour l'explication des phénomènes hydrauliques dont notre corps est le siége.
Et cependant quels immenses résultats en sont la
conséquence ? L'élasticité n'existe pas à un égal
degré dans les deux systèmes de tuyaux : elle est
plus marquée dans les artères que dans les veines.
Celles-ci se laissent plus facilement alonger , mais
elles reviennent sur elles-mêmes avec plus de lenteur. Nous verrons bientôt en quoi cette différence

dans l'élasticité des parois vasculaires influe sur la marche des liquides qui sans cesse les traversent.

Ces tuyaux vivants n'ont-ils pas une force contractile propre, indépendante de leur élasticité? Non, Messieurs. Je sais que dans certaines écoles on émet encore de semblables doctrines, et qu'on décrit avec une sorte de complaisance cette prétendue action des artères qu'on envisage comme autant de petits cœurs prolongés. Sur quoi sont fondées ces erreurs? Sur des suppositions hasardées, sur de fausses déductions tirées de l'anatomie comparée. A qui appartient-il de décider cette grave question? A l'observation. Eh bien ! c'est à l'observation que nous en appelons. Nous répéterons devant vous des expériences que nous avons variées de mille manières, et elles vous prouveront, je l'espère, que pour les tuyaux artériels il n'existe rien qui ressemble à la contractilité musculaire.

Cependant, dira-t-on, il est incontestable que les artères *se contractent*. Examinées sur l'animal vivant, elles offrent des alternatives de dilatation et de resserrement. Messieurs, ce n'est là qu'une simple affaire de mots ; aussi avant d'engager une lutte scientifique, il faut bien s'entendre sur le sens des expressions que l'on doit employer. Oui, sans doute, ces tuyaux ont et doivent avoir une grande influence sur les mouvements des liquides, et c'est par l'action de leurs parois qu'on explique comment le sang n'est point alternativement en repos et en mouvement, pourquoi il est mu d'une manière *continue saccadée* dans les troncs et les rameaux,

continue uniforme dans les ramuscules et les der‑
nières divisions. Loin de m'élever contre ces faits,
je crois avoir un des premiers éveillé sur eux l'at‑
tention des physiologistes. Appelez ces phénomè‑
nes du nom de *contraction*; je le veux bien; mais
prenez garde d'introduire dans le langage médical
une déplorable confusion; prenez garde de com‑
prendre dans une dénomination commune et les
propriétés physiques et les propriétés vitales. De
quelle nature est ce resserrement des artères? Nous
vous avons déjà dit qu'on ne peut l'attribuer qu'à
l'élasticité dont sont douées leurs parois. C'est en
vain qu'on leur a supposé l'*irritabilité* de la fibre
musculaire. J'affirme ici, parce que j'en ai la
preuve, parce que chacun de vous peut se la pro‑
curer quand il le voudra, j'affirme que ces vais‑
seaux soumis à l'action des instruments piquants,
des caustiques et du galvanisme ne présentent au‑
cuns phénomènes qui ressemblent à l'irritabilité.
Senac, je le sais, a vu l'aorte ventrale se resserrer
par l'application d'un acide. Était‑ce un phéno‑
mène vital? Non, Messieurs, ce n'était qu'un
simple résultat chimique. Tout tissu organique mis
en contact avec un caustique, se raccornit; le
muscle seul se contracte.

J'ai expérimenté sur les petites artères comme
je l'avais fait sur les grosses, et quelqu'attention,
quelque scrupule que j'aie mis afin de voir le moin‑
dre mouvement contractile, je n'en ai aperçu au‑
cun. Donc elles ne sont pas irritables.

Ces conclusions déduites de faits authentiques
parurent trop rigoureuses pour qu'on essayât de

les attaquer ; aussi, afin de rendre les armes plus
égales, on nous appela sur un autre terrain , celui
des conjectures. Ce n'est plus dans les grosses ni
dans les petites artères , qu'on supposa les contractions actives , mais bien dans ces dernières divisions vasculaires , que leur extrême ténuité dérobe à nos sens. C'est là , nous dit – on, c'est là
que l'irritabilité s'exerce dans toute sa plénitude.
Prouvez qu'elle n'y existe pas ? En bonne logique,
c'est à celui qui avance une assertion à la prouver.
Je pourrais donc décliner la réponse et dire :
Voyons vos preuves d'abord. Mais je ne tiendrai
pas cette réserve , j'en prends volontiers avec vous
l'engagement. C'est avec le microscope , c'est par
l'observation directe des plus petits vaisseaux que
nous réfuterons ces hérésies physiologiques , vous
verrez plus encore , car du moment qu'on admet
que les parois des artères , grosses ou petites, se
contractent à la manière du tissu musculaire, il
n'y a plus de théorie de la circulation possible.

Il est des animaux qui présentent une disposition particulière sur laquelle je dois appeler votre
attention, car elle pourrait facilement vous induire
en erreur. Chez certains reptiles il existe au–des-
sus de la base du cœur et à la naissance de l'aorte,
un petit renflement qu'on appelle *bulbe de l'aorte*.
Cette espèce de réservoir, quand on l'excite par
un irritant quelconque, offre des phénomènes
de contraction analogues à ceux du cœur. Ce n'est
point là un resserrement mécanique , je le sais.
J'ai répété l'expérience et constaté ces résultats.
Mais passé ce bulbe de l'aorte, vous chercheriez

en vain quelque chose qui ressemblât à l'irritabilité : les artères ne sont plus, comme chez les mammifères, que de simples tuyaux élastiques.

Dans les poissons il y a également au-dessus de
l'aorte un petit tubercule, mais celui-ci n'est pas
contractile; on ne peut y développer, ainsi que je
m'en suis assuré, que des phénomènes d'élasticité.

Nous ne trouvons donc, pour la grande classe
des animaux vertébrés, qu'un seul exemple isolé
en faveur de l'opinion que je combats en ce moment. N'a-t-on pas pris ici l'exception pour la
règle ? Ne s'est-on pas empressé à ne généraliser
un fait que parce qu'il semblait favorable à des
opinions préconçues ? Jamais vous ne pourrez arriver à débrouiller ce chaos de systèmes, qu'en faisant main basse sur ces préjugés de l'éducation médicale, maintenant encore en faveur dans nos écoles. Ce n'est point par de nouveaux raisonnements,
mais par de nouvelles observations que nous pro-
céderons dans nos recherches sur le mouvement circulaire des liquides. La route expérimentale suivie
par Harvey le conduisit à la mémorable découverte
de la circulation du sang. Pourquoi faut-il que des
hommes d'un immense talent aient abandonné la
marche si bien tracée par le physiologiste anglais,
et consumé leurs laborieux efforts en de vaines et
futiles subtilités ? Oui, Messieurs, je ne puis trop
vous le répéter, il n'est donné qu'à l'observation
d'établir un fait sur des bases irrécusables ; c'est
par elle que vos travaux resteront dans la science,
c'est par elle qu'ils braveront l'arrêt inflexible du
temps, qui tôt ou tard démasque l'erreur.

SIXIÈME LEÇON.

1 février 1837.

Messieurs,

Je regrette beaucoup qu'une attaque de grippe dont je suis à peine convalescent m'ait forcé de suspendre momentanément ce cours. Il me tardait de reprendre l'étude de ces questions qui ne sont pas sans intérêt à vos yeux, si j'en juge par l'empressement avec lequel vous me faites l'honneur d'assister à mes leçons.

Nous avons essayé de rattacher la machine qui met en mouvement nos liquides aux lois connues de l'hydraulique: et nous avons surtout insisté sur la nécessité de faire la part pour cet appareil vivant de ce qui est du domaine de la physique ou de la vitalité. Les mots de *soupape*, de *pompe*, de *tuyaux* vous indiquent assez sous quel point de vue nous envisageons le phénomène de la circulation : les organes chargés de faire marcher le sang dans l'économie ne sont pour nous que les rouages d'une admirable machine dont la nature elle-même est le mécanicien. Que penser de ces

hommes qui affectent un superbe dédain pour
l'application des sciences physiques aux questions
de ce genre ? Je les comparerais volontiers à l'astronome qui , sans connaître les lois de la mécanique , sans le secours du calcul , voudrait , par la
seule puissance de son imagination , analyser la
marche des astres. Et cependant telle est la perfection, ou, si l'on veut, la complication de nos appareils organiques, que tout en mettant à contribution les lois connues de l'hydrodynamique , bien
loin de tout expliquer, nous sentons à chaque instant l'insuffisance de nos lumières et l'impuissance
de nos efforts.

Dans les arts, on fait également usage de tuyaux,
mais ceux-ci ont des parois inflexibles au lieu
d'être élastiques. Comparez sous le rapport de
leur ténuité ces tuyaux avec ceux qu'emploie la
nature. Les premiers après un certain nombre de
divisions et de subdivisions, ont atteint des limites
qu'ils ne peuvent dépasser; arrivés à ne plus offrir
qu'une ligne de diamètre , ils vont rarement au-
delà de ce dernier terme. Il n'en est plus de même
des canaux que parcourent nos liquides. Vous
connaissez ce réseau vasculaire formé par des myriades de petits tuyaux dont l'inextricable entrelacement constitue le canevas de nos organes :
leur finesse les dérobe à l'œil nu. Examinés avec
des instruments grossissants, ils paraissent à peine
égaler $\frac{1}{120^e}$ ou même $\frac{1}{150^e}$ de millimètre. Quand on
pense au nombre prodigieux de conduits aussi
déliés que traversent sans obstacle de continuels
courants de liquides, l'imagination en est effrayée;

et l'on ne peut qu'applaudir à la patience laborieuse de Ruisch, qui consacra la plus grande partie de sa vie à étudier par ses merveilleuses injections ces petits tuyaux. J'évite à dessein de les désigner par l'épithète de *capillaires*; car cette expression, usitée dans le langage anatomique, est grossière, relativement à l'idée qu'elle exprime. Un cheveu représente un gros cylindre auprès de canaux si grêles. Le diamètre d'un cheveu est au diamètre d'un de ces petits conduits, ce qu'est le tronc d'un arbre aux fibrilles de ces racines. On n'a point en général assez tenu compte des difficultés mécaniques que fait naître une semblable disposition. Essayez de faire passer de l'eau parfaitement pure à travers les tuyaux les plus déliés dont les arts se servent; déjà vous éprouvez une certaine résistance: prenez des tuyaux plus fins encore, ils cessent, pour ainsi dire, d'être perméables. Et cependant, combien le problème si heureusement résolu par la nature, est-il plus compliqué ! Ce ne sont point des canaux rectilignes inflexibles, ce sont de simples conduits membraneux courbés, infléchis de mille manières, à parois élastiques. Ce n'est pas un liquide limpide et homogène, c'est une liqueur visqueuse, tenant en suspension des milliers de petites lentilles insolubles qui les traverse. Plus vous descendrez dans les détails de cet harmonieux ensemble, plus vous déplorerez l'erreur de ceux qui s'obstinent à n'y point reconnaître l'alliance des lois physiques et des lois vitales. Ils mettent une sorte de vanité à rester étrangers aux premiers rudiments des sciences mécaniques, et, forts de leur ignorance, ils osent avoir une opinion, et ce qui doit être, ils la soutiennent avec passion. Eh! Messieurs, ne ressemblent-ils pas à l'aveugle qui discute sur la lumière?

Ce n'est donc point pour le plaisir d'innover que nous envisageons les phénomènes circulatoires sous le point de vue physique. C'est pour faciliter leur étude et l'intelligence de leur savant et admirable mécanisme.

Le cœur, disions-nous, est une double pompe : j'ajouterai qu'elle se trouve renfermée dans une troisième pompe représentée par la poitrine. Celle-ci est une cavité susceptible de se dilater et de se resserrer alternativement, afin d'attirer et de rejeter le fluide atmosphérique. De même que le corps d'une seringue augmente ou diminue de capacité suivant que le piston s'élève ou s'abaisse, de même le thorax vous offre des phénomènes identiques à chaque mouvement de la respiration. Par quoi se trouve remplacé le piston? par l'action de puissance musculaire. Les parois pectorales se dilatent, l'air se précipite dans leur cavité : elles se resserrent, l'air en est chassé. Y a-t-il dans ces alternatives de vacuité et de plein autre chose que des résultats tout mécaniques? Cette grande pompe à air modifie sensiblement le jeu des deux pompes hydrauliques qu'elle contient dans sa cavité. Nous verrons plus tard quelle influence les mouvements d'inspiration ou d'expiration exercent sur la marche de nos liquides. Ces effets sont d'autant plus marqués que les phénomènes respiratoires sont plus étendus, et suivant que les deux pompes adossées et leurs principaux tuyaux sont plus ou moins comprimées par la troisième, le cours du liquide animal s'accélère ou diminue sensiblement. N'est-ce pas là encore un curieux objet d'étude, que cette action réciproque, que cette solidarité de fonctions de ces appareils mécaniques? Demandez au plus habile physicien de vous dévoiler l'artifice de tant de merveilles, de vous expliquer comment tant d'obstacles se trouvent si heureusement vaincus, il sera forcé d'avouer l'impuissance de ses notions scientifiques; l'ignorance seule prononce d'un ton tranchant sur ce qu'elle ne peut comprendre.

Vous connaissez tous cet instrument qui sert de jouet aux enfants et qu'ils appellent *canonnière*. Une boulette placée à un des orifices est chassée par une autre boulette qui met subitement en jeu l'élasticité de l'air renfermé dans la cavité du cylindre. On vous démontre également en physique la théorie du *fusil à vent*, c'est par la réaction élastique de l'air comprimé dans un réservoir qu'une balle en métal est lancé à une certaine distance. Trouvons-nous pour la poitrine quelque chose d'analogue? oui, Messieurs, et grâce à l'influence de l'épidémie actuelle, la plupart d'entre vous m'en fournissent en cet instant la preuve expérimentale. Quand on tousse, que se passe-il? L'air contenu dans la cavité thoracique s'échappe bruyamment, entraînant avec lui les mucosités des bronches qui souvent se trouvent projetées à une distance assez considérable. C'est là exactement le phénomène de la canonnière ou du fusil à vent. Un fluide élastique emprisonné par une puissance mécanique s'élance aussitôt qu'il trouve une issue et ballaie les obstacles qui s'opposent à son libre passage.

Maintenant que nous connaissons l'ensemble de la machine hydraulique qui préside aux mouvements de nos liquides, descendons dans les détails de sa structure et de son mécanisme. Nous parlerons d'abord des pompes. Plus tard nous reviendrons sur l'étude particulière du cœur; car, comme organe vivant, il mérite d'arrêter et de fixer toute l'attention du physiologiste.

Les deux pompes chargées de faire marcher le sang sont adossées, réunies en une machine commune. Si l'on ne consultait que la manière dont elles fonctionnent chez l'adulte, on pourrait à la rigueur concevoir qu'elles fussent isolées et indépendantes, relativement à leur position. Mais n'oubliez pas qu'à certaine époque de la vie les conditions physiques ne sont pas les mêmes ; et que par un véritable tour de force en mécanique, la nature a fait servir le même appareil à une double destination. Comment circule le sang du fœtus ? A une grande distance de la machine centrale se trouve un organe éminemment vasculaire, le placenta, qui communique avec elle par l'intermédiaire du cordon ombilical. Celui-ci est formé en partie par la réunion de longs tuyaux contournés en spirale que traversent sans cesse des colonnes de liquides. N'est-il pas évident qu'avec une semblable disposition une seule pompe eût été insuffisante pour faire parcourir au liquide un trajet aussi considérable ? Ajoutez à cela que la pompe voisine devenait inutile, puisque l'organe vers lequel elle devait envoyer un liquide, le poumon se trouve en réserve pour ne fonctionner qu'après la naissance. Qu'a fait la nature ? Elle a réuni les forces des deux pompes pour triompher d'un même obstacle; au moyen d'un canal temporaire (canal artériel), elle fait communiquer les deux principaux tuyaux d'expulsion qui se confondent ainsi en un seul. Cependant à la vie fœtale succède la vie respiratoire. Le placenta et ses tuyaux n'existent plus, l'ombilic se ferme; il n'est plus besoin que le liquide vivant parcoure un aussi long circuit. Mais un nouvel appareil, l'appareil pulmonaire, entre en action, et, pour être mis en jeu, exige une puissance mécanique considérable. Comment tant de difficultés seront-elles surmontées ? Comment la distribution du liquide éprouvera-t-elle une aussi complète transformation ? Ce sera par un procédé aussi simple qu'ingénieux. La pompe centrale qui n'a plus besoin d'autant d'énergie, se décompose en deux pompes secondaires. Celles-ci, parfaitement isolées l'une de l'autre par suite de l'oblitération de leur orifice de communication, fonctionnent chacune dans leur département respectif; leur séparation sera désormais absolue. Si jamais elles venaient de nouveau à communiquer, les troubles fonctionnels les plus graves, et même la mort, en seraient l'inévitable conséquence.

C'est dans cet état d'isolement des deux pompes que nous prenons la question d'hydraulique animale. Quant à la circulation du fœtus, nous nous proposons d'y revenir plus tard et de la traiter dans tous ses détails. Ce sujet a été si peu étudié par la voie expérimentale qu'il est à peu près vierge.

POMPE DROITE.

Petite pompe , pompe pulmonaire.

Nous savons déjà que cette pompe, par la nature de ses fonctions, est, et doit être moins abondamment pourvue de fibres contractiles que la pompe opposée. Ses parois sont minces ; elles présentent à leur face interne une disposition aréolaire bien remarquable , au milieu de laquelle la principale colonne de liquide vient se briser et se diviser en un nombre infini de petits courants secondaires qui se heurtent les uns les autres. J'ai insisté sur ces détails anatomiques, car j'y vois un ingénieux appareil destiné à tamiser les divers éléments qui composent ce liquide. A cette pompe est adapté un gros tuyau élastique , offrant tous les caractères propres aux artères et allant se distribuer aux poumons. Arrêtons-nous sur la structure de ces derniers organes.

Pour bien apercevoir l'organisation du poumon, il ne suffit pas de prendre une portion de son tissu et de l'examiner à l'œil nu. Vous pourrez , il est vrai, suivre ainsi les principaux tuyaux sanguins ou aériens , mais au-delà de quatre ou cinq divisions, vous ne pourrez pas pousser plus loin votre investigation. On est obligé d'avoir recours à des instruments grossissants. Voici un magnifique ouvrage que publie M. BOURGERY, aidé de l'admirable talent de M. Jacob, et dans lequel il a décrit avec beaucoup d'exactitude la texture du parenchyme de cet organe. La planche que je mets actuellement sous vos yeux représente l'artère pulmonaire et ses principales divisions. Vous voyez que ce vaisseau, après un trajet peu considérable, se sépare en deux branches destinées l'une et l'autre à chaque poumon, et que celles-ci ne tardent pas à se subdiviser à leur tour en une foule de petits rameaux secondaires qui vont se distribuer dans tous les points de son tissu. Mais ils ne s'arrêtent pas là où votre œil ne peut plus les suivre. De plus en plus ténus à mesure que leur nombre se multiplie, ils arrivent dans les lobules pulmonaires, et, par leurs continuelles anastomoses, forment des aréoles de conformation diverse dont le principal objet est de présenter au contact de l'air une immense surface. Il fallait bien que par un procédé quelconque la nature suppléât au défaut d'espace pour que le sang pût être vivifié. Aussi, observez tout ce qu'il y a d'art, et pour ainsi dire, de génie mécanique dans cette disposition. Un simple tuyau, en se subdivisant et se contournant sur lui-même, constitue un réseau dont la finesse et l'inextricable entrelacement permettent à peine de suivre au microscope la structure de ses mailles. Il en résulte que dans une cavité aussi étroite que le thorax, il existe une surface qui égale au moins celle de toute l'habitude extérieure du corps. Il y a long-temps que j'ai publié un mémoire sur l'arrangement des parties qui entrent dans la composition du tissu pulmonaire.

J'ai fait remarquer dans ce travail que c'est par
leurs flexuosités et les courbures de leurs anses que
les tuyaux sanguins en s'anastomosant entre eux,
forment des aréoles destinées à servir de receptacle
à l'air. Quant aux *vésicules* décrites par quelques
anatomistes, elles n'existent point. Ces prétendues
ampoules suspendues à l'arbre bronchique comme
des grains de raisin à la grappe ne se trouvent que
dans les livres et nullement dans la nature. Un examen grossier et superficiel a pu seul les faire admettre, ou plutôt je me trompe, on n'a point examiné.
Mais, à l'exemple des physiologistes, on s'est adressé
à l'imagination pour lui demander ce que le scalpel ne pouvait dévoiler.

Il est de toute évidence maintenant qu'il n'y a
pas de vésicules pulmonaires, comme l'admet-
taient Willis et autres anatomistes : il n'y a qu'un
tissu spongieux formé par l'arrangement des vaisseaux qui laissent entre eux de petits espaces où
l'air peut librement pénétrer.

M. Bourgery vient de jeter un grand jour sur
ces questions en publiant les résultats fort remarquables de ses observations microscopiques. Il a
parfaitement démontré que les vaisseaux pulmonaires se divisaient et se subdivisaient, ainsi que je
l'avais avancé dans mon mémoire ; mais de plus il
a étudié avec beaucoup de soin leur mode d'anas-
tomose et de distribution. Il a remarqué que ces
communications vasculaires décrivent en général
une sorte de polygone irrégulier qui envoie dans
tous les sens de nombreux embranchements. Un
petit tuyau ne va pas seulement s'aboucher dan

un autre : mais dans toute la longueur de son trajet il présente une foule de rameaux anastomotiques dont l'entrelacement constitue les parois des cellules pulmonaires. Vous voyez avec quel luxe et quelle fidélité le crayon a su reproduire ces détails d'une fine anatomie. Ainsi se trouvent confirmées les idées que j'avais émises naguères relativement à ces questions de structure; en outre, voilà des faits nouveaux, qui, d'une part, expliquent comment les vaisseaux servent à former les cellules, et qui, d'une autre part, détruisent l'opinion des anatomistes sur la terminaison des ramifications des bronches.

Les petits canaux, dernières divisions de l'artère pulmonaire, communiquent par continuité de tissus avec un autre ordre de tuyaux d'une égale ténuité. Ceux-ci constituent l'origine d'un nouveau système de conduits chargés de ramener le sang qui a éprouvé les effets vivifiants du contact de l'air. Les liquides suivent donc ici une marche inverse à la précédente. Nous les avons vus traverser un gros vaisseau et d'innombrables divisions pour aller se distribuer dans cet immense réseau de canaux entrelacés qu'on appelle le poumon : nous les voyons ici revenir de ce même organe vers la grande pompe, par le moyen de nouveaux tuyaux disposés comme les premiers. De leurs anastomoses successives résultent quatre troncs volumineux qui viennent s'ouvrir dans l'oreillette, qui n'est elle-même qu'un réservoir contractile.

Ces phénomènes hydrauliques sont d'autant

plus remarquables que vous ne trouvez dans les arts rien d'aussi savant, rien d'aussi parfait. C'est sur la nature seule qu'il vous est donné de les étudier, et encore faut-il certaines conditions spéciales dont vous sentirez aisément toute l'importance. Peut-on après la mort reproduire artificiellement le grand acte de la circulation ? Non, ou du moins ce ne sera que d'une manière imparfaite. Quand on veut faire passer des courants de liquides dans ces tuyaux que le sang parcourait si librement, leurs parois s'imbibent, il s'opère des extravasations, des obstructions, et l'on n'a qu'un grossier représentation de ce qui s'effectue pendant la vie.

Si on réfléchit aux obstacles si multipliés que les modifications physiques des tuyaux ou des fluides qui les traversent, doivent sans cesse apporter à la marche du sang, on a peine à concevoir comment le poumon n'est pas plus souvent le siége de graves altérations. Toutefois, la fréquence des maladies de cet organe ne s'explique-t-elle pas par la structure même de son tissu ? La vie ne peut subsister qu'autant que les petits canaux qui constituent son parenchyme sont du moins en partie perméables au sang. Que de circonstances physiques, chimiques, vitales, sont nécessaires pour que ce passage s'effectue ! Que de causes légères en apparence disposent de notre fugitive existence !

Je vais maintenant essayer d'injecter de l'eau dans le système vasculaire du poumon. Vous voyez revenir par les veines pulmonaires le liquide que j'ai lancé dans l'artére du même nom. Mais il est arrivé ici ce qui s'observe fréquemment en pareil cas, c'est qu'une partie de l'injection s'échappe par les bronches, soit que les petits vaisseaux se soient crevés, soit que la liqueur ait transsudé à travers leurs parois. Toutefois, cette expérience vous prouve la libre communication par des tuyaux d'une extrême ténuité entre les deux pompes opposées.

Maintenant que vous connaissez la disposition générale des vaisseaux sanguins du tissu pulmonaire, il me reste à dire quelques mots des conduits qui livrent passage à l'air pour se répandre dans son parenchyme.

La trachée-artère est le tronc commun des canaux aérifères. Sa surface extérieure est interrompue par des saillies circulaires et des dépressions alternatives qui répondent aux cerceaux cartilagineux que séparent des cerceaux fibreux. Cylindrique dans ses deux tiers antérieurs, elle est plane dans le tiers postérieur. Sa surface interne présente les mêmes reliefs, mais elle est lisse et offre un poli parfait. La trachée par son élasticité tient le milieu entre un tuyau flexible et un tuyau inflexible, disposition dont vous sentirez toute l'importance si vous songez à la nature et au mécanisne de ses fonctions. Supposez que ce canal ait été purement membraneux, ses parois se seraient affaissés au moment de l'inspiration, par suite du vide qui tend à se produire dans le thorax, et le passage de l'air eût été intercepté. Sur les limites du pharynx existe une soupape membraneuse, le voile du palais, destiné à fermer l'orifice postérieur de la bouche ou des fosses nasales, suivant qu'elle est horizontale ou verticale. Elle remplit un rôle important relativement à l'introduction de l'air dans le poumon. Ce dernier organe n'est, vous le savez, qu'un agglomération de petits tuyaux d'une ténuité extrême, qui charient le sang pour le mettre en contact avec l'oxygène apporté par les ramifications bronchiques. Comment les conduits aériens se distribuent-ils à la substance pulmonaire ? Cette question, depuis Malpighi, a soulevé de nombreuses controverses. La planche que vous voyez déposée sur ma table vous représente les branches de bifurcation de la trachée-artère, leurs divisions successives et leurs modes de terminaison. Chaque lobule reçoit un tuyau bronchique central qui, avant de disparaître, offre un petit renflement sinueux et irrégulier. Ce tuyau, dans son trajet, est criblé d'une foule de pertuits qui sont les orifices de tuyaux secondaires logés dans l'épaisseur des cloisons des cellules, et établissant de nombreuses communications entre chaque conduit aérien. C'est à cet ordre de rameaux anastomotiques que M. Bourgery a donné le nom de *Canaux labyrinthiques.*

D'après Reisseisen, les dernières ramifications bronchiques se terminent en cul-de-sac dans les cellules pulmonaires, qui ne sont elles-mêmes que les extrémités renflées de ces conduits. Pour prouver cette disposition, l'anatomiste prussien pousse une injection de mercure dans la trachée artère, et en effet, il voit de petites ampoules distendues par un globule de métal. Mais n'est-il pas évident que le poids de la colonne mercurielle crée ces espèces de *cœcums* ? Examinez au microscope une tranche de poumon desséché, après une insufflation préalable, vous ne trouvez rien qui se rapproche d'une terminaison en cul-de-sac. J'ai décrit depuis long-temps la manière dont les radicules de l'artère et des veines pulmonaires se comportent pour former les parois des cellules ; les récents travaux de M. Bourgery sont venus donner une nouvelle valeur à mes recherches, et ils ont enrichi la science de nouvelles découvertes sur ces dispositions anatomiques.

Voilà une idée générale de la structure du poumon. La nature de notre enseignement ne nous permet point de descendre dans de plus amples développements, et je dois supposer que ces questions d'organisation vous sont déjà familières. Aussi n'ai-je voulu que rafraîchir votre mémoire sur certains points dont la connaissance est indispensable pour l'intelligence des phénomènes qu'il nous reste à étudier.

L'extrême ténuité des tuyaux *capillaires*, et nous nous sommes expliqués sur la valeur de ce dernier mot, doit rendre fort difficile et fort minutieux l'examen de ce qui se passe dans leurs cavités. Aussi est-ce cette localité que les physiologistes ont choisie pour donner libre essor à leur imagination. Nous reviendrons sur le rôle qu'on leur a fait jouer, sur les propriétés qu'on leur a supposées; en un mot, sur toutes ces rêveries dont ils ont été le prétexte et dont le seul mérite est d'être par fois ingénieuses. Aujourd'hui on peut, à l'aide de grossissements microscopiques, arriver à savoir positivement la manière dont se comportent ces petits vaisseaux par rapport aux liquides qui les parcourent. Ce progrès de la science doit avoir pour premier résultat de chasser devant lui toutes ces hypothèses nées de l'ignorance où l'on était des phénomènes réels. Le sang, vous le savez, tient en suspension un grand nombre de petits grains insolubles. Eh bien! cette circonstance, loin d'augmenter la difficulté de nos recherches, devient au contraire un moyen par lequel nous parvenons à analyser la marche de ce fluide. Supposez qu'au lieu d'une liqueur colorée, contenant des particules opaques, ce soit un liquide homogène, semblable à l'eau par sa limpidité, le microscope ne vous fournirait plus que des données incertaines.

Si nous pouvons décrire avec quelque exactitude les diverses parties qui entrent dans la composition de notre machine hydraulique, nous essaierions en vain de dévoiler dans toutes ses phases le mécanisme de leur merveilleux ensemble. Là, comme dans beaucoup d'autres questions organiques, il y aura pour nous des inconnus : c'est déjà quelque chose que de le savoir.

Pourquoi cette harmonie si parfaite entre les liquides et les tuyaux qui les reçoivent? Pourquoi telle disposition qui dans nos machines serait un obstacle au jeu des rouages devient-elle dans l'économie une condition heureuse, je dirai même indispensable pour le libre exercice de leur jeu? Ces problèmes ont exercé toute la sagacité d'un des esprits les plus ingénieux que les fastes de notre art puissent citer. Mais, Messieurs, ne nous laissons point éblouir par l'éclat d'un nom imposant. Interrogeons le fond de la pensée plutôt que les formes séduisantes sous lesquelles elle est présentée à nos esprits. J'admire dans Bichat le savant et spirituel anatomiste qui dérobe à la nature quelques-uns de ses secrets pour les faire pénétrer dans le domaine de la science; je déplore l'homme systématique qui prend ses rêves pour des réalités, et les substitue à la sévérité d'une observation rigoureuse. Qu'un auteur vulgaire émette des opinions erronées, les conséquences en seront insignifiantes. Il n'en est plus de même pour ces génies qui dominent les générations contemporaines. Plus l'erreur vient de haut, plus son influence est fâcheuse, plus elle a dans le monde un puissant, mais nuisible retentissement.

SEPTIÈME LEÇON.

3 Février 1837.

Messieurs,

Avant d'aborder l'examen de la machine qui fait marcher le sang dans nos tuyaux, je crois devoir vous dire quelques mots de la nature et de la composition de ce liquide. Je ne l'envisagerai que sous le point de vue physique : les chimistes l'ont fréquemment soumis à l'analyse et ont su déterminer le nombre et la proportion de ses divers éléments. La science s'est enrichie dans ces derniers temps de belles découvertes sur la structure du sang; mais il reste beaucoup à faire encore.

Le sang est un liquide coloré, d'une saveur et d'une odeur particulières. Sa pesanteur spécifique l'emporte un peu sur celle de l'eau. Il n'est point homogène : il se compose d'une partie séreuse et transparente, tenant en suspension des myriades de corpuscules insolubles.

Le sérum présente un aspect légèrement jaunâtre. C'est une liqueur très composée, dans laquelle l'analyse démontre la présence de l'eau,

de l'albumine, de sels et de plusieurs autres substances. De toutes ses propriétés physiques, la plus
importante c'est sa viscosité. Vous vous feriez
difficilement une idée de l'immense influence
qu'elle exerce dans la production des phénomènes
physiologiques ou pathologiques dont le corps des
animaux est le théâtre. Malheureusement , nous
sommes réduits sur ce point à des données conjecturales ; c'est à peine si, dans l'état actuel
de nos connaissances , nous pouvons quelquefois
reconnaître que ce liquide est plus ou moins visqueux. Le physicien mesure avec le baromètre
la pesanteur de l'atmosphère, avec l'hygromètre
son dégré d'humidité. Par quel déplorable privilége la médecine seule est-elle condamnée à rester
dans le vague et à ne jamais établir ses assertions
avec une précision rigoureuse , ou tout au moins
approximative? Espérons qu'un jour nous aurons
les moyens d'apprécier les modifications que subit
sans cesse le sang dans ses caractères physiques.
Celui-là aurait bien mérité de la science et de l'humanité qui parviendrait à faire une semblable découverte.

Une autre circonstance fort remarquable sous le
rapport physique, c'est la présence dans le sérum
de la fibrine qui en augmente encore la viscosité.
Cette matière y reste dissoute tant qu'elle est soumise à certaines conditions hydrodynamiques ;
mais, y est-elle soustraite elle se solidifie aussitôt.
Nous ne rencontrons dans les machines usitées dans
les arts aucune disposition analogue. Vous sentez de
quelle importance il est que pendant la vie cette

fibrine ne se coagule pas , car aussitôt grands et
petits vaisseaux se trouveraient oblitérés , et la circulation immédiatement suspendue.

Vous demanderez peut-être à quoi bon ces difficultés mécaniques qui viennent ainsi compliquer
le problème du mouvement de nos liquides, et s'il
n'eût pas été possible de simplifier la machine hydraulique vivante placée au sein de l'organisme ?
Messieurs, le rôle de critique siérait mal ici à notre
debile intelligence. Si le plus souvent les œuvres
de la nature sont trop parfaites pour que nous
puissions nous élever jusqu'à elle, n'essayons pas
à les rabaisser à notre humble niveau. Oui , sans
doute , nos procédés mécaniques pourront vous
sembler moins compliqués ; mais ne vous arrêtez
pas à un premier aperçu. Que la dent d'une roue se
brise , qu'un tuyau se crève , qu'une chaudière
éclate , à l'instant toute la machine s'arrête et elle
ne reprend son œuvre accoutumée qu'à la condition
que l'ouvrier aura réparé l'accident fortuit. Il n'en
est plus de même de ces appareils hydrauliques
dont la nature fait tous les frais. Ici tout est prévu
avec une sagesse admirable , et il n'est pas besoin
de l'intervention d'une main étrangère pour remédier aux altérations qui peuvent y survenir. Le
trouble d'un rouage n'entraîne point le trouble de
tous les autres rouages : de là cette immense supériorité de notre machine organique sous le rapport
de sa structure et de la sécurité de son mécanisme. Supposez qu'un vaisseau soit intéressé
par un corps vulnérant, le sang s'échappe par
la blessure et coule un certain temps : bientôt

il s'arrête, se coagule et se solidifie. Le chirurgien met à profit la tendance de ce liquide à se
solidifier, quand il veut suspendre son passage
dans un tuyau artériel. Comment agit la ligature
sur ce cylindre vivant ? Elle intercepte le cours
du sang. Celui-ci stagne, se concrète, et un caillot
résistant obture la cavité du vaisseau. Telle est la
facilité avec laquelle le sang cesse d'être un liquide
que vous pouvez ouvrir la carotide ou l'artère
crurale d'un chien, sans que l'animal meure d'hémorrhagie. Ne demandez donc plus pourquoi la
fibrine passe si promptement de l'état liquide à
l'état solide : ne voyez-vous pas qu'outre ses autres
usages, cette matière est mise en dépôt pour être
incessamment disponible à réparer les accidents
auxquels est exposée la machine qui sans cesse fait
mouvoir nos liquides ?

Le sang contient une multitude innombrable
de molécules arrondies de dimensions et de formes diverses, roulant les unes sur les autres dans
le sérum au sein duquel elles nagent. Ce sont
les *globules* dont Malpighi a le premier signalé
l'existence. Depuis lors une foule d'auteurs ont
entrepris leur examen, et l'on sait positivement
aujourd'hui que leurs formes et leurs dimensions
varient suivant les classes d'animaux auxquelles
ils appartiennent. Les globules chez l'homme ne
sont pas sphériques, comme on l'a cru long-temps;
ils présentent l'aspect d'une lentille, c'est-à-dire,
que leur grand diamètre se trouve dans deux sens
opposés, et leur petit diamètre dans le sens de leur
aplatissement. Leur histoire a été très avancée de

nos jours; non pas qu'on connaisse leur origine ni
leurs usages, s'ils se détruisent ou durent indéfiniment; seulement le microscope a mis au jour
le mécanisme de leur structure, a permis à l'œil
d'isoler les éléments qui les composent. Les globules sont constitués par un noyau renfermé dans un
sac membraneux. Ce noyau central parait être de
la fibrine, l'enveloppe extérieure est ce qu'on appelle
la matière colorante de sang. Leurs dimensions,
d'après l'analyse de plusieurs chimistes, varient
entre $\frac{1}{75}$, $\frac{1}{120}$ et $\frac{1}{150}$ de millimètre. Il serait possible
avec la *camera lucida* de M. Ch. Chevalier, d'arri-
ver à des données plus rigoureuses. Toujours est-il
que l'extrème ténuité de ces particules permettrait
à plusieurs centaines de tenir dans l'espace d'un millimètre cube. On trouve aussi dans le sang d'autres globules qui ressemblent beaucoup au noyau
des premiers ; ils n'ont pas d'enveloppe, soit que
celle-ci se soit déchirée, soit qu'elle n'apparaisse
que plus tard. Ces globules, beaucoup plus petits
que ceux que nous avons déjà mentionnés, ne seraient donc qu'à l'état rudimentaire. Indépendamment de ces deux espèces de globules, on y aperçoit
aussi ceux du chyle : cette dernière substance, vous
le savez, est transportée à chaque digestion dans le
torrent circulatoire, et il n'est pas surprenant qu'on
l'y rencontre avant qu'elle n'ait subi une élobora-
tion particulière. Enfin, on prétend avoir quelquefois constaté dans le sang des globules du lait, alors
même que la glande mammaire n'offrait point encore de traces de ce liquide. Je dois ajouter que la
présence de ces divers globules n'est point aussi

incontestable que celle des lentilles dont nous vous avons parlé en premier lieu.

Quand on suit avec le microscope la marche des globules sanguins à travers les vaisseaux , ils ressemblent à des outres flottantes dans la sérosité. Ils oscillent au gré des balancements des liquides qui les charrient, et, par la flexibilité de leur texture, ils se moulent et se déforment pour s'accommoder aux couloirs qu'ils doivent traverser. L'intégrité de ces globules paraît une condition essentielle pour que la circulation s'effectue : s'ils venaient à diminuer de volume , ou que leur enveloppe s'altérât, les troubles les plus graves en seraient la conséquence. Dans les maladies telles que le *typhus*, la *fièvre jaune*, le *scorbut*, la *fièvre typhoïde*, etc., n'est-il pas présumable que le sang est changé sous ce rapport, et que c'est par suite d'une modification physique de ses globules qu'il s'extravase en s'imbibant à travers les porosités vasculaires?

Il est des substances qui ont la propriété d'altérer les globules du sang; si, par exemple, voulant les soumettre au foyer de la lentille, vous les étendez d'eau pure, afin de les isoler, leur enveloppe devient irrégulière, semble se dissoudre ; il s'est passé là une action chimique. Aussi, quand vous cherchez à les suspendre dans un liquide pour faciliter leur étude , devez-vous faire usage d'un mélange qui laisse intact leur tissu. Telle est l'eau sucrée, l'eau salée, telles sont en général les solutions alkalines.

La température du sang mérite également une

attention toute spéciale sous le point de vue physique. Sa moyenne est de quarante degrés thermomètre centigrade ou trente - un Réaumur. Elle est sujette à quelques variations : rarement elle s'élève ; il arrive plus souvent qu'elle s'abaisse. De même que la chaleur influe sur l'écoulement des liquides dans les tuyaux inertes, de même elle modifie la marche du sang dans les tuyaux vivants. M. Poiseuille a remarqué dans ses expériences qu'un abaissement dans la température entraîne le ralentissement de la circulation. Vous ne trouverez donc pas étonnant qu'un organe exposé comme le poumon à toutes les variations thermométriques de l'atmosphère soit si fréquemment le siège d'altérations qui dépendent de la manière dont le sang traverse son parenchyme.

Telles sont les principales propriétés physiques du sang. Maintenant passons à l'étude des mouvements de ce liquide et envisageons-le , non plus comme un élément vivant , mais bien comme un simple liquide soumis à l'action d'une pompe centrale, et parcourant un long système de tuyaux élastiques. La question se trouve ramenée pour nous à un problème d'hydrodynamique. Je me contenterai d'effleurer les phénomènes les plus apparents ; car je suppose qu'ils vous sont déjà familiers. J'insisterai surtout, et je m'appesantirai sur les questions encore obscures, moins peut-être par leur propre nature que par les interprétations erronées dont les physiologistes se sont plu à les embarrasser.

Deux gros tuyaux , les veines caves , viennent

s'ouvrir dans un réservoir contractile pour y verser le sang qu'ils rapportent de toutes les parties du corps. Ce liquide reste là en dépôt et attend un temps très court l'opportuité d'entrer dans le corps de la pompe. Les colonnes sanguines, animées d'une force d'impulsion assez énergique, se précipitent dans la cavité du réservoir dont les parois cèdent et se laissent distendre. Ce n'est point ici un phénomène actif, une dilatation *aspiratoire* par suite de la production du vide; ce n'est qu'une détente élastique des fibres raccourcies. Si vous substituiez à l'oreillette une poche de gomme élastique, le mécanisme de son jeu serait, sous ce rapport, à peu près semblable Cette pression qu'exerce le sang, d'où lui vient-elle? quel est son point de départ? Nous le verrons bientôt en étudiant les fonctions de la pompe opposée : contentons-nous pour le moment de constater ce fait important.

Certains physiologistes, qui raisonnent plus qu'ils n'expérimentent, ont supposé que ce réservoir se dilatait d'une manière active, et tout fiers de cette découverte, ils ont dit avec l'orgueil de l'amour-propre satisfait : voilà un phénomène *vital*. Je ne puis concevoir l'attrait que cettte expression *vital* a pour certains esprits. Ne semble-t-il pas que chaque fois qu'on range un fait dans le domaine de la vitalité, la science s'enrichit d'une conquête nouvelle? Eh! Messieurs, ne cherchons point à dissimuler à nos yeux notre propre ignorance. Quand nous rencontrons un phénomène réellement *vital*, disons plutôt, et notre langage sera plus franc et plus scientifique, disons plutôt : voilà un fait que j'essaierais en vain d'expliquer, car il n'est pas donné à mon intelligence de le comprendre.

Quand on examine ce qui arrive sur l'animal vivant, on voit ce réservoir tantôt très petit, tantôt très gonflé, offrir de continuelles variations de volume. La propriété dont jouissent ses parois de se resserrer est un phénomène vital. Que se passe-t-il dans cette fibre musculaire qui se contracte ? Je l'ignore. Toutefois, je dois ajouter que dans certaines circonstances cette cavité membraneuse ne présente, au lieu de sa contraction habituelle, qu'un léger retour sur elle-même, qu'une simple ondulation, résultat de l'élasticité de son tissu.

Qu'arrive-t-il à l'instant de sa contraction ? l'absence de soupapes laisse les orifices du réservoir béants, et le sang comprimé dans tous les sens a une égale tendance à s'échapper par toutes les issues. Cependant les deux colonnes sanguines mues par une force d'impulsion assez puissante, s'opposent en partie au reflux du liquide dans les tuyaux qui l'ont apporté; tandis qu'il trouve toute facilité pour entrer dans le corps de la pompe dont les parois cèdent à cet instant. C'est donc dans cette cavité que le sang est reçu.

Le moment où le réservoir se contracte est celui où la pompe cesse de se resserrer. Le relâchement subit des fibres ventriculaires est-il un phénomène vital, ou bien un résultat simplement mécanique? Les opinions sont partagées à cet égard. Prenons garde ici de rien affirmer légèrement, car la question est obscure. Si vous disséquez avec soin les parois de la pompe, vous ne trouvez dans la direction et l'entrelacement de leurs fibres, rien qui puisse, anatomiquement parlant, vous faire admettre que cette dilatation est active. Aucun faisceau musculaire ne semble disposé pour un semblable usage. Aussi, jusqu'à nouvel ordre, je persiste à ne voir dans la dilatation de la pompe qu'une conséquence physique de la nature même de son tissu.

On a comparé le cœur à une pompe foulante et aspirante. Voyons jusqu'à quel point ce rapprochement est juste.

Dans une pompe *aspirante*, chaque fois que le piston s'élève, il attire dans la cavité du cylindre une certaine quantité du liquide au milieu duquel le tuyau est plongé : c'est tout simplement le mécanisme des seringues qui nous servent dans nos injections. Voulez-vous rendre cette pompe en même temps *foulante*? il vous suffit d'adapter un second tuyau à son corps, et deux soupapes disposées de manière que quand le piston s'abaissera, l'une s'opposera au reflux du liquide, l'autre se redressera et laissera le liquide s'échapper librement par le tuyau d'ajustage. Si donc la pompe qui fait marcher le sang est contractile en se resserrant et en se dilatant, c'est une pompe aspirante et foulante.

Les expériences que j'ai maintes fois répétées ne me permettent point d'admettre que tel soit le jeu de la pompe pulmonaire, et les physiologistes qui ont cru pouvoir l'expliquer autrement me semblent avoir été plus loin que ce qu'apprennent les faits. Le ventricule n'est d'abord pour moi qu'une pompe foulante: voici d'ailleurs comment je crois pouvoir m'expliquer son mécanisme.

Les parois du corps de la pompe chaque fois qu'elles se contractent compriment avec violence le sang qui tend à s'enfuir de tous côtés. Mais au moment où ce liquide est lancé vers le réservoir, il entraine la valvule tricuspide relâchée : cette soupape se redresse, devient perpendiculaire à l'axe de la pompe, et, soutenue par ses cordages tendineux, résiste à l'effort qui la presse. Il ne reste plus au sang qu'une issue. Pressé par les parois de la pompe, appuyé contre la soupape devenue horizontale, il soulève les trois valvules sigmoïdes et s'élance dans l'artère pulmonaire. Cette contraction est un phénomène essentiellement vital, son résultat est celui de la pompe foulante.

Cependant un nouveau flot de liquide s'apprête à passer du réservoir dans la cavité ventriculaire : celle-ci s'agrandit par la détente spontanée de ses parois. Nous vous avons déjà déclaré que nous nous refusions à admettre que cette dilatation fût un phénomène *actif*. N'est-ce pas bien plutôt une simple conséquence du retour des fibres contractées à leur dimensions de repos? De plus, il y a là quelque chose qui me paraît se rattacher à une propriété physique. Examinez le cœur d'un animal vivant. Cet organe en se contractant se comprime lui-même de manière à mettre en jeu l'élasticité de son propre tissu. Pressées fortement les unes contre les autres, ses fibres se resserrent, se dépriment, puis, par leur réaction élastique, elles se repoussent mutuellement avec énergie pour agrandir la cavité dont elles constituent les parois. Je ne puis mieux comparer cette dilatation passive du corps de la pompe qu'à l'action de ces seringues en caoutchouc dont on a récemment fait usage pour pousser des injections dans l'urètre. Quelle est la manière de s'en servir ? on les comprime avec la main, afin d'en chasser le liquide qu'elles contiennent; mais aussitôt que la pression cesse, leurs parois reviennent sur elles-mêmes en vertu de l'élasticité qui leur est propre. Entre cette pompe en caoutchouc et notre pompe vivante il y a quelque chose d'analogue, et quelque étrange que puisse vous paraître ce rapprochement, il me semble exprimer une idée vraie. Je résume ainsi mon opinion : le ventricule droit représente une pompe *foulante* par la contractilité de son tissu, *aspirante* par son élasticité. Ajoutez à cela que le liquide qui vient du réservoir est lancé avec une certaine force contre les parois de la cavité qui les reçoit : cette cause toute mécanique concoure puissamment à la dilation du corps de la pompe.

Quant à l'espèce de collision qu'éprouve le sang par suite des contractions énergiques des parois qui le pressent, nous en avons déjà dit quelques mots en parlant des cellules et des cordages tendineux. Cette disposition anatomique paraît avoir pour but principal de mélanger plus intimement les divers éléments de ce liquide. Remarquez que c'est surtout pour cette pompe qu'il était besoin d'un appareil de trituration, puisque c'est elle qui reçoit le sang chargé de rapporter vers le poumon tous les matériaux étrangers qui ont pénétré dans l'économie. Il s'opère donc là un travail préparatoire, et les parois ventriculaires agissent pour broyer ces substances comme le mortier d'une officine.

Nous allons voir maintenant le liquide passer à travers des tuyaux : ceci rentre encore dans une question de mécanique. De même que vous ne pourriez faire une règle de trois si vous ignoriez l'arithmétique, de même vous ne pourriez analyser la marche du sang sans avoir acquis quelques notions des lois de l'hydraulique.

L'artère pulmonaire, simple d'abord, se partage ensuite en deux branches : celles-ci à leur tour se divisent et se subdivisent en une multitude de rameaux dont la ténuité est en raison directe de leur nombre, et dont la réunion est un élément du parenchyme pulmonaire. Ici s'offre un premier problème. Quand un tuyau se sépare en deux autres, la surface des cylindres que représentent les tuyaux secondaires, est-elle plus grande ou plus petite que celle du tuyau central ? En d'autres termes, si vous représentez par quatre la grandeur du conduit principal, et par deux celle de chacune ses divisions, croyez-vous que les sections réunies de celles-ci égalent la capacité du premier conduit ? Cela semble au premier coup d'œil, il n'en est cependant rien. Les deux surfaces secondaires ne forment que la moitié de la surface du canal primitif, et cela d'après ce principe de géométrie que *les surfaces des cercles sont proportionnelles aux carrés de leurs circonférences*. Pour que l'égalité eût lieu, il faudrait que la somme des circonférences des deux tuyaux secondaires excédât la circonférence du premier tuyau.

Il résulte de là que quand les divisions d'un vaisseau n'ont pas une capacité incomparablement supérieure à celle du tronc qui les fournit, les liquides passent d'un canal plus large dans un canal plus étroit. Je crois que c'est justement ce qui arrive pour l'artère pulmonaire. Je me propose de prendre des mesures rigoureuses à cet égard et de voir quels sont les rapports exacts entre ce tuyau et ses deux divisions. Ce n'est pas là un vain objet de curiosité, car vous savez que la vitesse d'un liquide est relative à la largeur du canal qu'il parcourt, et que plus ce canal s'élargit, plus la vitesse se ralentit. Aussi, quand le sang arrive aux divisions capillaires, comme la somme de ces petits conduits est de beaucoup supérieure à celle du conduit principal, la marche de ce fluide est évidemment plus lente.

On a quelquefois comparé le passage du sang dans les vaisseaux au courant d'une rivière. De même, a-t-on dit, que l'eau coule plus rapidement dans les endroits où le lit est étroit, plus lentement dans ceux où il est large, de même la circulation présente dans les corps vivants de semblables modifications. Mais, Messieurs, il ne faut pas trop légèrement accueillir de pareils rapprochements. Quelle analogie y a-t-il entre un liquide pressé dans des tuyaux élastiques, et un liquide parcourant librement le lit d'une rivière? Les conditions physiques ne sont plus les mêmes.

Je vais encore vous dire quelquels mots sur plusieurs autres phénomènes de la plus haute importance. Je serai court, car je me propose de les discuter plus au long quand nous traiterons de la pompe générale.

Le sang lancé à chaque contraction ventriculaire ne trouve pas les tuyaux vides, mais au contraire, remplis et distendus. Chaque nouvelle ondée de liquide doit nécessairement mettre en jeu l'élasticité de leurs parois : celles-ci se dilatent. Ce phénomène est un résultat indispensable de leur propre texture, et son explication mécanique me paraît si simple, si naturelle, que je ne vois point l'utilité de faire intervenir une puissance vitale. Qu'un physiologiste affirme que cette dilatation est *active*, libre à lui d'avoir telle opinion, mais aussi, tant qu'il ne l'appuiera pas sur des preuves, libre à moi de ne pas la partager.

Le raisonnement et l'observation sont d'accord pour démontrer que ces canaux élastiques, constamment distendus, se dilatent chaque fois que la pompe se contracte. Insufflez de l'air dans une vessie, elle se gonfle : injectez de l'eau dans un tube de caoutchouc, ses parois cèdent et s'écartent. Pourquoi donc un tuyau vivant placé dans les mêmes conditions se comporterait-il autrement ? Et d'ailleurs, M. Poiseuille a inventé un instrument dont le but est de faire passer une artère dans un réservoir rempli d'eau auquel est adapté un tube gradué : la colonne de liquide monte chaque fois que le cœur se contracte. Dernièrement, un de mes confrères à l'Institut a lu un mémoire pour prouver que les parois artérielles se dilatent.

Sur ce travail en lui-même je n'ai rien à dire, mais quant à son utilité et à son opportunité, je me per mettrai de faire remarquer que nier la dilatation des artères, ce serait nier l'élasticité de leur tissu, ce serait nier l'évidence.

Partout où une artère présente une courbure, il y a redressement du vaisseau à chaque contraction du cœur. Comment en serait-il autrement ? L'impulsion communiquée à la colonne de liquide, ne tend-t-elle pas toujours à se propager en ligne droite ? Vous concevez aussi pourquoi ces courbures ralentissent le cours du sang ; car la force employée à les redresser est dépensée au détriment de celle qui met ce fluide en mouvement.

Les artères s'alongent-elles ? Oui, puisque la pression exercée par un liquide sur les parois d'un tuyau s'exerce dans tous les sens. Se déplacent-elles ? cela est incontestable. Fixez un conduit élastique sur un plan résistant, et injectez un liquide dans sa cavité, ses parois obéissent à un mouvement général d'expansion. De même quand une artère ne peut déprimer le plan sur lequel elle repose, elle se soulève, elle bondit, ou, si vous le voulez, elle éprouve un mouvement de *locomotion*.

Par quel étrange aveuglement, par quelle bizarre préoccupation d'esprit a-t-on pu prétendre que *la vie est en opposition constante avec les lois physiques ?* Un homme que la science cite avec orgueil, mais que l'intérêt de la vérité nous a donné souvent pour adversaire, Bichat, semble avoir pris pour base de ses doctrines physiologiques cette absurde maxime. Messieurs, déplorons ses erreurs, mais

gardons-nous de mettre de l'aigreur à les censurer.
Si par fois le génie a le glorieux privilége de domi-
ner son siècle, il ne peut devancer certains progrès
qui sont toujours la conquête du temps; il doit payer
son tribut aux préjugés dont ses premier pas ont été
entourés. Les sciences qui traitent des choses les plus
positives ont subi le joug de cette sorte de nécessité:
comment la physiologie, où l'imagination a toujours
eu un si large empire, eût-elle fait exception? Consultez l'histoire? vous verrez les erreurs les plus fla-
grantes accueillies par d'unanimes et éclatants suffrages; l'homme le plus en avant de son époque a été
plus d'une fois forcé d'y souscrire et de les propager. Je n'en veux qu'un exemple : Galilée expliquait
l'ascension des liquides dans le corps d'une pompe
par cet axiôme de l'antiquité : *la nature a horreur du vide.* Un jour des fontainiers voulant faire
monter l'eau au-delà de trente-deux pieds, furent
tout surpris de voir la colonne de liquide s'arrêter
à ce dernier niveau. Ils consultèrent Galilée. Celui-ci crut donner la solution du problème en ré-
pondant que *sans doute la nature n'avait horreur
du vide que jusqu'à trente-deux pieds.* Aujour-
d'hui que, grâce à Toricelli son disciple, la pesanteur de l'air est connue, nous savons que c'est
ce fluide qui fait équilibre à une colonne d'eau
de trente-deux pieds ou à une colonne de mercure
de vingt-huit pouces. Direz-vous maintenant que
Galilée était un esprit superficiel qui se contentait
de futiles hypothèses? Non, Messieurs, ce fut un
des plus puissants génies dont s'honore l'intelligence humaine; c'est le créateur de l'art d'inter-

roger la nature à l'aide des instrumens et des expériences , c'est l'auteur d'admirables découvertes.
Vous ne pourriez sans injustice lui reprocher d'a-
voir ignoré ce qu'il aurait très probablement
découvert lui-même , s'il eût vécu libre quelques
années de plus. Eh bien ! il en est de même de la
physiologie. Trop long-temps les sciences physiques
ont été bannies de son domaine ; trop long-temps
privés de son flambeau , les médecins se sont égarés dans les sentiers ténébreux de la vitalité. Essayer de les proscrire de nouveau , renoncer à la
lumière qu'elles peuvent jeter sur les phénomènes
physiologiques serait une entreprise aussi folle que
si l'on voulait proscrire de la physique ou de l'astronomie les lois de la pesanteur universelle.

HUITIÈME LEÇON.

8 février 1837.

MESSIEURS,

Nous sommes arrivés à une question qui, sans être aussi simple, n'est pas néanmoins beaucoup plus compliquée que celle que nous venons de passer en revue dans nos précédentes réunions. Vous vous rappelez que le sang, chassé du corps de la pompe par la contraction de ses parois, pénètre dans l'artère pulmonaire et ses divisions, pour se distribuer aux poumons. Bientôt ce liquide est reçu dans le réseau capillaire, cet admirable entrelacement de canaux déliés qui servent d'intermédiaire à deux systèmes de tuyaux volumineux. C'est là que s'offre à étudier une série de phénomènes qui ont beaucoup exercé l'imagination des physiologistes. Comment circule le sang dans ces infiniment petits vaisseaux ? Est-ce par l'action vitale de leurs parois qu'il est mis en mouvement ? Ou bien au contraire chemine-t-il encore sous la dépendance de la pompe pulmonaire ? Ces questions, bien qu'elles nous ramènent à l'enfance de l'art, doivent être de nouveau débattues aujourd'hui , car leur solution soulève chaque jour, je suis honteux de le dire , de nombreuses controverses.

Il est assez naturel de supposer que la pompe pulmonaire , après avoir poussé le sang dans le tuyau principal, continue à le faire marcher dans toutes ses divisions , subdivisions , grandes ou petites , en un mot, dans tout le système de canaux en communication directe avec la pompe, et par conséquent jusques dans les veines pulmonaires. Telle était l'opinion d'Harvey, mais telle n'est point celle de nos physiologistes modernes. Harvey découvre le véritable cours du sang, et aussitôt de bruyantes clameurs retentissent. On proteste au nom d'Hippocrate, au nom de Galien, au nom de l'antiquité toute entière contre ce dangereux innovateur. Ce n'est q'au bout de trente ans d'une polémique des plus violentes que ses idées triomphèrent. Messieurs, ne soyez pas surpris de cette longue lutte. Il s'attaquait à des préjugés qui d'âge en âge avaient régné dans la science, il avait vivement blessé l'amour-propre de ses confrères, l'amour-propre qui, vous le savez, ne pardonne jamais. Comment des corporations hautaines, se croyant infaillibles , et si jalouses de leurs prérogatives , auraient-elles accueilli le téméraire qui se permettait de leur apprendre quelque chose ? comment de vieux praticiens auraient-ils, au déclin de leur carrière, brûlé l'idole de leur vie et courbé leur front blanchi dans l'erreur , sous le joug d'une vérité nouvelle. Cependant on se rendit enfin à l'évidence ; le triomphe d'Harvey parut à jamais assuré. Et toutefois, Messieurs, il était réservé à notre époque de remettre en question ce qui avait été si heureusement dévoilé par le physiologiste anglais. A qui appartient l'honneur, je devrais dire la honte, de cette révolution rétrograde ? John Hunter, par son excellent livre sur le sang, la lymphe et l'inflammation, l'école de Montpellier, y ont puissamment concouru. Mais, il faut le dire, l'homme qui, par son immense talent, a le plus contribué à replonger la théorie de la circulation dans l'obscurité d'où elle avait été si heureusement tirée, est le même qui dans ses *recherches sur la vie et la mort*, dans son *Anatomie générale* a déployé les ressources d'un instinct investigateur, soutenu d'un style ardent et persuasif : vous avez nommé Bichat.

Oui, Messieurs, c'est une idée que repousse l'expérience, que repousse le raisonnement, que celle que vous trouvez consignée dans chaque page de ses écrits, à savoir que *le sang une fois arrivé dans le système capillaire est hors de l'influence du cœur*. C'est là, je le répète, une des erreurs les plus déplorables que l'imagination d'un physiologiste ait jamais enfantées. Aucune n'a frappé d'une stérilité plus complète les travaux des médecins qui désirent sincèrement les progrès de leur science.

Bichat a cru tout expliquer avec les mots de *sensibilité organique*, de *contractilité organique*. Eh bien ! vous verrez que ces propriétés des vaisseaux sanguins ne sont que des suppositions purement gratuites et que, leur existence fût-elle prouvée, elles seraient impuissantes à donner la solution des difficultés que nous devons maintenant discuter.

L'impulsion de la pompe s'arrête juste, nous dit-on, aux tuyaux capillaires. Il y a donc en cet endroit un obstacle au passage du sang? Non, les conduits sont libres. Pourquoi donc la colonne de liquide ne peut-elle pas aller plus loin? C'est que la puissance mécanique qui lui imprime son mouvement n'a précisément que l'énergie nécessaire pour la pousser jusqu'à un point déterminé : arrivé là, son action s'épuise. Ainsi, voilà une machine hydraulique qui a un degré de force tel qu'elle lance dans un système de tuyaux continus une colonne liquide ; mais celle-ci ne parcourt point toute la longueur de ces tuyaux; elle s'arrête en un *lieu toujours le même*. Certes, une semblable machine ferait dédaigneusement sourire nos plus modestes ingénieurs : le physiologiste seul a le privilége de trancher les difficultés plutôt que de les résoudre; pour preuves, il nous donne ses convictions. Vous dirais-je tout ce qu'il y aurait d'absurde à surajouter une nouvelle force au lieu d'accroître simplement celle qui existe déjà, surtout quand cet accroissement est facile. Il s'agit bien de cela vraiment! Nous sommes convaincus que le sang poussé par les contractions de la pompe s'arrête sur les limites des vaisseaux capillaires. Tout est si habilement disposé que jamais il ne reste en-deçà, jamais il ne va au-delà. Voilà le langage que l'on nous tient! Et cependant, Messieurs, comment concilier cette marche si régulière, si parfaitement uniforme de la co-

lonne liquide avec ces alternatives continuelles
dans la puissance motrice? Tantôt les contractions du cœur sont énergiques, tantôt elles sont
faibles et à peine perceptibles. A moins de nier
toute espèce de relations de cause à effet, vous ne
pourrez admettre que dans ces deux circonstances
la pompe développe une force toujours identique,
toujours semblable à elle-même. Que devient alors
cette limite que vous avez si arbitrairement tracée
au sang? Pourquoi ne respecte-t-il plus la barrière
que votre imagination s'était plu à lui imposer?
Mais continuons et suivons Bichat dans le développement de ses idées.

Le cœur vient de pousser le sang jusqu'à l'entrée
du système capillaire. Là expire son action ; c'est
une chose convenue. Comment va se comporter le
liquide en présence du petit vaisseau? Pourra-t-il
pénétrer librement dans sa cavité? Les choses ne
se passent pas aussi simplement, et il lui faut subir
diverses formalités avant de savoir s'il sera refusé
ou admis. D'abord si le sang n'est pas *en rapport
avec la sensibilité organique* du capillaire, celui-ci
se resserre et le fluide ne peut entrer. Si au contraire, il réunit les conditions voulues, le passage est libre et le vaisseau l'admet dans sa cavité. Cependant le liquide a franchi heureusement
ce premier obstacle; il faut maintenant qu'il pour-
suive sa marche. Ici apparaît un phénomène non
moins curieux. La contractilité organique qui at-
tendait pour agir que la sensibilité organique eût
prononcé, entre en action, elle fait marcher har-
diment le sang dont les propriétés viennent d'être

soumises à une minutieuse enquête. Ce liquide passe de là dans les veines pour être reporté à la pompe opposée où nous le suivrons plus tard.

Ce petit roman ne manque point, vous le voyez, d'un certain agrément. Chaque capillaire est une sentinelle dont la vigilance n'est jamais en défaut, et remarquez que son intelligence est de beaucoup supérieure à la nôtre, puisque jamais elle ne reçoit de matériaux nuisibles à l'économie, tandis que nous, sans le savoir, nous introduisons quelquefois dans notre estomac des substances délétères.

Voici que la question se complique : nous n'avons jusqu'ici envisagé les fluides qui abordent au capillaire que comme ayant un volume proportionné à sa capacité; et vous concevez comment un simple resserrement, une simple ondulation de ses parois suffit pour oblitérer la cavité du vaisseau. Mais si le liquide se trouvait en présence d'un capillaire dont l'orifice fût très large proportionnellement à son volume, ne pourrait-il point forcer le passage ? Messieurs, la position de notre petite sentinelle devient critique; peut-être même vous inspire-t-elle déjà quelques alarmes. Rassurez-vous. La nature, ou plutôt Bichat a tout prévu, car voici comment il s'exprime : « Toute disproportion de capacité est étrangère à ce phénomène (la circulation capillaire), un vaisseau en aurait *quatre fois* plus que les molécules d'un fluide qu'il refuse de les admettre si ce fluide est hétérogène à sa sensibilité. »

Mais, direz-vous, le sang est à tout instant modifié dans sa composition. A chaque repas il reçoit de

nouveaux matériaux, le chyle, les boissons, etc.
L'alcool, cette liqueur dont les effets sont si énergiques, passe rapidement dans le torrent circulatoire. Quand on boit un verre d'eau, il est absorbé
et fait bientôt partie du sang. Cependant l'eau pure
a la propriété d'attaquer les globules du sang dont
elle dissout les enveloppes: les acides, les agents vé-
néneux, les virus, les miasmes, pénètrent également
dans l'organisme. Comment concilier ces phénomé-
nes avec le tact si parfait des capillaires? Messieurs,
avec un peu de complaisance la chose est facile :
écoutons Bichat lui-même: « Il est évident que dans
les innombrables variations dont les fluides du système capillaire sont susceptibles, par rapport aux
portions diverses de ce système qu'ils remplissent,
il y a toujours des variations antécédentes dans la
sensibilité des parois vasculaires. » Ainsi, c'est avec
l'agrément du capillaire que ces substances péné-
trent.

Vous pourriez à la rigueur demander à quoi sert
alors son intelligence, puisqu'il laisse passer ainsi
les poisons les plus délétères ? Mais, Messieurs,
n'oublions pas que c'est un roman que nous analysons, et que si vous le dépouillez du prestige de
ses illusions, au lieu d'une histoire piquante vous
n'aurez plus qu'une œuvre absurde. Oui, une
œuvre absurde. Mais qu'importe, c'est à leur absurdité que tant d'hypothèses ont dû la vogue dont
elles ont joui, c'est leur absurdité qui leur a mérité de si nombreux suffrages. Tel est l'esprit de
l'homme, sans cesse il a besoin de sensations nouvelles. Les faits rigoureux, positifs amènent bien-

tôt la satiété, il lui faut, pour faire diversion à ces vérités arides, des productions mensongères, mais riantes. Un auteur plait parce qu'il est *original*, n'est-ce pas bien souvent parce qu'il est absurde? Il y a dans une idée absurde quelque chose d'attrayant qui sourit, qui s'adapte à l'imagination du vulgaire, et trop souvent même à celle des esprits supérieurs. C'est parce qu'elle est éminemment absurde que l'homœopathie jouit encore aujourd'hui d'une certaine faveur parmi les gens du monde. On dit gravement à un malade : telle substance à la dose d'une à deux onces est sans action, qui produit de merveilleux effets quand on en prend un millionième ou un trillionième de grain ! Le malade essaie, il ne s'en trouve pas mal, et cela pour de bonnes raisons, d'où il conclut qu'il s'en trouve bien. Je connais une dame qui est enceinte de deux mois. Elle prend régulièrement chaque jour du seigle ergoté à dose homœopatique, et elle a l'intime conviction qu'elle acouchera sans douleur. N'est-ce pas là le triomphe d'une idée absurde? Cependant l'homœopathie ne compte parmi ses adeptes que des esprits fort ordinaires : que serait-ce si elle eût eu son Bichat ?

Ainsi, Messieurs, laissons de côté ces prétendues explications qui n'expliquent rien : abandonnons l'ingénieux, et cherchons franchement la vérité.

Injectez dans les veines d'un animal vivant une substance quelconque, toujours elle passe à travers les capillaires du poumon, pourvu qu'elle puisse, *physiquement* parlant, pénétrer dans des tuyaux aussi déliés. Ses propriétés, fussent-elles

des plus délétères, elle traverse librement ces conduits, malgré la sensibilité organique des parois
vasculaires. Ce n'est point une simple assertion
que j'oppose à une assertion ; c'est un fait. A
l'aide du microscope , vous voyez le sang marcher dans les capillaires artériels, puis le vaisseau
se recourber et la colonne de liquide revenir par
le capillaire veineux en sens opposé. Ainsi, je le
répète , toute liqueur traverse les capillaires pulmonaires , tant qu'il n'y a point de disproportion
entre le volume des molécules fluides et la capacité
du conduit. Témoin ces nombreuses expériences
que nous avons variées de mille manières. Introduisez maintenant dans le sang les substances les
plus innocentes de leur nature, si leur viscosité ou
tout autre cause physique ne leur permet point de
s'engager dans ces infiniment petits vaisseaux, la
circulation s'arrête et la mort arrive. Je ne vois
rien de vital dans un semblable phénomène. Quand
je veux faire monter dans l'intérieur d'une seringue une liqueur, j'y plonge le bec de l'instrument
et je l'aspire en soulevant le piston : mais si cette
liqueur est trop visqueuse, si elle tient en suspension des particules trop volumineuses pour pouvoir
passer par l'orifice étroit , rien ne pénètre et le
tuyau s'engorge. Eh bien ! l'explication de l'arrêt
du cours du sang chez l'animal vivant est aussi
simple, aussi naturelle. Pourquoi faut-il que des
hommes d'un immense talent aient tant fait pour
embrouiller une question aussi claire, tandis qu'il
est une foule d'autres phénomènes dans l'organisme
qui sont encore enveloppés du plus profond mys-

tère, et qui, à plus juste titre, auraient dû exciter leur zèle !

Doué d'une imagination infatigable, Bichat a imprimé à la plupart de ses travaux le cachet particulier de son génie. Le merveilleux lui souriait, et dans chaque particule de notre être, il aimait à voir une petite intelligence travaillant à l'admirable ensemble de nos fonctions organiques. Nous avons vu comment il expliquait la circulation capillaire. La même idée se trouve reproduite à propos de l'absorption ; seulement au lieu de sentinelles, ce sont des *pores-portiers*. Ceux-ci peuvent rivaliser de tact et de vigilance avec les premiers, et Bichat, en racontant leur histoire, a pu d'autant mieux se livrer à ses rêveries favorites qu'il n'avait pas à craindre un démenti de la part du scalpel. En effet, il a créé de toute pièce un système entier de vaisseaux qu'il appelle *exhalants*, et il s'arrête complaisamment à la description de leurs orifices, et bientôt vous vous trouvez initiés aux mystères de leurs délicates fonctions. Ce sont de vrais *pylores* chargés de recevoir ou d'expulser les substances qui cherchent à pénétrer dans l'économie ou à en sortir ; portiers intelligents, ils leur ouvrent ou leur ferment l'entrée, suivant que leurs propriétés sont utiles ou nuisibles.

Vous rencontrez à chaque page dans les ouvrages de Bichat de ces jolies épisodes, dignes de nos plus aimables romanciers. Il y a tant de charme dans le style, tant d'aperçus sérieux à côté de ces petits contes, qu'on s'expose à passer pour un barbare quand on veut leur substituer le langage sévère des

sciences physiques. Cependant, Messieurs, la médecine n'est point un art où l'on puisse impunément
se jouer de la vérité: toute erreur entraine à sa suite
des conséquences graves. Il s'agit de la vie de nos
semblables ! Aussi l'homme consciencieux ne se
laisse point fasciner par l'éclat d'un grand nom :
tout en rendant justice à son mérite, il relève ses
assertions hasardées; il les combat, il doit les combattre, car l'intérêt de la science le réclame, et
surtout l'humanité l'exige.

Quand bien même le capillaire aurait la faculté
d'agir, ainsi que Bichat l'imaginait, quels seraient, je vous le demande, les résultats de son
action sur la marche du sang ? Le voilà qui
se dilate, je vous l'accorde. Aussitôt le liquide
afflue dans sa cavité, mais il n'y a pas de raison
pour que ce soit plutôt le liquide des artéres que
celui des veines. Que les parois d'un tuyau s'écartent brusquement dans le milieu de sa longueur,
le vide tend à se produire, et une même aspiration
se fait ressentir à chacun de ses orifices. Le capillaire pourra-t-il davantage chasser le sang vers la
pompe opposée ? Non, assurément. Prenez un tube
en caoutchouc rempli d'eau et comprimez-le à sa
partie moyenne, le liquide s'échappera avec une
égale liberté par ses deux extrémités. Vous voyez
avec quelle légèreté ou a accueilli comme prouvées
des hypothèses qui s'écroulent devant le plus simple examen. Que ces exemples ne soient pas per-
dus pour vous. On voulait proscrire les lois physiques, et on avait de puissants motifs pour cela,
car en même temps que commencerait leur régne,

devrait finir celui des spéculations imaginaires.

Ce n'est donc point par une action vitale des capillaires que le sang se meut dans leur cavité. La même puissance mécanique qui presse ce liquide dans les principaux tuyaux continue de le faire circuler dans cet admirable réseau d'innombrables canaux dont la ténuité l'emporte sur ce que l'imagination même éssaierait de concevoir.

Prenez le poumon d'un animal vivant et faites y une petite piqûre, il en sort une gouttelette de sang avec beaucoup de lenteur. Cette simple expérience vous montre déjà que le tissu aérien de cet organe tient en dépôt des liquides. Voulez-vous examiner la manière dont le sang circule au sein de son parenchyme, armez votre œil du microscope. Vous voyez ce fluide marcher par petites colonnes, d'une manière parfaitement régulière, sans saccade aucune. Il était important que le cours du sang ne fût point momentanément suspendu, car sans cela les organes privés de leurs matériaux habituels auraient souffert, et l'économie toute entière aurait à chaque instant été exposée aux troubles les plus graves. Ce fluide coule au sein de ces tuyaux avec une remarquable lenteur : autre disposition dont vous pressentez déjà toute l'importance. Il se trouve ainsi plus long-temps en rapport avec l'oxygène de l'air inspiré ; par le contact prolongé de ce fluide, il acquiert des propriétés intimement liées et indispensables à l'entretien de la vie.

On s'est demandé et on se demande encore comment une force qui n'agit que par moments alternatifs peut produire un mouvement continu à l'extrémité d'un système de tuyaux hydrauliques. Le liquide déplacé en masse dans l'instant où la pompe se contracte, ne doit-il pas rester immobile dans l'instant de son relâchement? Les choses se passeraient effectivement de cette manière si les parois des vaisseaux étaient inflexibles. Mais vous connaissez leur élasticité ; c'est à cette propriété physique qu'il faut rattacher la solution d'un problème qui a tant embarrassé les physiologistes. A chaque contraction ventriculaire, une ondée de sang est lancée dans les artères; leurs tuniques cèdent, les diamètres des tuyaux augmentent; à l'instant où la pompe se resserre, ces tuniques réagissent sur la colonne de liquide et le sang continue à couler, non plus en vertu du *vis a tergo*, mais par l'effet d'une compression circulaire exercée dans toute la longueur du système artériel.

Ouvrez une artère volumineuse sur un animal vivant, le sang sort par un jet *continu-saccadé*, continu, parce que les parois vasculaires sont élastiques, saccadé, parce que l'action de la pompe envoie brusquement un flot de liquide qui élève le jet. Si l'artère est plus petite, le jet est *continu-uniforme*. Pourquoi n'avons-nous plus ici de saccades ? C'est que, comme la somme des circonférences des petits canaux est de beaucoup supérieure à celle du canal unique, la pression exercée sur les parois vasculaires est moins sensible, et l'effort alternatif de la pompe se propage avec une moindre énergie.

L'école de Bichat, méconnaissant l'élasticité des

parois artérielles, a dû rejeter le phénomène qui en est l'effet : aussi admettait-elle des alternatives de mouvement et de repos dans le passage du sang à travers ces cylindres vivants. De semblables doctrines sont en opposition avec ce que démontre la plus simple expérience. Je ne vois dans cette action des artères qu'un résultat nécessaire et inévitable des propriétés physiques de leur tissu. Ces propriétés physiques, vous ne pouvez les contester, pourquoi donc vous refuseriez-vous à en admettre les conséquences ? L'explication toute mécanique que je crois avoir le premier proposée me paraît si naturelle qu'elle n'a réellement pas besoin de plus amples développements. Toutefois, afin de vous en faciliter l'intelligence, nous emprunterons à l'art un objet de comparaison que lui-même aurait pu emprunter à la nature.

Vous voyez sur ma table cette seringue à jet continu dont on fait quelquefois usage pour administrer des injections. Son mécanisme est fort simple. Au moment où le piston s'abaisse, il chasse le liquide par le tuyau et comprime un réservoir d'air déposé dans l'intérieur de l'instrument : au moment où il s'élève, l'air comprimé réagit sur le liquide dont l'écoulement ne se trouve point suspendu. Tel est, Messieurs, l'artifice du mouvement continu du sang dans nos artères. Seulement la machine est moins compliquée, car les parois des tuyaux remplacent le réservoir d'air, et c'est par leur propre élasticité qu'elles font marcher la colonne de liquide à chaque intervalle de la contraction de la pompe.

Voilà pour le sang dans sa composition normale. Son passage, à travers les capillaires du poumon, est libre tant que ses éléments sont en harmonie avec les propriétés physiques des vaisseaux ; dès que cette harmonie cesse, la circulation est nécessairement troublée. Il n'y a là rien de vital, j'en trouve la preuve dans la nature même des phénomènes. Je puis à mon gré accélérer, modifier, suspendre la marche de ce liquide ; je connais d'avance quelle modification exercera telle ou telle substance par le mélange de ses molécules avec celles de notre sang. En serait-il de même s'il s'agissait de phénomènes purement vitaux ? Ceux-ci, vous vous le rappelez, ont pour caractère essentiel de ne pouvoir être interprétés. Ils échappent à nos analyses, ils échappent à nos raisonnements, ils échappent souvent même à nos recherches expérimentales ; leur domaine est celui du doute et de la conjecture : le nôtre en ce moment doit être celui du réel et du positif.

Vous vous demanderez peut-être comment un homme comme Bichat a pu s'en laisser imposer par ces explications erronées ? comment il n'a pas senti tout le vide des mots de contractilité organique, de sensibilité organique, que vous rencontrez à chaque instant sous sa plume ? Messieurs, laissons parler Bichat lui-même. Je citerai textuellement, car je craindrais d'altérer sa pensée en la traduisant. Voici comment il s'exprime dans son chapitre sur la circulation capillaire : « Toute ex- » plication physiologique ne doit offrir que des aper- » çus, des approximations ; *elle doit être vague,*

» si je puis me servir de ce terme. Tout calcul, tout
» examen des proportions des fluides les uns avec
» les autres, tout langage rigoureux doit en être
» banni, etc. »

Je prends acte de cet aveu qui résume avec tant
de naïveté la pensée de Bichat. Est-il étonnant
que sous l'influence d'une semblable préoccupation d'esprit, il ait hasardé tant d'hypothèses, tant
d'interprétations conjecturales? Toute explication
physiologique doit être vague! Il faut donc déses-
pérer de l'avenir de notre art : nous voilà donc
condamnés à ne jamais sortir de cette humiliante
ornière d'incertitude et d'erreur. Eh quoi! un fait,
par cela seul qu'il est authentique, par cela seul
qu'il est rigoureusement démontré, sera pros-
crit de la physiologie! Non, Messieurs, telles
ne seront pas les destinées de notre science.
Nous protesterons par nos paroles, nous protesterons surtout par nos actes contre ces étranges ma-
ximes, qui auraient pour inévitable résultat de
nous tenir à jamais plongés dans les ténèbres de
l'ignorance.

Mais abandonnons ces discussions que j'aurais
voulu pouvoir me dispenser de soulever. Il est toujours pénible de critiquer, surtout quand on s'a-
dresse à des hommes dont la vie tout entière a été
consacrée à des travaux consciencieux. Cependant
l'erreur, partout où elle se trouve, doit être com-
battue ; plus elle vient de haut, plus elle est dan-
gereuse. J'ai voulu vous prémunir contre ses déplorables effets ; et si, à mon insu, j'ai mis quelque
sévérité dans mon langage, j'espère devoir pa-

raître excusable à vos yeux : le désir de vous être utile a été mon unique ambition.

Nous terminerons cette séance par une expérience sur l'injection d'une certaine quantité d'huile dans les veines d'un animal vivant. Ceux qui m'ont fait l'honneur de suivre mes leçons dans le semestre dernier, se rappellent combien sont prompts et terribles les troubles que détermine l'introduction dans le sang de substances qui modifient sa viscosité. Nous reviendrons encore sur ces faits, car ils se rattachent étroitement à nos études sur la circulation capillaire.

Vous me voyez injecter dans la jugulaire externe d'un chien un demi-gros à peu près d'huile d'olive. L'animal ne semble pas éprouver d'effets immédiats de cette liqueur visqueuse ; seulement sa respiration s'accélère et paraît embarrassée. Nous vous tiendrons au courant, dans notre prochaine réunion, des symptômes qu'il aura présentés. Comme la quantité d'huile injectée est peu considérable, il est possible qu'il n'y ait qu'une obstruction partielle de tuyaux capillaires, et que la mort n'en soit pas la conséquence. Mais il se développera infailliblement une obstruction dans quelque points du parenchyme pulmonaire.

NEUVIÈME LEÇON.

10 février 1837.

Messieurs,

Voici l'animal sur lequel nous avons expérimenté à la fin de la dernière séance. La liqueur injectée n'a obstrué qu'une partie des capillaires du poumon. Ceux qui sont restés perméables au sang ont suffi au passage et à la vivification de ce fluide, ce qui vous explique pourquoi la mort n'en est pas résultée. Toutefois, l'animal nous a offert tous les signes de ces engorgements pulmonaires, appelés *pneumonies*. Il a eu de la dyspnée, de la toux, des menaces de suffocation; la fièvre s'est allumée; l'appétit a été nul. L'oreille appliquée sur le thorax distinguait les râles caractéristiques de ce genre d'affection, et encore aujourd'hui on entend dans les deux côtés de la poitrine une crépitation manifeste. Cependant tout annonce une heureuse terminaison. Si nous eussions injecté une quantité plus considérable d'huile, l'obstruction du réseau capillaire eût été générale et la mort inévitable.

Ces troubles pathologiques que nous développons artificiellement sur l'être vivant, ne sont point un vain objet de curiosité pour un esprit réellement observateur; il en découle des conséquences d'une haute portée. C'est bien souvent par l'étude de l'homme malade qu'on arrive à connaître l'homme à l'état physiologique.

Nous avons déjà parlé de la manière dont le sang traverse le parenchyme pulmonaire. Le microscope permet à l'œil de suivre les diverses phases de cet admirable phénomène : on voit ce fluide parcourir les myriades de petits tuyaux qui servent d'intermédiaires aux artères et aux veines, et qui établissent entre ces deux systèmes de conduits hydrauliques une continuité nulle part interrompue. C'est là un point fondamental dans l'histoire de la circulation, un point sur lequel tout le monde doit être d'accord, car il n'est besoin que du témoignage des sens. On ne suppose pas, on est sûr, et vous savez combien en physiologie les certitudes sont rares ! Mais autant cette question est simple aujourd'hui, autant les esprits ont été divisés sur la manière dont il convient d'expliquer la puissance motrice de ce liquide. L'influence du cœur a, tour à tour, été invoquée ou rejetée. Harvey lui attribuait le passage du sang à travers les petits vaisseaux du poumon, et il se fondait sur ce que l'expérience lui avait appris. Long-temps les physiologistes restèrent fidèles à ses doctrines. Ce ne fut que quand l'imagination eut substitué ses rêveries au témoignage rigoureux de l'observation, qu'au lieu d'opposer les faits aux faits, on opposa les hypothèses aux hypothèses. Chaque école eut sa circulation : le cœur ne fut plus envisagé que comme un organe tout-à-fait secondaire , tandis qu'on ne vit partout que des phénomènes de contractilité moléculaire, de sensibilité, de tonicité, de forces vitales, etc., grands mots dont on se parait pour se dissimuler à soi-même sa propre ignorance. Cependant , vous avez vu avec quelle facilité tout s'explique , alors qu'on se donne la peine d'interroger la nature.

Oui , sans doute , il se passe au sein des vaisseaux capillaires des phénomènes que la physique ne saurait expliquer. Sans cesse de nouveaux matériaux sont déposés et repris dans la profondeur de nos tissus ; c'est cet échange mutuel de molécules vivantes qui constitue l'acte important de la nutrition. Qui pourrait se flatter de soulever le voile dont la nature se plaît à envelopper ces mystérieuses fonctions? Mais à côté de ces phénomènes, que nos connaissances actuelles ne nous permettent pas d'interpréter, il en est d'autres qui sont du domaine de la physique, et dont une analyse sévère nous dévoile le savant mécanisme. Telle est la circulation du sang. Vouloir appliquer à un problème d'hydraulique les lois vitales , ce serait une entreprise, je ne dirai pas téméraire , mais absurde.

Que penser d'une doctrine qui, pour se soutenir, est obligée de récuser le témoignage et du raisonnement et de l'observation microscopique? Les faits pathologiques viennent encore déposer contre elle, et parmi les nombreux exemples que je pourrais citer, je n'en choisirai qu'un seul, qui est à la portée du plus vulgaire praticien. Voyez ce qui arrive dans une partie si bizarrement dite *enflammée* : les petits vaisseaux se dilatent par l'afflux d'une plus grande quantité de sang dans leurs cavités, ils passent de l'état de capillaires à l'état de ramuscules plus volumineux, et les liquides, en les traversant, marchent d'une manière saccadée. De là ces pulsations isochrones à celles du pouls, dont le malade a la conscience, et qui souvent même deviennent appréciables pour le médecin. Qu'y a-t-il de modifié dans la vitalité des parois vasculaires ? Direz-vous avec Bichat que *c'est la sensibilité organique insensible qui devient sensible?* Mieux vaudrait avouer franchement son ignorance que de la déguiser en termes aussi peu scientifiques. Il n'est donné qu'au physiologiste d'établir que la sensibilité peut être insensible, puis redevenir sensible, suivant telles ou telles conditions. Quant à nous, Messieurs, nous chercherons nos explications, non plus dans des suppositions hypothétiques, mais dans un examen sévère des modifications physiques que subissent les liquides et les tuyaux. Tant que le vaisseau est resté capillaire, l'action du cœur, bien que présente, ne se traduisait point par des battements manifestes; aussitôt que le sang traverse ses canaux en colonnes plus volumineuses, la contraction de la pompe devient évidente pour nos sens, dans ces mêmes points où le microscope permettait à peine d'apprécier ses effets. Je ne vois rien de changé dans la nature intime du phénomène. C'est toujours

une puissance mécanique qui fait marcher les liquides; seulement son action est plus forte, et ses
résultats grandis sont en raison directe de son surcroît d'énergie.

Il est une autre cause physique qui vient se surajouter à l'impulsion du cœur, et qui concourt puissamment à faire passer le sang à travers le réseau capillaire du poumon : je veux parler du jeu du thorax. Cette pompe aérienne, chaque fois qu'elle se
dilate, aspire l'air du dehors dans l'intérieur du
poumon, et en même temps le sang contenu dans
le parenchyme de l'organe circule avec plus de liberté. Au moment où elle se contracte, le fluide
élastique, comprimé par le corps de la pompe,
comprime à son tour les infiniment petits vaisseaux qui rampent dans ses parois, et le passage
du sang se trouve en partie intercepté. La preuve
expérimentale de ce fait vous est déjà familière.
Qu'il me suffise de faire un simple appel à vos sou-
venirs : quand vous mettez à nu la veine jugulaire d'un animal vivant, vous la voyez se gonfler
à chaque expiration, s'affaisser à chaque inspiration. A quoi tiennent ces variations alternatives
dans le volume du vaisseau? Aux conditions physiques du réseau capillaire. Dans l'instant où l'air
est chassé du thorax, ce réseau devient peu perméable au sang ; celui-ci stagne, et comme une
nouvelle quantité de liquide est sans cesse charriée de la tête vers la machine centrale, les parois
de la veine se laissent distendre. Aussitôt que la
poitrine se dilate, le passage du sang étant rede-
venu libre, le vaisseau se dégorge et s'affaisse.

C'est là une question d'hydraulique fort simple.
A quoi bon faire intervenir la vitalité et son cor-
tège d'interprétations erronées ?

Je dois aller au devant d'une objection, qui,
déjà sans doute s'est présentée à l'esprit de plusieurs d'entre vous. Comment une substance aussi
innocente que l'huile, peut-elle déterminer les accidents les plus graves ou même la mort, par le
seul fait de sa viscosité? Chaque jour nous en faisons usage dans nos aliments, et même dans certains pays tels que le midi de la France, il est peu
de mets où l'art culinaire ne la fasse entrer comme
principal ingrédient. Pourquoi dans un cas ses
effets sont-ils bienfaisants, dans un autre cas,
meurtriers? La raison, la voici. L'estomac fait su
bir à l'huile une élaboration particulière, il dis-
socie ses éléments, subdivise à l'infini ses molécules ; et ce n'est qu'après avoir été soumise à
cette sorte de travail dépuratoire , que la liqueur
est emportée par le torrent de la circulation. Mais il
n'en est plus de même quand vous l'injectez en substance dans les veines d'un animal. Ces molécules,
trop adhérentes entre elles pour pouvoir pénétrer
dans des canaux infiniment déliés, s'arrêtent dans
leur intérieur, forment une digue que ne peuvent
franchir les colonnes de liquides que pousse sans
cesse la contraction de la pompe , et le cours du
sang se trouve mécaniquement intercepté. Je comparerais volontiers cette obstruction du réseau capillaire à ce qui se passe dans les tuyaux chargés
de distribuer l'eau dans la capitale , alors qu'un
dépôt calcaire vient à oblitérer leur cavité. Dans

l'un et l'autre cas le passage du liquide est et doit être nécessairement suspendu. Ce n'est là, il est vrai, qu'un rapprochement grossier, mais, tout grossier qu'il est, il me semble exprimer une idée exacte.

Si maintenant vous rapportez a l'homme ce que nous venons de vous dire relativement aux troubles qu'entraîne dans l'organisme toute modification de la viscosité du sang, vous sentirez combien il nous importerait, sous le rapport thérapeutique, de pouvoir apprécier rigoureusement les conditions physiques de ce liquide. Malheureusement les moyens nous manquent, et, il faut le dire, on s'occupe peu d'en chercher. On écrit des volumes pour discuter sur les noms qu'il convient d'imposer aux maladies : on consacre à peine quelques lignes à l'étude des causes matérielles qui les déterminent. Aussi, voyez quelle est notre hésitation, notre incertitude en présence d'une foule de phénomènes morbides que nous sommes appelés à combattre. Eh ! Messieurs, je ne fais point ici de la théorie, mes paroles ne sont que l'expression d'une vérité dont il nous faut subir aujourd'hui les douloureuses conséquences, mais que du moins nous aurons le courage de proclamer à haute voix. Vous avez déjà devancé ma pensée. Les nombreuses pièces pathologiques déposées sur ma table, vous indiquent assez que l'épidémie actuelle a pris un caractère grave, et que nos moyens de traitement ne sont que trop souvent impuissants à prévenir une terminaison fatale. Nous étions loin de prévoir, alors que nous expérimentions dans cette enceinte, que bientôt notre champ d'observation se trouverait agrandi, et que l'homme lui – même viendrait nous offrir des lésions identiques à celles que nous développions artificiellement sur l'animal vivant. Il est de notre devoir de nous arrêter quelques instants à l'examen d'une question qui excite de toutes parts un si puissant intérêt. C'est seulement sous le point de vue physique que nous l'envisagerons. Elle vous permettra de juger et d'apprécier les idées que nous avons eu l'honneur de vous exposer précédemment, et qui, si je ne m'abuse, reçoivent dans cette circonstance un nouveau degré de certitude.

Et d'abord la première question qui s'offre à l'esprit est celle-ci : De quelle nature est la maladie appelée *grippe* ? Messieurs, voici ma pensée tout entière ; elle est le résumé d'une mûre méditation. Je crois que les phénomènes morbides par lesquels se traduit l'épidémie actuelle dépendent d'une altération dans la composition du sang. Je le crois : je n'ose pas dire : je l'affirme. Cependant, vous verrez par l'examen des lésions cadavériques qu'il existe une analogie bien grande, peut-être même une similitude parfaite entre les désordres que cette affection entraîne dans la circulation pulmonaire et ceux que nous produisons à notre gré dans nos expériences du laboratoire.

Vous vous rappelez la disposition anatomique des capillaires artériels et veineux du poumon. Ces petits canaux continus aux dernières divisions des gros tuyaux établissent une communication constante, tant que persiste l'état physiologique, entre les deux pompes qui représentent le cœur; mais aussitôt qu'ils s'engorgent, les liquides ne peuvent continuer à les traverser, et des phénomènes morbides éclatent. Telles sont, si je ne me trompe, les conditions physiques du poumon que j'ai sous les yeux et qui appartenait à une femme morte de la grippe. Leur tissu spongieux, aérien, est devenu dense, compact. Une injection d'eau poussée par l'artère pulmonaire ne revient point par les veines du même nom, et vous n'éprouvez point en comprimant le parenchyme de l'organe, la sensation particulière connue sous le nom de crépitation.

Cette impossibilité absolue dans le passage des liquides à travers le réseau capillaire est une circonstance importante à noter. Dans les pneumonies simples, l'obstruction des vaisseaux pulmonaires n'est jamais tellement complète qu'une injection aqueuse ne puisse passer en partie vers la pompe opposée : il existe sur les bords ou vers quelque autre partie de l'organe des portions encore perméables aux liquides. Ici au contraire, toute communication est interceptée. Comment pendant la vie le cœur par ses contractions eût-il surmonté un obstacle que je ne puis vaincre sur le cadavre, alors que je modifie à mon gré la puissance d'impulsion?

L'obstruction des tuyaux sanguins n'a pas seulement pour conséquence l'arrêt de la circulation au sein du poumon : elle entraîne d'autres désordres graves dont vous n'avez maintenant sous les yeux que de trop nombreux exemples. Examinez une de ces pièces pathologiques, provenant toutes de personnes victimes de l'épidémie qui sévit actuellement. Le sang arrêté dans ses conduits s'est imbibé à travers leurs parois et s'est extravasé dans le tissu pulmonaire. Tant que ce liquide est à l'état normal il circule librement dans ses canaux membraneux, les porosités vasculaires ne livrent passage qu'à une partie de sa sérosité qui s'échappe au dehors sous forme de vapeurs : c'est l'exhalation pulmonaire. Mais une fois que les conditions physiques sont modifiées, les phénomènes d'imbibition se modifient également, et le sang, soit en substance, soit seulement dans quelques-uns de ses matériaux, traverse les parois de ses vaisseaux et s'épanche dans les cellules pulmonaires. Je vous l'ai déjà dit, ce n'est qu'à la condition que les liquides seront en harmonie avec les tuyaux, que la circulation est possible. A peine l'équilibre est-il rompu, que les rouages de la machine cessent de fonctionner et que les lésions les plus graves apparaissent. Il n'en est pas de même des appareils hydrauliques ordinaires : leurs tuyaux métalliques ne sont point susceptibles de se laisser imbiber par les liquides, tandis que les membranes vivantes n'opposent qu'une barrière faible ou impuissante à leur tendance continuelle à s'extravaser.

Ainsi, tout obstacle mécanique au cours du sang a pour inévitable résultat d'une part d'accumuler une plus grande quantité de liquide dans les vaisseaux, d'une autre part, de rendre leurs porosités plus manifestes par la distension de leurs parois. Je n'hésite point à attribuer à ces deux causes réunies les altérations que nous offrent les poumons des individus qui succombent aujourd'hui à l'épidémie régnante. Les principaux matériaux du sang, les globules, la fibrine, la matière colorante, le sérum se sont infiltrées dans les mailles de l'organe, ont rempli ses vésicules, et, en se coagulant, ont réuni ensemble les divers éléments qui constituent son parenchyme. Ce n'est plus ce réseau de petits tuyaux entrelacés avec tant d'art, ce n'est qu'une masse solide et compacte, rappelant grossièrement la texture du foie. Aussi, les pathologistes toujours si bizarrement inspirés quand il s'agit de désigner par un nom une maladie, ont-ils appelé cet état *hépatisation*. Que ce mot est bien trouvé! N'avez-vous pas fait preuve d'une connaissance bien approfondie sur la nature intime de la lésion quand vous avez déclaré à l'aide d'une étymologie grecque que le poumon ressemble au foie? Voilà pourtant, Messieurs, où en est le langage, j'ai presque dit le savoir du médecin.

Dans les diverses pièces que je viens de placer sous vos yeux, le sang n'était point exhalé en substance : une partie seulement de ses éléments s'est épanchée dans le tissu pulmonaire. Nous allons maintenant examiner une autre altération fort curieuse sous le rapport pathologique dont vous ne pouvez comprendre le mode de production si vous n'avez pas toujours présente à l'esprit la perméabilité de nos membranes aux liquides. Le poumon que j'incise maintenant avec mon scalpel est celui d'une femme morte à l'Hôtel-Dieu, d'une *apoplexie pulmonaire*. Qu'est-ce qu'une apoplexie pulmonaire? Le nom vous indique déjà que c'est

une maladie *qui frappe* le poumon ; mais comme
il n'apprend rien autre chose, vous me permettrez
d'entrer dans quelques explications sur ce phénomène essentiellement physique. Dans l'hépatisation, quelques-uns des matériaux du sang étaient
exhalés dans les aréoles de l'appareil aérien , dans
l'apoplexie, le sang en substance traverse les parois
de ses vaisseaux , se réunit en foyers et constitue
ces épanchements dont vous voyez ici un si bel
exemple. Remarquez que le poumon de cette femme
n'est point aussi généralement engorgé que ceux
que nous avons vus précédemment. Au lieu d'être
infiltré d'une manière uniforme , le sang se trouve
disséminé çà et là par petites masses séparées l'une
de l'autre par un tissu à peu près sain, ou n'offrant
que ce premier degré d'altération appelé *engouement*. L'engouement pulmonaire est caractérisé par
un dépôt plus ou moins abondant de la partie
aqueuse du sang dans le parenchyme du poumon ;
quand je comprime entre mes doigts les parties
engouées, j'en fais ruisseler une sérosité sanguinolente, et des traces de crépitation m'indiquent que
l'organe pouvait encore servir à la respiration. Ainsi,
ces diverses dénominations admises dans le langage
médical n'indiquent que des nuances d'un même
phénomène , le passage du sang ou de quelques-
unes de ses parties constituantes à travers les parois des capillaires du poumon. Quant à l'apoplexie
pulmonaire, ce n'est pas toujours par suite d'une
simple transsudation que le sang sort de ses vaisseaux : quelquefois , disent les pathologistes,
ceux-ci se déchirent, et la solution de leurs parois

donne issue au liquide que vous rencontrez accumulé en foyers variables par leur nombre et leur volume. J'ai vu de ces ruptures dans les hémoptysies devenues fatales ; je ne les ai jamais vérifiées dans l'apoplexie du poumon.

Voilà les désordres les plus remarquables que nous ont présentés les individus qui ont succombé à l'épidémie actuelle. Si vous rapprochez ces lésions cadavériques des phénomènes morbides observés pendant la vie, vous ne pourrez vous refuser à admettre au moins comme très probable l'opinion que j'ai émise relativement à la nature de la grippe. Là où il y a communauté de symptômes, n'est-il pas rationnel de supposer qu'il y a communauté d'origine ? En modifiant la composition de leur sang, nous créons sur les animaux vivants toutes ces variétés d'altération pulmonaire que nous observons sur l'homme, aussi sommes-nous amenés forcément à attribuer un semblable point de départ à la maladie qui nous occupe.

Mais, me direz-vous, vous n'êtes donc pas aussi ennemi des hypothèses que vous voulez bien le laisser entendre, puisque vous vous croyez en droit, sur un simple aperçu, d'établir une sorte de théorie de la grippe. Messieurs, le reproche serait mérité si réellement je me dispensais de m'appliquer les conseils que je me permets d'offrir aux autres. Toutefois, je ne pense pas l'avoir encouru. Avant d'arriver à une certitude complète, il faut souvent passer par le doute. Je ne viens point affirmer que le sang est altéré, seulement j'éveille votre attention à ce sujet, je vous

fais part de mes soupçons, je vous expose mes motifs , mes preuves ; et sans vouloir préjuger en
aucune manière ce que l'analyse chimique peut
apprendre un jour, je résume mon opinion en
disant qu'il me semble présumable que la maladie régnante est d'abord une altération du sang,
où la coagulabilité et la viscosité de ce liquide sont
diminuées , et que les lésions des organes en
sont les conséquences physiques , dont nous avons
à peu près le mécanisme et la théorie. Maintenant
faisons des recherches. Une conjecture n'est pas
la solution même provisoire d'une question ; son
seul avantage réel c'est d'engager à la vérifier par
de nouvelles expériences , par de nouvelles observations. Si elle est fausse, elle tombera ; si elle
est vraie , elle sera transformée en certitude , et
alors seulement , elle entrera dans la science pour
y rester.

Remarquez, je vous prie, que nous ne raisonnons
point sur une hypothèse purement gratuite , mais
bien sur un fait rigoureusement démontré. Personne
ne niera aujourd'hui que les modifications que nous
produisons à volonté dans le sang des animaux n'entraînent de graves troubles dans la circulation. Si
vous injectez dans les veines ou les artères une certaine quantité d'eau , vous voyez le liquide transsuder à travers les parois vasculaires, et le phénomène sera d'autant plus manifeste , que vous ex-
périmenterez sur des vaisseaux plus volumineux,
tels que la carotide, la crurale, etc.: ce qui se passe
en grand dans ces gros tuyaux se passe en petit
dans le réseau capillaire. Quelle autre cause que son

défaut de viscosité permet au sang de s'extravaser
dans de semblables circonstances? Nous rencontrons la même chose sur l'homme. Dans les fièvres
typhoïdes, le typhus, le scorbut, etc. Dans ces
affections, où nos liquides sont évidemment modifiés, ne voyez-vous pas des exhalations sanguines dans la profondeur de tous les tissus? Ces ecchymoses, ces pétéchies, qu'est-ce donc, sinon des
effets mécaniques de l'imbibition des matériaux
du sang à travers les parois vasculaires? Pour avoir
un caractère moins sérieux, la grippe ne laisse pas
que d'offrir, dans certaines circonstances, plusieurs
points de ressemblance avec ces maladies. L'engouement, l'hépatisation, l'apoplexie pulmonaire,
ne sont, je vous l'ai déjà dit, que des effets variés
d'un même état morbide. Si le sang n'est modifié que dans sa viscosité, il n'y aura que de simples transsudations de ses éléments. Si l'altération
de ce liquide est plus profonde, les tuyaux capillaires s'obstruent, leurs parois se distendent et se
crèvent par suite de l'impulsion de la pompe, dont
l'énergie s'accroît en raison de la résistance qu'elle
éprouve. Il en est de notre machine hydraulique
comme des machines ordinaires ; seulement la
contractilité de la fibre musculaire remplace ici la
force des autres moteurs. Partout il doit exister une
harmonie parfaite entre la masse de liquide à déplacer et la puissance motrice : celle-ci doit augmenter à mesure que les obstacles se multiplient.

Voici d'ailleurs un témoignage qui me paraît
propre à confirmer mes idées sur la nature de la
maladie qui nous occupe : voyez ce sang tel qu'il

s'offre à nous sur le cadavre des victimes de la grippe : est-il coagulé, forme-t-il des caillots ? Non, il est liquide; il avait donc perdu, par l'influence épidémique, sa plus importante propriété, la coagulabilité ; il en est résulté des phénomènes insolites à l'instant de son passage dans les tuyaux capillaires. Nous savons par l'expérience que le sang ainsi altéré dans ses propriétés physiques, a une plus grande facilité à s'imbiber dans les parois de ses vaisseaux et à s'extravaser. Est-ce beaucoup s'écarter des limites du vraisemblable, que de supposer que telle est chez l'homme grippé au maximum la cause des lésions du parenchyme pulmonaire ?

Nous allons encore essayer d'injecter de l'eau à travers un autre poumon atteint d'une de ces prétendues pneumonies *grippales*. Vous pouvez également constater ici une obstruction complète des conduits sanguins. Le liquide poussé par la seringue ne revient point vers la pompe générale, il s'arrête dans les dernières divisions de l'artère pulmonaire, et l'organe ne présente pas ce mouvement général d'expansion, qui indiquerait la pénétration de la matière injectée au sein de son tissu. Le lobe supérieur paraît seul encore perméable, en effet, il se gonfle, et si j'ouvre la veine qui en sort, elle donne issue à une certaine quantité de liquide. Quant au reste du poumon, il est complètement hépatisé. Appellerez-vous cet état morbide une *inflammation* ? Non seulement vous n'apprenez rien par cette expression métaphorique, mais même vous détournez l'attention de la cause mécanique qui a produit la lésion. Ce n'est pas l'irritation des vaisseaux capillaires, c'est leur obstruction qui a déterminé l'arrêt du sang dans ces tuyaux, sa transsudation à travers leurs parois, et son infiltration dans le parenchyme pulmonaire. Toute substance ainsi déposée dans les cellules du poumon, par cela seul qu'elle apporte obstacle à la circulation, entraine, comme conséquence inévitable, une impossibilité dans le mouvement progressif du liquide, et par suite ces phénomènes d'engorgements partiels ou généraux. C'est ainsi qu'agit la matière tuberculeuse : c'est ainsi qu'agissent ces masses purulentes, qu'on rencontre chez les bêtes à cornes, atteintes de la *pommélière*. Vous voyez ici une de ces masses qui égale au moins le volume d'un gros œuf de dinde : autour d'elle le tissu pulmonaire est ferme, compact, non crépitant; disons, si vous le voulez, qu'il est enflammé, mais rappelez-vous que ce mot n'explique rien, bien qu'on ait prétendu tout expliquer en l'employant.

Essayons maintenant de développer sur l'animal vivant des phénomènes morbides, analogues à ceux que nous observons chez les personnes qui succombent à l'épidémie régnante. Mais, Messieurs, qu'on ne dise pas qu'au laboratoire du collége de France, nous avons la prétention de produire à notre gré des grippes artificielles : dénaturer nos idées, ce ne serait pas les réfuter. Chaque maladie a sa spécialité individuelle, qu'il n'est pas en notre pouvoir de créer dans nos expériences. Ce que nous voulons vous prouver, c'est que les animaux dont le sang est altéré dans sa composition , présentent , dans le tissu pulmonaire , des désordres mécaniques analogues à ceux que nous offrent les individus soumis à l'influence épidémique. Ces faits , une fois bien constatés , nous verrons quelles conséquences nous devrons en déduire.

M. Magendie injecte dans la veine jugulaire d'un chien un demi-gros à peu près de mercure métallique. Le vaisseau très petit permet à peine l'introduction du bec de la seringue. L'animal est pris aussitôt d'une toux très forte , de vomissements , sa respiration devient bruyante et saccadée.

Une injection d'eau distillée tenant en suspension de l'amidon, est poussée dans la veine jugulaire d'un autre chien : la liqueur ne provoque presqu'aucun trouble immédiat vers la circulation pulmonaire.

Sur un troisième chien le professeur injecte du noir d'ivoire broyé et tamisé, suspendu dans de l'eau légèrement gommeuse. Si l'on se servait d'eau pure, la poussière charbonneuse se précipiterait au fond du vase. L'animal paraît assez calme.

A la prochaine leçon ces animaux seront amenés de nouveau dans l'enceinte, afin qu'on puisse constater leur état, et dans l'intervalle des deux séances , on surveillera avec soin les symptômes qu'ils auront présentés et on en prendra note.

DIXIÈME LEÇON.

15 février 1857.

Messieurs,

Nous allons continuer l'examen et la discussion des questions que nous avons soulevées relativement à l'épidémie actuelle. Vous voyez par le nombre de ces pièces pathologiques mises sous vos yeux, que la maladie, loin de diminuer, acquiert un caractère de gravité qu'elle n'avait pas à son apparition. Nos hôpitaux sont encombrés, et, si j'en juge par ma pratique civile, il est peu de familles dans la capitale qui ne comptent un ou plusieurs malades. Cette intensité dans la marche et les symptômes de la grippe m'ont mis à même de l'étudier sur un plus vaste terrein. Les cas nombreux que j'ai recueillis, les nouvelles observations que j'ai faites sur la physionomie des phénomènes morbides et la nature des lésions cadavériques, m'ont confirmé dans l'opinion que la maladie a sa source dans une altération du sang. Et dans les cas funestes ce n'est pas à des complications que les malades succombent, mais à la maladie elle-même parvenue à son maximum d'intensité, ainsi que l'attestent et les symptômes, et les désordres pathologiques.

On vous a dit ailleurs que les malades mouraient non de la grippe, mais d'une pneumonie accidentelle; c'est déjà fort étrange qu'un tel accident soit si commun. Mais, Messieurs, dans une pneumonie franche, la douleur de côté, la fièvre, la dyspnée, l'expectoration de crachats jaunâtres, sanguins, éveillent tout d'abord l'attention du malade et du médecin. Les signes stéthoscopiques donnent au caractère de la lésion un degré de certitude à la portée de tout observateur. Il n'en est plus de même pour ces pneumonies grippales. La douleur locale est à peu près nulle, le pouls devient faible sans augmenter notablement de fréquence, la respiration reste presque libre, l'expectoration n'offre rien de caractéristique, excepté dans quelques circonstances que nous mentionnerons plus tard. L'auscultation ne fournit que des renseignements obscurs ou négatifs : crépitation rare, manquant même le plus souvent, absence du murmure respiratoire dans les points engorgés sans souffle tubaire, peu ou point de retentissement de la voix. La percussion ne donne également que des résultats à peu près insignifiants. A côté de ces symptômes vous en avez d'autres, qui rappellent parfaitement ce qu'on observe dans certaines maladies graves où le sang est évidemment altéré. Presque tous les individus frappés se plaignent dès le début de la grippe, d'un anéantissement général des forces, de brisements dans les membres, de crampes douloureuses; la plupart, surtout parmi les vieillards, ont des vomissements, symptômes que nous voyons constamment survenir chez les animaux, dont nous modifions à notre gré les propriétés physiques du sang.

Quant aux désordres pathologiques, l'examen de quelques pièces que nous avons fait dans notre dernière séance, et l'inspection microscopique de portions de poumons engorgés y démontrent la présence de produits particuliers, épanchés dans le parenchyme de l'organe. Cet épanchement a pour conséquence mécanique d'oblitérer les petits tuyaux qui doivent transporter le sang et d'empêcher l'air d'arriver aux cellules pulmonaires, dont la cavité s'efface et disparaît. J'attribue à la réunion de ces deux causes la plus large part dans la production des phénomènes morbides qui caractérisent la grippe grave. Puisque ces altérations physiques de l'appareil respiratoire constituent principalement le caractère de gravité de cette affection, vous concevez comment telle lésion, légère chez un individu bien constitué, devient mortelle chez celui dont la circulation pulmonaire est habituellement embarrassée, soit par suite d'une conformation vicieuse du thorax, soit par suite d'une maladie antécédente du poumon lui-même. Aussi, tous les praticiens ont-ils remarqué que l'épidémie sévit avec plus d'intensité chez les personnes atteintes de vieux catarrhes, d'emphysème, de tubercules pulmonaires, d'affections organiques du cœur, etc. Les déviations de la colonne vertébrale, toutes les variétés de gibbosités doivent nécessairement aggraver les symptômes de la pneumonie grippale. N'est-ce pas à leur influence mécanique qu'il faut rattacher la marche en quelque sorte foudroyante des accidents qu'a présentés cette pauvre fille contrefaite , morte de la maladie règnante dans nos salles à l'Hôtel – Dieu , et dont le cadavre est sous vos yeux? A peine elle en a eu ressenti les premières atteintes , que ses membres sont devenus froids et bleuâtres, sa face violacée, sa respiration haletante. son pouls, faiblissant graduellement, a fini par s'éteindre , et dans l'espace de peu d'heures elle a succombé au milieu d'un état complet d'asphyxie. Ne trouvez-vous pas, dans la déformation de son thorax , une raison suffisante de l'instantanéité de la mort? Nous aurions pu d'avance annoncer que cette malheureuse périrait nécessairement si l'épidémie venait à l'atteindre ; car ses poumons, trop à l'étroit , dans une cavité très rétrécie, ne pouvaient qu'imparfaitement mettre le sang en contact avec l'oxigène atmosphérique. Ajoutez à cela qu'il existait chez elle une hypertrophie du cœur , fâcheuse complication qui rendait encore plus difficile la circulation pulmonaire. Comment , dans des conditions aussi défavorables , eût-elle pu échapper aux puissants obstacles , qu'une obstruction plus ou moins complète des canaux sanguins et aériens devait apporter au passage du sang? Ouvrons le cadavre de cette jeune fille pour examiner les lésions qu'il présente ; vous les prévoyez aussi bien que moi.

Le poumon gauche, chassé de sa position normale par la courbure anguleuse du rachis , est logé presque en totalité dans la cavité droite de la poitrine; son tissu paraît plus pesant, plus dense que de coutume ; quand je le coupe par tranches, une sérosité sanguinolente ruisselle sous chaque incision. Cependant il pouvait encore servir à la respiration, ainsi que l'attestent et la crépitation qu'il fait entendre sous le doigt qui le comprime, et le volume de l'organe qui n'est pas sensiblement augmenté. L'altération dont il est le siége n'est point un véritable engouement, c'est encore un degré au dessous : il n'y a qu'un liquide séreux infiltré dans les aréoles du parenchyme aérien, et quand j'injecte de l'eau dans l'artère pulmonaire, elle revient en partie par les veines du même nom. L'altération du sang n'était donc pas très profonde : sa viscosité, peut-être seule modifiée, a permis à quelques-uns de ses matériaux de s'imbiber à travers les parois vasculaires et de s'épancher dans les cellules. Si la malade eût été bien conformée, nul doute que ces désordres mécaniques n'eussent été insuffisants pour déterminer aussi subitement la mort. Mais vous voyez combien les mouvements d'inspiration et d'expiration étaient habituellement difficiles avec une semblable déviation des leviers que les puissances musculaires devaient mettre en jeu. Le cœur, ainsi que nous l'avions diagnostiqué, est augmenté de volume; l'orifice pulmonaire paraît rétréci. Les deux poumons renfermés dans une enceinte aussi étroite que la cavité thoracique droite se comprimaient mutuellement et ne pouvaient admettre que la quantité d'air à peine nécessaire pour vivifier le sang. Aussitôt que ce liquide, altéré dans sa composition, n'a plus été en harmonie avec les propriétés physiques de ses vaisseaux, un obstacle nouveau est venu se surajouter aux causes qui gênaient déjà la circulation pulmonaire, et une mort rapide en a été l'inévitable conséquence.

Voici une autre pièce qui nous présente à peu près des altérations identiques. Le poumon moins souple, moins élastique qu'à l'état normal n'est pas cependant hépatisé : il offre un très vaste engouement, résultat tout mécanique de la présence d'une sérosité visqueuse qui s'est extravasée en quantité considérable. N'y a-t-il que cette seule lésion ? non, Messieurs. Le cœur, cet organe dont les moindres souffrances retentissent sur l'appareil respiratoire, fonctionnait mal : les valvules aortiques, devenues rigides par suite du dépôt dans leur épaisseur de sels calcaires, ne remplissaient plus leur jeu de soupapes, et la circulation pulmonaire se ressentait des troubles de la circulation générale. Les altérations réunies des liquides et de la pompe qui les met en mouvement ont amené la terminaison fatale de la maladie. Ici la mort est survenue plus tard que dans le cas précédent, parce que les puissances mécaniques de la respiration n'étaient pas dans les conditions aussi défavorables, mais elle est arrivée plus tôt que chez une personne bien constituée à cause de l'affection organique du cœur.

Nous rencontrons sur cette autre pièce pathologique une altération que nous n'avons point eu l'occasion de mentionner parmi celles que nous avons déjà mises sous vos yeux. Le poumon n'est

plus seulement abreuvé d'une sérosité poisseuse,
il est rempli d'une matière solide, caséeuse, se présentant sous la forme de granulations innombrables,
disséminées par tout l'organe, et faciles à démonter
quand on râcle avec le scalpel les parties incisées.
Cette matière est bien le produit d'une exhalation morbide. La fibrine en dissolution dans le
sérum, transsudant à travers les tuyaux capillaires, s'épanche sous forme liquide dans le tissu
du poumon, et bientôt, par suite de sa tendance
à se solidifier, elle se prend en petites masses qui
se moulent sur les parois des cellules dont elles
oblitèrent la cavité. Ainsi, agglutinés par cette
sorte de ciment organique, les canaux sanguins et
aériens cessent d'être perméables. Et nous n'avons
aucune difficulté à comprendre comment une simple obstruction mécanique du poumon devient
bientôt une cause de mort !

Je ne sais si je m'abuse, Messieurs, mais il me
semble que plus nous avançons dans nos recherches sur la grippe, plus nos conjectures sur la nature de la maladie se trouvent confirmées. Les désordres cadavériques, les phénomènes morbides
observés pendant la vie déposent également en faveur de notre opinion.

J'appelais à l'instant votre attention sur la présence dans le parenchyme pulmonaire d'une matière solide grisâtre, offrant une analogie remarquable avec les hépatisations grises. Il est physiquement impossible qu'on ne retrouve pas dans
la matière expectorée les traces de cette sécrétion
particulière ? En effet, vous savez que les crachats

de la grippe actuelle n'ont pas le caractère de ceux
de la pneumonie simple ; au lieu d'être jaunes et
rouillés, ils sont visqueux et transparents. Je me
suis assuré sur moi-même, durant l'attaque que
j'ai éprouvée, que ce mucus, qui conserve la
forme des dernières ramifications bronchiques où
il s'est formé, devient, quand on essaie de le faire
coaguler, opaque beaucoup plus promptement que
le mucus ordinaire, d'où j'ai conclu qu'il conte-
nait une proportion plus grande d'albumine. Cette
exsudation affecte une autre forme. Hier j'ai eu
dans ma pratique particulière, une femme âgée, malade de la grippe, qui offrait tous les signes caractéristiques d'un engorgement pneumonique. Après
des efforts de toux sollicités sans cesse par un sentiment de suffocation, elle expectorait des crachats
muqueux sur les bords desquels je remarquai des
particules solides tout à fait semblables aux granulations que nous avons notées dans les poumons
que vous venez de voir. Ces petits morceaux anguleux semblaient avoir été détachés d'une masse
générale, comme si l'air, chassé brusquement à
chaque accès de toux, les eût balayés sur son passage et entraînés avec lui hors des bronches. Jamais dans les pneumonies ordinaires, je n'ai observé cette espèce particulière d'expectoration :
on eût dit de la matière fibrineuse concrète réunie
en petits fragments d'une demi-ligne de diamètre.
Ce cas m'a paru intéressant, eu ce qu'il pourra
peut-être jeter un nouveau jour sur la nature de
la maladie qu'il nous importerait tant de connaître,
pour diriger nos moyens thérapeutiques.

Le dépôt de concrétions pseudo-membraneuses dans les canaux aérifères est une complication sérieuse que j'ai rencontrée plusieurs fois, et qui doit faire porter un pronostic grave. Sous le rapport physiologique, ce phénomène mérite d'arrêter notre attention.

Les artères bronchiques vont, comme vous le savez, se distribuer à la muqueuse pulmonaire, mais le sang qui les parcourt reçoit son impulsion de la pompe gauche. Si donc il y a modification du cours du sang dans ces vaisseaux, c'est sous l'influence de la pompe gauche. N'est-ce pas une chose bien curieuse que ces troubles simultanés de deux systèmes de tuyaux indépendants l'un de l'autre? Quelle autre cause qu'une modification dans les liquides qui les parcourt a pu entraîner des désordres identiques? Voici comment je m'explique la présence de ces exsudations dans les divisions de l'arbre aérien. Par suite d'un obstacle mécanique à son libre passage, le sang s'arrête dans les capillaires bronchiques, distend leurs parois et met en jeu leur perméabilité aux liquides; la matière albumino-fibrineuse, transsude à travers les porosités vasculaires, et s'épanche à la surface des ramifications des bronches. Si elle est immédiatement rejetée par l'expectoration, elle n'a pas le temps de se coaguler; si au contraire elle y séjourne quelques instants, elle se solidifie et forme ces concrétions que les pathologistes sont convenus de désigner par l'épithète de *couenneuse*. N'admirez-vous pas la noblesse d'un semblable langage? Si du moins il était juste ? mais malheureusement ces produits morbides ne ressemblent point du tout à la peau du cochon. Quoi qu'il en soit de ces expressions ignobles, vous concevez comment la circulation bronchique, bien qu'elle ne soit qu'accessoire dans le poumon, peut entraîner par ses troubles les conséquences les plus funestes. Une fois les petits tuyaux qui conduisent l'air aux lobules oblitérés, le sang n'est plus vivifié, et alors apparaissent les symptômes propres à l'asphyxie. J'ai eu l'occasion chez plusieurs malades de voir dans la matière expectorée ces tubes ramifiés : moi-même je me rappelle en avoir craché de petites masses presque aussi volumineuses que celles que vous apercevez sur les poumons de cette femme. Si, au lieu de n'occuper que quelques divisions bronchiques, ces obstructions muqueuses eussent envahi toutes mes ramifications aériennes, il est probable, Messieurs, que je n'aurais point aujourd'hui l'honneur de vous exposer mes idées sur la nature des pneumonies grippales.

Les autres altérations que vous voyez sur ces trop nombreuses pièces pathologiques sont à peu près semblables à celles que nous venons de passer en revue. Ce sont toujours des épanchements de différente nature qui ont eu lieu dans l'épaisseur du poumon, et qui, par l'aspect des matériaux qui les constituent, vous permettent d'établir l'âge de la maladie. Ainsi, voilà une lésion qui certainement date de plusieurs jours. Le tissu pulmonaire est infiltré d'une matière gélatiniforme, d'un blanc sale, qui semble s'être imbibée par l'effet d'une

ongue macération : il n'y a plus de sang dans les
vaisseaux, plus d'air dans les cellules ; l'organe entier a perdu sa texture alvéolaire; il n'offre qu'une
masse homogène et grisâtre, qui n'est cependant pas
l'*hépatisation grise*. C'est un objet curieux de recherches que d'examiner les diverses phases par lesquelles passe le poumon avant d'atteindre ce degré
extrême de désorganisation. D'abord les principaux
matériaux du sang épanché dans son parenchyme
lui donnent l'apparence granuleuse que nous vous
avons signalée: coupé par tranches, son tissu paraît
d'un rouge foncé, parsemé çà et là de taches qui rappellent assez les nuances de certains granits. Cependant le contact de l'air, l'humidité et la température élevée de l'appareil respiratoire, altèrent
les liquides sortis de leurs vaisseaux : la matière
colorante se dissout la première, s'imbibe dans les
parties voisines et finit par être résorbée. C'est à
sa disparition qu'est due la couleur blanchâtre de
l'épanchement. Les autres éléments du sang exhalé se ramollissent, se liquifient : une partie re-
passe à travers les parois vasculaires dans le torrent de la circulation, une autre partie , revêtant
les caractères du pus , arrive jusqu'aux bronches
et est rejetée par l'expectoration. Tel est le phénomène de la résorption pneumonique. Dans
l'hépatisation rouge, tous les matériaux du sang
sont infiltrés dans le tissu pulmonaire qu'ils dur-
cissent et solidifient : dans l'hépatisation grise la
matière colorante a disparu, et si la maladie doit se
terminer favorablement, le reste de l'épanchement
ne tarde pas à disparaître également. Ainsi, le pas-

sage de l'un de ces états à l'autre résulte d'une sorte
de macération dans l'intérieur de la poitrine. Sor-
ties à l'état liquide des tuyaux sanguins, la fibrine,
l'albumine se solidifient : bientôt leurs éléments
réagissent chimiquement ; elles reprennent leur
liquidité première et rentrent dans les vaisseaux,
de la même manière qu'elles s'en étaient échap-
pées, c'est-à-dire, par imbibition. Heureux si
la résorption en était toujours possible ! Mais il
est des cas où la science du medecin et les ressources de la nature sont également impuissantes pour
rendre au parenchyme pulmonaire sa perméabilité,
et pour prévenir une terminaison fatale.

Vous apercevez au sommet de ce poumon hépatisé une vaste caverne remplie de matière tuberculeuse liquéfiée. Cette collection purulente, bien
qu'étrangère à la maladie qui nous occupe, exige
que nous en disions quelques mots. Comment se
fait-il qu'une masse liquide reste isolée au milieu de tissus poreux et y séjourne long-temps
sans s'y imbiber, tandis que les épanchements
pneumoniques subissent à chaque instant dans
les cellules pulmonaires des transformations appréciables ? c'est que les conditions physiques ne
sont plus les mêmes. Les parois des excavations
tuberculeuses sont tapissées par une couche opaque, d'une consistance molle et friable, revêtant l'aspect d'une fausse membrane. Cette couche prévient l'imbibition de la matière purulente,
de la même manière que l'épiderme empêche les
substances déposées sur la peau d'arriver au réseau
vasculaire du chorion. Le pus demeure ainsi em-

prisonné jusqu'à ce que trouvant une issue par l'orifice ulcéré d'un tuyau bronchique, il s'échappe au dehors par l'expectoration.

Nous ne pousserons pas plus loin l'examen des désordres que l'obstruction des canaux sanguins entraîne dans la texture du poumon. Ce que je vous ai dit, ou plutôt ce que vous avez pu voir de vos propres yeux, vous a peut-être déjà fait partager mes conjectures sur la nature de l'épidémie actuelle. C'est à vous maintenant à recueillir dans nos hôpitaux les observations propres à jeter sur cette question une nouvelle lumière. Non pas que nous soyons privés ici même des ressources d'un enseignement clinique; nous avons nos malades. Pour être moins haut placés dans l'échelle des êtres vivants, ils n'en sont que plus intéressants pour le médecin , car ils lui permettent d'envisager la question sous le point de vue scientifique. Nous avions essayé dans notre dernière réunion de déterminer mécaniquement des obstructions dans la circulation pulmonaire : nos expériences ont eu un entier succès. Puissions-nous être toujours aussi heureux sur l'homme quand il s'agira, non plus de créer, mais de guérir des pneumonies !

Voici d'abord le chien chez lequel nous avons injecté de l'eau amylacée. L'animal a succombé le lendemain après avoir présenté tous les symptômes d'un engorgement pneumonique. Vous savez que les globules de l'amidon sont beaucoup plus considérables que les globules du sang : aussi ces résultats ne doivent point vous surprendre. Il est

probable que nous allons trouver le poumon en-
goué, et les communications de l'artère et des veines
pulmonaires interrompues. Faisons l'autopsie.

Le poumon est effectivement le siége de graves
altérations. Il ne s'est presque point affaissé sous
la pression atmosphérique, et ce défaut d'élasticité de son tissu le fait paraître plus volumineux
qu'à l'état sain. Sa consistance est modifiée; il est
moins souple et ne contient presque plus d'air,
excepté vers ses bords où ce fluide semble s'être
réfugié. J'essaie en vain d'injecter de l'eau dans
l'artère pulmonaire : elle ne pénètre pas au-delà
des premières divisions du tuyau et ne revient
point vers le réservoir de la pompe opposée. L'a-
nimal a donc succombé à une simple obstruction
du réseau capillaire, ou, si le mot vous sourit davantage, il a eu une *pneumonie*. Ce que nous pouvons faire dans nos expériences de laboratoire,
croyez-vous que la nature soit impuissante à le
produire sur l'homme? N'oubliez donc jamais,
Messieurs, que la médecine est une science essentiellement pratique. Entre l'observation qui répond
oui et l'hypothèse qui répond non, hésiterez-vous à
prononcer ?

Voici l'autre chien qui a reçu dans la veine jugulaire une injection de mercure. Ce métal, malgré sa fluidité, est beaucoup trop visqueux pour
pouvoir circuler dans les infiniment petits canaux
du poumon. Ses globules n'étant point en rapport
avec leur diamètre, s'arrêtent dans leur cavité,
opposent une digue puissante au passage des liquides, et déterminent dans l'appareil pulmonaire ces

troubles mécaniques que la théorie nous faisait pressentir. L'animal a paru très souffrant. A-t-il eu un point de côté? lui seul pourrait nous l'apprendre. Il a été triste, abattu, refusant toute espèce d'aliments, et menacé à chaque instant de suffoquer. L'auscultation et la percussion nous ont fourni tous les signes physiques d'un embarras dans la circulation pulmonaire. Aujourd'hui son état est meilleur : peut-être même le retour à la santé serait-il possible, ce qui, d'ailleurs, a déjà été constaté par M. Gaspard, qui a publié dans un mémoire inséré dans mon journal de physiologie des cas semblables de guérison. Nous allons injecter sur cet animal une nouvelle quantité de mercure, un demi-gros à peu près; mais comme la jugulaire droite nous a déjà servi, nous allons prendre la veine de l'autre côté.

Vous observez ici un phénomène de circulation assez curieux. Dans notre première expérience, le vaisseau sanguin nous avait paru fort petit, et même nous avions éprouvé quelque peine à y faire pénétrer la canule de la seringue. Pourquoi maintenant trouvons-nous une veine très gonflée, très volumineuse? La raison en est simple. La ligature appliquée sur la jugulaire droite a suspendu le passage du sang dans sa cavité, et le liquide, pour revenir au cœur, est obligé de suivre une autre voie. Quelle sera cette voie? il ne peut revenir par les jugulaires internes, puisque ces veines ne sont qu'à l'état de vestige chez le chien : il faut donc que tout le sang de la tête passe par un même tuyau, la jugulaire gauche dont les parois élastiques se laissent distendre par la colonne de liquide.

J'injecte maintenant un demi-gros à peu près de mercure. Vous voyez l'animal s'agiter, mettre en jeu toutes ses puissances inspiratrices pour attirer l'air dans sa poitrine. Il tousse d'une manière convulsive et paraît en proie à la plus vive anxiété. Le nouvel obstacle que notre injection vient d'apporter à la circulation pulmonaire va sans doute déterminer la mort. Nous aurons soin de vous le représenter à la prochaine séance.

Enfin, voici le petit chien dans les veines duquel nous avions injecté de la poudre de charbon porphyrisé. Il a été un peu triste, n'a pas mangé, et de temps en temps a eu des accès de toux. Cependant la circulation pulmonaire a continué de s'exécuter avec assez de liberté ; l'ayant ausculté à plusieurs reprises, je n'ai distingué que quelques bulles de râle crépitant, et la sonoréité thoracique ne m'a point paru sensiblement modifiée. Maintenant qu'il est assez bien rétabli, il va nous servir à une nouvelle expérience. On a beaucoup parlé dans ces derniers temps de la présence du pus dans le sang : une foule de théories ont été lancées sur les altérations que les globules de ce liquide éprouvent par suite de leur mélange avec la matière purulente, mais, il faut le dire, la science possède peu de faits rigoureusement démontrés relativement à cette question. C'est pour l'éclaircir que nous allons essayer une expérience qui consiste à introduire directement dans la circulation , du pus en substance. Je me rappelle avoir injecté avec

M. Dupuytren , dans les veines de divers animaux des fluides ichoreux, provenant de cancers ulcérés, sans avoir obtenu des résultats bien saillants. Le pus dont nous allons nous servir provient d'un phlegmon ouvert ce matin à l'Hôtel-Dieu.

J'en injecte un gros dans la jugulaire de notre petit convalescent de pneumonie. Comme les globules du pus n'ont pas un volume aussi bien déterminé que ceux du sang , je ne pourrais affirmer s'ils traverseront les tuyaux capillaires. L'observation seule nous donnera la solution de cet intéressant problème.

Les nombreuses expériences physiologiques auxquelles nous nous livrons pour éclaircir une question de pathologie ne doivent point vous surprendre , maintenant surtout que vous êtes familiarisés avec l'esprit de notre enseignement. Que penseriez-vous d'un mécanicien qui, sans connaître le jeu d'une machine, voudrait réparer quelqu'un de ses rouages ? vous en ririez. Eh bien ! riez de ces prétendus médecins qui, étrangers aux connaissances physiologiques les plus élémentaires, dissertent sur les fonctions de nos organes et se flattent de guérir leurs lésions.

ONZIÈME LEÇON.

17 Février 1857.

MESSIEURS ,

Rien n'est changé jusqu'ici aux phénomènes pathologiques que présentent les organes chez les individus qui succombent à l'épidémie régnante. Ce sont toujours les mêmes symptômes pendant la vie , ce sont toujours les mêmes lésions sur le cadavre. Les malades accusent de la douleur dans les membres , dans les reins, des lassitudes spontanées, une prostration générale et profonde : quelques - uns ont des crampes , d'autres, du délire, d'autres, des mouvements convulsifs; la plupart éprouvent de l'inappétence, des nausées, ou même des vomissements. Toute l'économie paraît affectée, mais l'est-elle réellement ? Vous connaissez nos opinions à cet égard; ce qui n'était pour nous dans le principe qu'une simple conjecture , reçoit chaque jour de l'observation clinique un nouveau témoignage de certitude. Oui , une altération du sang peut seule déterminer cette série d'accidents qui frappent l'organisme dans son ensemble. Sa

nature nous échappe, mais ses effets sont trop
manifestes, trop caractéristiques pour que nous
puissions encore élever des doutes sur sa réalité.
Modifiez les éléments du sang sur l'animal vivant,
quel sera l'organe le plus gravement affecté? Le
poumon : c'est également le poumon qui, dans
la grippe, présente les principaux désordres. Jetez
les yeux sur ces pièces pathologiques, apportées
ce matin de l'Hôtel-Dieu : le tissu pulmonaire est
engorgé par du sang liquide, noirâtre, poisseux,
qui a transsudé soit en substance, soit dans quelques-uns de ses éléments, à travers les parois des
vaisseaux. Vous retrouvez ces granulations fibrineuses, dont la petite masse s'est exactement mou-
lée sur les cellules. Leur forme reproduit assez
fidèlement celle des cavités qu'elles obturaient. Les
divisions bronchiques sur les poumons de cette
jeune femme qui a succombé très rapidement à la
maladie, sont remplies de concrétions pultacées,
analogues à la fausse membrane du croup. Nous
avons rencontré ces altérations de sécrétion chez
bon nombre de malades, et leur apparition nous a
toujours paru un symptôme de fâcheux augure.
La femme dont je vous avais parlé dans la dernière
leçon, et qui avait expectoré des particules fibrineuses, a succombé, ainsi que je l'avais prévu.
Comment aurions-nous pu prévenir cette terminaison fatale? Il nous eût fallu ramener le sang
altéré à sa composition normale, et malheureusement nos moyens sont nuls ou impuissants.

Le poumon, que je vous montre maintenant,
présente une hépatisation grise des plus complètes:

sa structure aréolaire a disparu, il n'offre plus qu'un tissu compacte, infiltré d'une matière visqueuse et purulente. Déposée par exhalation dans les mailles de l'organe, la fibrine s'altère, se ramollit, se liquéfie, et finit par se transformer en pus. Cette transformation des globules fibrineux en globules purulents est un phénomène fort curieux, sur lequel je fais maintenant des recherches. Je crois être arrivé à produire artificiellement avec de la fibrine, du pus, ou du moins une matière à peu près analogue. Si je parviens à des résultats certains et positifs, je me propose de vous les communiquer.

Depuis notre dernière réunion il a été publié dans les journaux de médecine le résultat d'une discussion qui a eu lieu à l'Académie au sujet de l'épidémie actuelle. Si vous avez lu cette discussion, vous aurez remarqué combien tout ce qui touche aux explications sur la nature même de la maladie est rempli d'incertitude. N'eût-il pas été plus sage, n'eût-il pas été plus scientifique d'avouer l'ignorance absolue où l'on est sur les causes de la grippe? Dire que c'est une *bronchite simple*, c'est exprimer une idée par un mot dont la signification n'est pas rigoureusement déterminée. Une bronchite, c'est ce qu'on appelait autrefois un rhume ordinaire. Or, un rhume ordinaire ne frappe pas toute une population, n'envahit pas toute une caserne, ne s'attaque pas à toute une famille. Quelle différence y a-t-il entre une bronchite simple et une bronchite épidémique ? C'est ce qu'on ne nous a pas dit, et c'est pourtant ce qu'il nous importait de connaître. Admettrez-vous avec d'autres praticiens que c'est une *bronchite spasmodique*? Oh! si nous nous lançons dans les spasmes, je ne vois pas le moyen de pouvoir en sortir, et je crains bien que nous ne soyons amenés à ressusciter ces vieilles doctrines d'il y a deux siècles. Laissons les dormir en paix. Maintenant on dit : la grippe est une *bronchite compliquée*. Très-bien; mais voudriez-vous m'apprendre pourquoi ces complications, pourquoi ces obstructions, ces engorgements pulmonaires, pourquoi ces épanchements de sucs coagulables dans le parenchyme de l'organe. C'est justement dans la nature même de ces complications que gît la difficulté : vous modifiez le langage, mais vous éludez la question, vous exprimez un fait par une épithète nouvelle, mais vous n'osez point nous en donner la valeur. Une pneumonie simple n'est pas une pneumonie grippale : ce sont deux maladies très différentes qui n'ont de commun que leur siége, et dont les symptômes sont entièrement distincts. Dans la première, la douleur du côté, la dyspnée, la toux, l'expectoration sanguinolente, la fièvre, la chaleur brûlante de la peau indiquent une lésion grave : dans la seconde, les accidents mal dessinés à leur apparition, suivent une marche insidieuse, et laissent le malade dans une trompeuse sécurité. Ce ne sont pas des phénomènes morbides en harmonie avec la nature des désordres. Le poumon cesse d'être perméable à l'air et aux liquides, sans que la respiration devienne notablement embarrassée, sans que le danger paraisse imminent. Cepen-

dant encore quelques instants et la maladie comptera une nouvelle victime ! Croyez-vous avoir beaucoup avancé la question en appelant ces états
morbides des bronchites soit simples, soit spasmo-
diques, soit compliquées? Sans doute le tissu pulmonaire présente des désordres qui rappellent
les diverses maladies auxquelles on les compare,
mais il existe de plus un mode particulier d'altération que vous ne rencontrerez que chez les individus morts de l'épidémie actuelle. Aussi, malgré
la discussion académique où des hommes fort honorables ont émis, d'une manière très conscien-
cieuse, de semblables opinions, je persiste à voir
dans ces troubles insolites, un élément principal :
l'altération du sang est toujours à mes yeux le
pivot sur lequel tournent tous les phénomènes de
la maladie.

Les lésions cadavériques suffisent-elles ici
pour nous expliquer la mort? Oui, Messieurs,
et c'est surtout dans ces circonstances que l'a-
natomie pathologique peut nous fournir de précieux renseignements. Quand un organe aussi
important que le poumon cesse de fonctionner,
à l'instant toute l'économie entre en souffrance, et
les phénomènes morbides ne sont qu'une inévitable conséquence des désordres qui ont frappé son
parenchyme. Les vaisseaux pulmonaires une
fois obstrués, la circulation est suspendue, le sang
n'est plus vivifié par l'oxigène, chaque molécule
vivante est privée du liquide qu'elle doit normalement recevoir ; comment la vie serait-elle compatible avec ces perturbations générales ? Il y a

ici rapport évident et palpable entre les phénomènes morbides et les altérations organiques. En est-il de même en général des lésions trouvées sur le cadavre ? Bon nombre de médecins n'hésiteraient pas à répondre à cette question par l'affirmative, mais je crois que ce serait exagérer de beaucoup l'importance de l'anatomie pathologique. Si je conçois comment l'obstruction des tuyaux capillaires des poumons amène nécessairement la mort, je ne puis établir une relation rigoureuse entre les accidents observés pendant la vie, et les altérations de certains organes dont l'importance n'est que secondaire. Quand vous rencontrez sur l'intestin des follicules ulcérés, des plaques tuméfiées, devez-vous en conclure que ce sont ces modifications de la muqueuse qui ont déterminé l'ensemble des symptômes appelés typhoïdes et la mort ? Non, mille fois, non. Il existe une immense différence entre ces altérations organiques et celles qui appartiennent aux pneumonies grippales. Autant les unes sont de nature à expliquer les symptômes, autant les autres sont impuissantes pour rendre compte des troubles observés pendant la vie et donner la raison d'une issue funeste.

Vous connaissez l'importance extrême que l'on a attachée dans ces derniers temps aux lésions cadavériques trouvées sur l'estomac. Il semblait que ce viscère ne pouvait offrir le moindre changement de coloration, de consistance, d'épaisseur, sans qu'aussitôt l'organisme entier fût bouleversé, et les fonctions vitales immédiatement suspendues. Eh bien! malgré les titres ambitieux dont elle s'est parée, cette doctrine dans ses théories et ses applications n'est rien moins que physiologique. Je pourrais enlever l'estomac de ce chien, le remplacer par une vessie de cochon, et l'animal continuera à vivre plusieurs jours. Le cheval qui mange tant d'aliments ne digère presque pas par l'estomac : les substances ingérées passent rapidement dans l'intestin grêle, là s'opère en grande partie la digestion. L'homme lui-même, car c'est lui qu'il nous importe surtout d'étudier, l'homme lui-même se trouve quelquefois dans des conditions analogues à celles de l'animal à qui l'on mettrait un estomac postiche : maintes fois vous trouvez à la suite de cancers les parois stomacales transformées en un tissu privé de circulation, privé de contractilité, semblable en un mot à ces poches en caoutchouc qui nous servent dans nos expériences. Cependant malgré ces dégénérations profondes, la vie a pu subsister des mois, des années! Cessez-donc de faire jouer à l'estomac un rôle aussi contraire à l'observation qu'aux données physiologiques les plus élémentaires. Toute lésion du poumon, du cœur, de l'encéphale, doit entraîner à sa suite des troubles d'autant plus graves que l'organe est plus important : mais quelque intense que vous supposiez une *gastrite*, je ne vois pas comment ces modifications de la membrane muqueuse pourraient causer une mort immédiate. Il faut donc être très réservé quand il s'agit d'expliquer des phénomènes morbides généraux par une altération pathologique locale. Si vous perdez un instant de vue le degré d'importance de l'organe affecté, vous tomberez et vous devrez inévitablement tomber dans les erreurs les plus grossières.

Je suis bien aise, Messieurs, d'avoir pu saisir l'occasion de vous dire quelques mots de la valeur qu'il convient d'attacher aux lésions trouvées sur le cadavre. Tant qu'un aveugle préjugé défendit au médecin d'interroger la dépouille mortelle de l'homme, on fut réduit à n'envisager les maladies que d'après leurs symptômes : maintenant que l'anatomie pathologique a jeté une vive lumière sur les désordres matériels dont les organes deviennent le siége, il règne dans notre science moins d'incertitude. C'est un progrès. Prenez garde toutefois de tomber dans un excès opposé, de ne plus faire de la médecine qu'avec le scalpel. Si vous pouvez quelque fois trouver après la mort la cause évidente des troubles fonctionnels, combien y a-t-il de phénomènes morbides dont le point de départ nous échappe et qui ne laissent pas après eux la moindre trace !

Arrêtons-nous maintenant. L'examen approfondi de ces questions pleines d'intérêt nous entraînerait trop loin et nous écarterait du programme que nous nous sommes tracé. Peut-être même trouverez-vous notre digression un peu longue : rappelez-vous, cependant, que nous ne suivons point un ordre rigoureux, et que, chargé d'une chaire de médecine, nous devons autant que possible rattacher à la pathologie les faits physiologiques. Je reviens à nos études sur l'hydraulique animale.

Le sang chassé de la pompe droite par la contraction de ses parois musculaires s'est répandu dans toutes les ramifications de l'artère pulmonaire, il est arrivé dans cet admirable réseau de petits canaux anostomosés avec les radicules d'origine d'un autre système de tuyaux. C'est là qu'il nous importe surtout d'analyser sa marche, soit qu'il ait sa composition normale, soit que de nouveaux matériaux aient modifié ses propriétés physiques. Nous avons déjà fait plusieurs expériences dont les résultats nous étaient connus d'avance, car il ne s'agissait point de phénomènes vitaux, mais bien d'effets simplement mécaniques. Comparez le poumon de ce chien mort d'une injection d'amidon dans les veines, avec le poumon de cette femme qui a succombé à la grippe : l'un et l'autre sont hépatisés. Ils vous offrent des altérations semblables par leur aspect, semblables aussi par leur cause que vous devez chercher dans une altération du sang. Même obstruction des canaux pulmonaires, même infiltration de pus épanché dans les cellules de l'organe, même coloration, même densité du parenchyme, que sais-je enfin ? Telle est l'identité des lésions que vous direz plutôt en quoi elles se ressemblent, que vous ne direz en quoi elles diffèrent. Un tuyau vivant ou non, par cela seul qu'il est tuyau, ne peut cesser d'être perméable, que quand sa cavité disparaît ou qu'il y a disproportion entre son diamètre et les molécules des liquides qui doivent le traverser. Toute cause qui chez l'homme modifiera le sang dans ses conditions physiques ou chimiques amènera dans la circulation pulmonaire cet ensemble de désordres

appelé *pneumonie*. Demandez à un de nos clini-
ciens ce que c'est qu'une pneumonie, il vous ré-
pondra que c'est une inflammation du poumon.
Comment sait-on que le poumon est enflammé?
parce qu'il offre telles altérations. Pourquoi offre-il
telles altérations? parce qu'il est enflammé. C'est
donc un cercle vicieux dans lequel on tourne sans
s'en apercevoir : pour en sortir, il faut donner à ses
recherches une autre direction, ne plus se contenter de couper par tranches le tissu pulmonaire, de
l'écraser entre les doigts, de le plonger dans un
liquide pour voir s'il surnage ou va au fond. A la
rigueur, le garçon d'amphithéâtre avec un peu
d'habitude deviendra une autorité compétente
pour prononcer sur ces grossières apparen-
ces. Médecins, vous êtes appelés à un plus honorable rôle. C'est en étudiant la cause de ces
extravasations morbides, de ces modifications des
fluides et des conduits qu'ils parcourent que vous
vous éleverez à la dignité de votre art.

Le sang, avons-nous dit, est une liqueur très
visqueuse. Ce n'est pas seulement sous le rapport
physique que cette propriété mérite d'être signalée ; elle excite encore tout notre intérêt par les
conséquences qui en découlent relativement à la
circulation pulmonaire. Il y a pour ce liquide un
degré de viscosité en-deçà et au-delà duquel de
nouveaux phénomènes chimiques viennent à
prendre naissance. Essayez de soustraire par d'a-
bondantes saignées une proportion considérable de
la fibrine et de la matière colorante du sang ; l'animal éprouvera bientôt vers le poumon des troubles

notables ; les parois des vaisseaux qui jusque là avaient empêché le liquide de transsuder dans les parties voisines se laissent imbiber, les vésicules s'engorgent, les ramifications bronchiques s'oblitèrent et la mort arrive. Il n'y a point eu là d'obstructions déterminées par des molécules trop volumineuses. Le défaut de viscosité seul a permis au sang de s'épancher dans le parenchyme du poumon ; ce n'est qu'en lui rendant sa viscosité que vous pourriez espérer de prévenir ces engouements et ces hépatisations mécaniques.

Une des plus grandes difficultés que la nature ait à surmonter pour l'intégrité de nos fonctions hydrauliques, c'est le maintien régulier et uniforme des propriétés physiques du sang. La transpiration pulmonaire et les sécrétions diverses paraissent avoir pour objet principal de ramener sans cesse les matériaux de ce liquide à un équilibre sans lequel la vie ne peut long-temps se prolonger. Injectez de l'eau dans les veines d'un chien, une vapeur aqueuse s'échappe par la gueule de l'animal. Faites une nouvelle injection, cette eau, au lieu de se vaporiser à la surface des bronches, transsude à travers les parois des vaisseaux et est rejetée au-dehors sous forme liquide. Le poumon peut donc être envisagé, indépendamment de ses autres fonctions, comme une sorte d'émonctoire destiné à livrer passage de l'excédant de la sérosité du sang.

Si, au lieu d'introduire de l'eau dans le sang, vous y introduisez un agent quelconque qui exerce une action chimique sur ce liquide ou sur les parois de ses tuyaux, la circulation sera également troublée. Nous avons injecté de l'émétique dans les veines d'un chien et voici ce que nous avons observé : une première fois la substance a traversé les vaisseaux pulmonaires sans déterminer d'effets appréciables, mais bientôt l'animal a été pris de dyspnée, de toux, de suffocation ; les mouvements du cœur sont devenus fréquents et tumultueux ; il est mort. A l'autopsie, les poumons ont été trouvés hépatisés et l'artère pulmonaire n'était perméable que dans ses premières divisions : un liquide poussé dans ce tuyau s'arrêtait au niveau du réseau capillaire. J'omets à dessein de vous parler des autres phénomènes qu'il a offerts, je ne m'attache qu'à ce qui touche au passage du sang dans ses canaux. Ces effets chimiques du tartre stibié sont d'autant plus curieux que vous savez qu'on a beaucoup exalté ses propriétés thérapeutiques, et que bon nombre de médecins lui accordent une grande confiance dans le traitement de certaines maladies. L'auteur du magnifique ouvrage de l'auscultation a consacré plusieurs pages à vanter les avantages qu'il avait rétirés de son administration. C'est surtout dans la pneumonie et le rhumatisme que Laënnec prescrivait l'émétique. Chargé de remplacer cet illustre médecin à l'hôpital Necker, je ne voulus rien changer à la médication qu'il avait adoptée, et je fis usage des mêmes préparations d'antimoine. Mais, je dois le dire, les résultats ne furent pas tels que je l'avais espéré. Bien que j'eusse dans la salle le même interne, le même pharmacien, en un mot, qu'il n'y eût rien de changé dans l'ensemble du service, je ne vis point de modifications bien sensibles dans la marche et la durée de ces affections. Aussi, au bout de quelques semaines je renonçai à l'émétique. Il faut en général, Messieurs, prendre garde de prononcer trop précipitamment sur l'efficacité d'un remède parce qu'il comptera en sa faveur quelques succès apparents. Qui vous dit que la maladie n'eût pas également guéri si vous ne l'eussiez point employé? Le rhumatisme cède aux saignées, cède au tartre stibié, cède à tous les traitements imaginables ; il cède surtout au simple séjour au lit et aux boissons adoucissantes. Jamais, à mon hôpital, je n'ai recours à la lancette, ni à l'émétique, ni aux sangsues pour combattre ce genre d'affection, et je ne crains pas de le dire, j'ai vu guérir autant de rhumatismes que j'en ai traité.

Voilà pour une substance. Si vous voulez modifier encore d'une manière plus rapide les qualités du sang, injectez une certaine quantité d'acide sulfurique dans les veines d'un animal. Les acides ont la propriété de coaguler la fibrine, l'albumine; de plus, ils raccornissent les parois vasculaires ; c'est vous dire déjà quels troubles leur introduction doit apporter aux mouvements des liquides. Je vais faire l'expérience sous vos yeux.

J'injecte un gros d'acide sulfurique étendu d'eau dans la jugulaire de ce chien. Déjà l'animal est mort. Quelques secondes se sont à peine écoulées depuis que la liqueur est passée dans la circulation, et cependant toutes les fonctions se sont simultanément suspendues. Vous n'avez observé que deux ou trois mouvements convulsifs, puis la vie s'est éteinte. Ouvrons la poitrine. Les poumons sont parsemés de taches brunâtres et livides; les cavités droites du cœur sont remplies de caillots, l'artère pulmonaire et ses nombreuses ramifications sont oblitérées par des masses fibrineuses que j'écrase entre les doigts. La pompe gauche est vide, ne contient pas de liquide. N'est-il pas évident que le sang altéré chimiquement par l'action de l'acide, s'est arrêté sous forme solide dans ses canaux et n'a pu revenir vers les veines en traversant le réseau capillaire ?

Cette expérience, intéressante par elle-même, est plus intéressante encore par les applications qu'on peut en faire à la thérapeutique. Quand vous prescrivez la limonade sulfurique, vous introduisez dans l'économie des matériaux qui doivent agir sur les éléments du sang. Il est vrai qu'avant de passer dans le torrent circulatoire, cette liqueur éprouve de la part de l'estomac une élaboration spéciale, et que ses effets ne sont pas dangereux. Mais si l'acide était concentré, si au lieu d'avoir une saveur simplement agréable, il conservait ses propriétés caustiques, alors les phénomènes les plus terribles éclateraient et l'individu succomberait immédiatement. Témoin ces empoisonnements par les acides minéraux dont chaque jour vous observez des exemples dans nos hôpitaux. Chez les malheureux qui succombent ainsi, vous trouvez les parois stomacales raccornies par l'action chimique du fluide délétère ; les vaisseaux ne contiennent plus qu'un sang noirâtre ou jaunâtre, décomposé en particules solides, trop volumineuses pour pouvoir passer à

travers les capillaires du poumon. On appelle cet
état une gastrite, puis on vous dit : saignez. Messieurs, je vous le demande, est-ce là de la médecine ?

Nous allons terminer par quelques expériences
relatives à ce sujet. Je tiens beaucoup à ne jamais
avancer un fait sans l'appuyer sur des preuves ,
car c'est le seul moyen de pouvoir s'entendre dans
les discussions qu'il doit nécessairement soulever.
Une fois d'accord sur le principe, libre à chacun
d'en tirer des conséquences qu'il lui plaira. Je n'ai
pas l'ambition de rallier toutes les opinions à la
mienne, ce que je veux , c'est qu'on ne puisse pas
me reprocher d'avoir basé mes idées sur des suppositions hypothétiques. Tout système en dehors
de l'observation, n'est pour moi qu'un jeu d'esprit
indigne d'une réfutation sérieuse. Je préfère le témoignage aride des faits aux créations les plus
brillantes de l'imagination.

L'animal que vous voyez maintenant sur ma
table est celui chez lequel nous avons fait deux
injections de mercure. Il a une double pneumonie.
Le fluide métallique n'a pu , à cause de sa viscosité, aller au-delà des dernières divisions de l'artère pulmonaire , et des molécules se sont arrêtées
dans le réseau capillaire qu'elles ont obstrué. De là,
un obstacle mécanique de la circulation. Vous
voyez combien ce chien a maigri ; il refuse toute
espèce d'aliments, tousse continuellement et présente de fréquents accès de suffocation. Mon oreille
appliquée sur son thorax distingue à peine le murmure vésiculaire : il est évident que la presque

totalité du tissu pulmonaire est imperméable au sang et à l'air. La respiration est bruyante et plaintive, le pouls petit et fréquent. Je ne doute pas que l'animal ne meure. Cependant il ne serait pas impossible que le mercure éprouvât des transformations chimiques dans le parenchyme du poumon, que, passant à l'état d'oxide, ses molécules diminuassent de volume et fussent éliminées au-dehors, soit par les bronches, soit par toute autre voie d'excrétion après être rentrées dans la circulation générale. Nous vous tiendrons au courant de ce qui surviendra.

Le chien à qui nous avions injecté du pus a d'abord été assez malade ; il refusait de manger. C'est une chose assez curieuse que cette diète volontaire à laquelle ces animaux se condamnent; ils font par instinct ce que nous avons bien de la peine à obtenir d'êtres raisonnables. Vous savez que dans nos hôpitaux rien n'est si commun que les écarts de régime, et que beaucoup de nos malades meurent victimes de leur imprudence. Maintenant, vous le voyez, ce chien parait complètement rétabli.

Je vous ferai les mêmes remarques relativement à l'animal qui a reçu, il y a peu de jours, une injection d'huile dans les veines. Après avoir offert tous les symptômes d'une pneumonie aiguë, il est devenu plus calme, la fièvre l'a quitté : aujourd'hui la résolution de la maladie parait complète. Si nous l'eussions saigné, nous aurions attribué à la lancette ce qui appartient aux seuls efforts de la nature. Nous reviendrons plus tard sur l'emploi des émissions sanguines , sur les modifications qu'elles apportent dans le sang, sur les conséquences fâcheuses que leur abus peut entraîner dans la circulation et les fonctions des principaux appareils. Nous allons répéter sur ce chien l'expérience dont nous vous avons parlé , et qui consiste à injecter de l'émétique dans les veines.

La jugulaire a été mise à nu. La liqueur dont nous allons nous servir contient un gros de tartre stibié pour quatre onces d'eau distillée. J'injecte une petite seringue de cette solution. L'animal ne donne encore aucuns signes qui indiquent l'action de la substance, mais, attendez un peu, et ses effets vont se manifester. Le voilà qui commence à faire des mouvements de déglutition , phénomène qui précède toujours le vomissement et qui même paraît nécessaire pour qu'il s'exécute. Ce n'est pas , ainsi qu'on l'avait avancé , par une contraction des fibres musculaires de l'estomac que les matières sont rejetées au-dehors : loin de se resserrer, l'organe se gonfle, et c'est pour favoriser ce gonflement que l'animal avale une certaine quantité d'air. Cette remarque n'a pas échappé aux marins des paquebots : quand ils voient un passager commencer à éprouver ces mouvements de déglutition involontaire, ils disent qu'il va avoir le *mal de mer*. Une fois donc l'estomac distendu par l'air, les muscles abdominaux, le diaphragme compriment ses parois et expulsent les matières contenues dans ce viscère. Ces données expérimentales nous conduisirent à cette découverte importante pour la thérapeutique que ce n'est point

directement sur la muqueuse gastrite que l'émétique porte son action. Nous substituâmes sur un
chien une vessie de cochon à l'estomac, et une injection stibiée dans les veines provoqua également
des nausées et des vomissements.

Arrêtons-nous là pour aujourd'hui. Quelque désir que j'aie d'avancer, vous voyez qu'à chaque
pas je suis obligé de faire halte, soit pour vous exposer mes preuves, soit pour réfuter des erreurs
accueillies dans la science. Nous pourrions envisager les questions sur une plus vaste échelle, embrasser dans un cadre plus large les doctrines des
principales écoles, et substituer à une sévère analyse de doctes aperçus ; mais, Messieurs, ce n'est
point ainsi que je comprends les devoirs de l'enseignement. Nous sommes appelés à vous instruire,
et non à briller ; assis dans une chaire, le savant
doit s'effacer devant le professeur.

DOUZIÈME LEÇON.

22 février 1837.

Messieurs,

Quelque fins, quelque déliés que vous supposiez les tuyaux dont on se sert dans les machines, vous n'aurez à étudier qu'une question d'hydraulique relativement aux liquides qui les parcourent. Leurs parois métalliques n'étant point susceptibles de se laisser imbiber, tout l'art du mécanicien consiste à savoir proportionner la puissance de la pompe au degré de résistance de la masse à déplacer. Le calibre des tuyaux exerce une influence non douteuse sur la marche des liquides : cette influence a été peu étudiée jusqu'à présent et c'est pour arriver à l'apprécier qu'un de nos collaborateurs, M. Poiseuille, se livre en ce moment à des travaux qui promettent d'intéressants résultats. Mais combien les questions d'hydraulique animale sont plus compliquées ! Indépendamment de l'intervention de la vitalité, vous devez tenir un

compte immense des conditions physiques des liquides, de la ténuité de ses canaux, et surtout de
l'extrême perméabilité des parois vasculaires. Les
capillaires des poumons, sans cesse traversés par
des courants sanguins, sont des cylindres membraneux : toute membrane, par la porosité de son
tissu, est une sorte de crible dont les ouvertures
sont tellement larges comparativement aux molécules des fluides élastiques qu'elles n'apportent
presqu'aucun obstacle à leur passage. Il en résulte que l'air doit pénétrer librement à travers les
tuniques des vaisseaux : il en résulte également
que quelques-uns des éléments du sang doivent
sans cesse transsuder et s'échapper au dehors.
C'est en effet ce qui arrive. Le grand acte de la
respiration, l'exhalation pulmonaire sont uniquement basés sur cette perméabilité des membranes
aux fluides. Toute théorie de la circulation où l'on
aura négligé ces propriétés physiques sera nécessairement défectueuse et en dehors de l'observation. Du moment que, pour expliquer un phénomène, vous méconnaissez ses lois véritables, vous
êtes forcés de leur en substituer d'imaginaires.

Comme ces membranes sont composées de principes immédiats animaux, les divers réactifs chimiques agiront sur elles pendant la vie, de la même
manière qu'après la mort. La théorie l'indique,
l'expérience le prouve. Faites passer directement
dans la circulation, des substances ayant une action sur ces matières animales, vous trouvez les
vaisseaux raccornis, gonflés, épaissis, ramollis, altérés, en un mot, dans leur texture suivant l'es-

pèce de réactif employé. Sont-ce là des effets chimiques, ou bien des conséquences de la vitalité? Ce serait une étude bien curieuse à faire que d'analyser avec soin les propriétés physiques des parois de ces petits vaisseaux, et d'énumérer les circonstances morbides ou physiologiques capables de les modifier. Malheureusement nous sommes obligés de nous borner à quelques faits apparents.

Vous avez vu que des granules d'amidon, injectés dans les veines ne pouvaient traverser les capillaires du poumon. Trop volumineux pour parcourir ces infiniment petits canaux, ils s'arrêtent dans leur cavité, et suspendent la marche du sang. Nous avons examiné au microscope, des portions de poumon ainsi *enflammées*, et chaque globule d'amidon s'est offert à notre œil, bouchant un vaisseau. Je ne trouve rien d'extraordinaire dans un semblable résultat. De même qu'une grosse masse calculeuse développée dans l'intestin s'oppose au passage des fèces, de même un granule de fécule obstruant la lumière d'un tuyau s'oppose au passage des liquides. L'explication est aussi naturelle dans un cas que dans l'autre. Elle vous semble obscure ! Vous la comprendrez, si, oubliant un instant vos savantes hypothèses, vous vous résignez à faire un simple appel aux lumières du bon sens.

Ces expériences, dira-t-on, peuvent être fort curieuses, mais où est leur utilité pratique? On n'injecte jamais dans le sang de l'amidon en substance. Messieurs, il est des circonstances où l'on a essayé sur l'homme lui-même d'introduire directement dans la circulation des liquides, et divers agents médicamenteux. Pour mon compte j'ai répété plusieurs fois de semblables tentatives. La médecine ne consiste pas toujours à faire des prescriptions ou à formuler de banales ordonnances : dans les cas impérieux elle doit être moins timide ; il faut savoir oser. Ce qui ne serait chez l'aveugle empirique qu'une coupable témérité devient chez l'homme instruit et consciencieux la preuve d'une noble ambition et d'une philanthropie éclairée. Ne dites donc jamais qu'une expérience est inutile, par cela seul que vous ne sentez pas son application immédiate à la pratique. Un fait bien constaté est un dépôt précieux que vous retrouverez au besoin : tôt ou tard il vous servira, soit pour éviter de tomber dans quelque erreur, soit pour vous mettre sur la voie de quelque vérité importante dont vous n'auriez pas sans lui soupçonné l'existence.

De toutes les substances alimentaires, la fécule est une de celles dont on fait le plus fréquent usage. Ses propriétés vénéneuses ou nutritives dépendent donc uniquement de la manière dont elle pénètre dans l'économie. Introduite par l'estomac, ses globules ne passent pas dans le sang avec leur forme, leur diamètre ; ils subissent une action chimique qui a pour résultat de dissoudre leur enveloppe, d'attaquer leur mucilage central et de les réduire à des dimensions en rapport avec les porosités intestinales. Toute membrane muqueuse, nous vous l'avons maintes fois répété, est criblée d'une multitude de pores destinés à tamiser les molécules afin de les rendre propres à l'absorption. Quand vous injectez de la fécule dans le sang, ses grains dont le volume égale à peine $\frac{1}{10}$ ou $\frac{1}{20}$ de millimètre, ne peuvent traverser le réseau capillaire; leur présence détermine dans le poumon des troubles graves provenant, non d'une altération des propriétés vitales, mais de l'obstruction des vaisseaux dont ils oblitèrent la cavité. Ce que je dis de la fécule de pomme de terre peut-il s'appliquer également à toute espèce de fécules? Oui, du moment que leurs globules n'ont pas les conditions physiques propres à être admises dans les tuyaux sanguins. Il serait possible que l'amidon extrait du mirabilis jalapa pût être injecté impunément, car ses grains examinés au microscope n'ont que $\frac{1}{500}$ de millimètre. Je regrette de ne point en avoir maintenant dans le laboratoire, car je ferais à l'instant l'expérience : nous la ferons plus tard, et si, comme je le soupçonne, cette fécule passe dans le torrent circulatoire sans occasionner d'accidents notables, nos idées sur ces questions d'hydraulique acquerront un nouveau degré de certitude.

Comme chaque expérience est répétée sous nos yeux, il me semble qu'aucun d'entre vous, Messieurs, ne peut élever des doutes sur l'exactitude et l'authenticité de ses résultats. Un des grands avantages de l'enseignement public est de mettre tout le monde à même de juger d'après le témoignage de ses propres sens : autant que possible il ne faut s'en rapporter qu'à soi pour juger un fait. Quelque confiance que vous inspire et doive vous inspirer la probité scientifique d'un homme,

vous devez n'accueillir qu'avec réserve ses assertions. Pour être consciencieux, on n'est pas infail-
lible. Qui vous dit qu'il ne s'est pas laissé abuser
par des illusions mensongères ? Si donc vous êtes
d'accord avec moi sur les expériences en elles-
mêmes, vous pouvez différer d'opinion sur les conséquences que j'en déduis, sur les applications que
je crois devoir en faire à la pathologie. Que sais-je
enfin ? Ma pensée vous aura semblé exprimée en
termes obscurs, et pour me comprendre, vous
auriez besoin qu'elle vous fût expliquée de nouveau. Aussi je vous engage, dans notre intérêt
commun, à me faire part de vos observations, soit
par lettre, soit en vous adressant à moi directement. Je n'ose me flatter de répondre toujours
d'une manière satisfaisante aux objections que vous
me ferez l'honneur de me communiquer : quand
je ne saurai pas, je l'avouerai avec franchise, et je
doute qu'un autre puisse, dans l'état actuel de la
science, vous en donner la solution basée sur les
faits et non sur l'hypothèse.

Passons maintenant en revue les animaux qui
ont servi à nos expériences.

Le chien à qui nous avons fait deux injections
de mercure est mort hier dans la journée. Les
poumons que vous voyez sur ma table vous indiquent assez à quelle espèce d'affection il a succombé : il a eu une pneumonie. Nous nous sommes expliqués sur la valeur de ce mot qui n'exprime rien, et qui devait être accueilli avec d'autant plus de faveur par le vulgaire des médecins,
que ceux-ci ignorent absolument les altérations

dont le tissu pulmonaire devient le siége en semblable circonstance. Pour nous un poumon *hépatisé* est un poumon *obstrué*. C'est parce que les
liquides ne peuvent plus passer de la pompe droite
à la pompe gauche , qu'ils transsudent à travers
les porosités vasculaires , s'épanchent dans les
mailles de l'organe , s'y coagulent, s'y solidifient,
et transforment son parenchyme celluleux en une
masse compacte. Vous apercevez, à travers la transparence de la plèvre, des points brillants disséminés dans une multitude d'endroits ; ce sont autant de globules mercuriels trop volumineux pour
avoir pénétré dans les tuyaux capillaires. Le métal
injecté s'est divisé en petites masses , qui sont arrivées jusqu'aux dernières divisions de l'artère pulmonaire : elles n'ont pu aller plus loin : malgré
leur extrême ténuité, les vaisseaux , plus ténus encore , se sont refusés à les admettre, et la circulation devenant mécaniquement impossible , l'animal a dû nécessairement succomber. Que la vitalité du poumon ait été modifiée , cela est incontestable ; ce qui ne l'est pas moins , c'est que le
trouble des lois physiques n'ait précédé et déterminé le trouble des lois vitales. L'hépatisation a
envahi la totalité de l'organe. Cependant il est présumable qu'un certain nombre des canaux sanguins est resté perméable aux liquides , puisque
la vie s'est prolongée pendant plusieurs jours.
Nous allons nous en assurer. J'injecte de l'air dans
l'artère pulmonaire ; les parties supérieures du
poumon admettent seules ce fluide , les inférieures sont devenues physiquement incapables de leur

livrer passage. Chez l'homme les phénomènes pathologiques ne sont pas tout-à-fait les mêmes. Par
suite du décubitus horizontal, les liquides obéissant aux lois de la pesanteur s'accumulent à la
face postérieure du poumon, tandis que chez le
chien, c'est la portée inférieure qui est le point le
plus déclive. Maintenant je vais couper par tranches le tissu pulmonaire. Vous remarquez ici les
divers degrés d'altération que nous avons signalés
chez les individus qui succombent à l'épidémie
régnante. Ce sont toujours des épanchements du
sang en substance, ou de quelques-uns de ses
éléments. En raclant avec le dos du scalpel la
surface de chaque section, on retrouve ces granulations, espèces d'empreintes moulées sur les
cellules dont elles obstruaient la cavité. Le mercure lui-même s'offre à vous sous la forme de globules, placé au centre de gouttelettes de pus : ceci
a besoin d'être examiné avec soin.

Le poumon nous offre, dans les endroits où
l'obstruction a été la plus complète, ces infiltrations purulentes, désignées dans le langage anatomique sous le nom d'hépatisation grise, ou plutôt ce n'est point une infiltration véritable, mais
bien la réunion d'une multitude de petits foyers
juxta-posés et indépendants l'un de l'autre. Chaque globule métallique a provoqué autour de lui
une altération de sécrétion, et il se trouve comme
enveloppé dans une sorte d'atmosphère puriforme.
Est-ce du pus véritable, analogue à celui du phlegmon avec ses globules caractéristiques? Il en a l'aspect, j'ignore s'il en a la composition chimique. Je

l'analyserai au microscope au sortir de cette séance.
Par quel mécanisme, des molécules, mercurielles arrêtées dans un point, déterminent-elles ces exhalations morbides? On vous dira : c'est par l'*irritation*,
mais ce qu'on ne vous dira pas, c'est le sens net
et précis de ce mot. Expliquer un phénomène par
un mot inintelligible, je vous le demande, est-ce là
de la science, est-ce là du progrès ?

Le mercure est une substance très fréquemment
employée dans le traitement des maladies ;
aussi, nous importe-t-il de bien connaître ses
effets sur l'organisme. Nous savons déjà qu'injecté dans les veines d'un animal vivant, il agit
à la manière des poisons les plus délétères, tandis que nous pouvons impunément le faire pénétrer dans la circulation en l'administrant sous
forme de friction. Pourquoi un même médicament
jouit-il de propriétés aussi opposées ? Cela tient à
deux circonstances faciles à apprécier. D'abord
pour transformer le mercure en onguent, vous
l'incorporez avec de l'axonge ou tout autre corps
gras ; et afin de rendre son mélange plus intime,
vous le triturez long-temps dans un mortier. Les
molécules de métal s'isolent, se dissocient : au
lieu de se présenter en masse, elles ne doivent pénétrer, pour ainsi dire, qu'une à une dans les canaux sanguins. Je me suis assuré avec le microscope que les globules mercuriels, ainsi subdivisés, égalent à peine le volume des globules du
sang. Ils doivent donc circuler là ou ceux-ci circulent. Une autre raison pour laquelle l'introduction du mercure dans l'économie ne détermine pas

des phénomènes d'obstruction, se trouve comme la précédente, dans certaines conditions physiques. Quand vous faites des frictions avec l'onguent napolitain, les particules métalliques n'arrivent au réseau vasculaire du chorion qu'après avoir traversé l'enveloppe tégumenteuse, cet immense crible que la nature a étendu sur toutes les surfaces d'absorption. Ce n'est qu'à la condition que les globules de mercure sont réduits aux dimensions les plus fines, qu'ils s'imbibent dans les porosités des membranes, et passent dans les courants sanguins. Tout ce qui n'est pas assez ténu reste au dehors. Trève donc pour le moment à ces grands mots d'*irritation*, d'*inflammation*; nous sommes encore ici dans le domaine de la physique. Vos théories peuvent être fort belles, mais elles sont hors de saison.

Voici une autre pièce qui est également digne de votre intérêt, c'est le poumon de l'animal chez lequel nous avions injecté de l'émétique. Remarquez, je vous prie, quels désordres la présence de cette substance dans le sang a introduits dans la circulation pulmonaire. Un de ses premiers effets sur l'économie a été le vomissement; bientôt la dyspnée, la toux, la fièvre, ont indiqué une grave altération de l'appareil respiratoire, et la mort est survenue au milieu des accidents propres à la pneumonie. La coloration du poumon paraît un peu modifiée, elle est grisâtre; on dirait qu'il y a déjà du pus d'infiltré dans son tissu; mais ce n'est qu'une fausse apparence. L'émétique n'a pas agi comme le mercure en déterminant de simples phénomènes d'obstruction, il a attaqué chimiquement le sang et décomposé quelques-uns de ses éléments ; c'est aux modifications que ce liquide a éprouvées dans sa composition, que sont dus en grande partie les symptômes observés pendant la vie, et les altérations cadavériques. Si l'animal eût vécu plus long-temps, que le pus eût eu le temps de se former, au lieu d'une simple hépatisation rouge, nous rencontrerions une infiltration purulente du parenchyme pulmonaire. Le poumon n'est pas le seul organe affecté. Vous apercevez dans toute la longueur du canal intestinal des plaques d'un rouge foncé, des arborisations vasculaires qui indiquent une gêne dans la circulation abdominale. J'essaie vainement de pousser une injection dans une des artères mésentériques : le liquide ne revient point par la veine correspondante. L'obstruction des tuyaux capillaires est encore ici le point de départ des lésions pathologiques. Cette *gastro-entérite*, comme on l'aurait appelée naguère n'est qu'un effet tout mécanique de l'imbibition du sang à travers les parois de ses vaisseaux et de son extravasation dans les tissus ambiants.

Je dois vous parler d'une expérience à laquelle j'ai songé hier pour la première fois. Jusqu'ici nous avons changé les conditions physiques du sang en ajoutant à sa masse de nouvelles substances remarquables, soit par leur viscosité, soit par le volume de leurs molécules : vous vous rappelez les phénomènes morbides qui ont suivi leur passage dans le torrent circulatoire. J'ai voulu essayer une expérience inverse et voir ce qui arriverait chez un animal par suite de la soustraction d'un des éléments du sang. La fibrine, d'après les recherches les plus récentes, a pour principal usage de tenir les globules du sang en suspension dans le sérum et d'empêcher que leur enveloppe ne se dissolve. En enlevant cette fibrine, ne devait-il pas survenir dans la circulation capillaire des troubles mécaniques ? La théorie le faisait soupçonner, mais l'observation seule pouvait en décider. En conséquence, j'ai fait hier dans mon laboratoire l'expérience suivante :

La veine jugulaire d'un chien mise à nu et ouverte, on en a retiré à peu près huit onces de sang qu'on a recueillies dans un vase, puis on a battu le liquide avec une baguette de verre. La fibrine s'est déposée sous forme de filaments jaunâtres. Après avoir filtré le sang à travers un linge fin, on la réinjecté dans la veine avec une seringue. L'animal a paru inquiet, préoccupé d'une sensation inconnue; il s'est couché, a refusé des aliments et a fait quelques efforts pour vomir. Le soir nous retirâmes une égale quantité de sang dont la fibrine fut pareillement enlevée : celle-ci nous sembla moins abondante que dans la saignée précédente, après quoi nous réintroduisîmes le liquide dans la jugulaire. Cette seconde soustraction de fibrine détermina les mêmes accidents que la première, seulement ils furent à un plus haut degré d'intensité. L'animal s'affaiblit graduellement, sa respiration s'embarassa; il mourut dans la soirée. Je ne conclus rien de cette expérience approximative. Nous la répéterons en notant avec soin les quantités de fibrine enlevées, les troubles développés dans chaque appareil, en un mot, les principales modifications que l'économie éprouvera de cette altération des éléments du sang.

Aujourd'hui, le corps de l'animal est dans un état de raideur cadavérique des plus remarquables. La rigidité des articulations rappelle celle du tétanos. Ceci est important à noter, car vous savez que certains physiologistes avaient voulu expliquer la raideur cadavérique par la coagulation de la fibrine dans les vaisseaux. De même, disaient-ils, que cette substance, en se desséchant à la surface d'une plaie, prévient un nouvel écoulement de sang, de même, en se solidifiant après la mort dans les innombrables conduits qui la charrient, elle fait perdre aux tissus leur souplesse habituelle. Vous ne pouvez attribuer à une semblable cause la raideur du cadavre de ce chien, puisqu'une grande partie de sa fibrine a été soustraite. Nouvelle preuve de la légèreté avec laquelle on accueille les hypothèses et des mécomptes auxquels on s'expose quand on néglige la seule voie sûre, la voie expérimentale !

Indépendamment de cette raideur, l'animal est un peu gonflé et présente une odeur de putréfaction des plus fétides. Nous observons cette décomposition précoce dans les maladies qui résultent d'une altération du sang ; aussi les anciens les désignaient-ils par l'épithète de *putrides*.

Maintenant, de quoi ce chien est-il mort ? Je n'en sais rien, car c'est la première fois que je fais une semblable expérience. S'il m'était permis de

hasarder une conjecture, je dirais que le sang dont
la viscosité se trouve diminuée n'a pu continuer
à circuler dans ses canaux, et qu'il s'est extravasé
dans le poumon en s'imbibant à travers les parois
des capillaires. Ce n'est, je vous le répète, qu'une
supposition : l'autopsie va nous apprendre jusqu'à
quel point elle est fondée.

Vous voyez le sang ruisseler sous chaque coup
du scalpel : ce liquide ne s'est pas coagulé, il a
conservé une fluidité singulière. Permettez-moi
à ce sujet une réflexion : En 1814, une épidémie
meurtrière, le typhus des hôpitaux, vint jeter le
deuil et l'effroi au sein de la capitale : malgré tous
les secours des médecins, (plusieurs payèrent de
leur vie leur noble dévouement), le fléau frappa de
nombreuses victimes. On tenta bien des moyens,
la plupart furent impuissants. Il m'arriva plusieurs
fois d'ouvrir la veine, moins comme moyen curatif
que comme recherche expérimentale : dans ces
saignées exploratives, je remarquai que quand la
maladie devait heureusement se terminer, le sang
se coagulait, que, dans le cas contraire, il restait
fluide. Il n'y a point de rapprochement rigoureux
à établir entre ces cas de typhus, et l'état de notre
chien, puisque chez celui-ci nous avons extrait la
partie du sang qui se solidifie. Ce que j'ai voulu
vous faire constater, c'est que certaines altérations
de ce liquide le privent de la faculté de se coaguler. J'ajouterai que les engouements pulmonaires
qui surviennent pendant le cours des fièvres appelées typhoïdes peuvent fort bien dépendre d'une
modification de la viscosité du sang.

Voici la poitrine ouverte. Nous aurions pu être plus positifs dans nos prévisions relativement aux causes de la mort de cet animal, car le poumon offre les lésions que nous avions soupçonnées. Son tissu engorgé, *hépatisé*, n'est plus perméable aux liquides : l'air que j'injecte dans l'artère pulmonaire ne pénètre pas dans les divisions capillaires de ce vaisseau. Pas de crépitation. Les cellules sont gorgées d'un sang noirâtre, poisseux, qui s'échappe en bavant sous chaque incision : l'organe est plus lourd que de coutume ; son parenchyme infiltré de sucs exhalés par les porosités vasculaires, a perdu son élasticité et ne s'affaisse pas sur lui-même. Vous apercevez dans la cavité pleurale droite un épanchement assez considérable d'une sérosité rougeâtre : elle provient également de l'*exhibition* du sang. Le phénomène est le même, les noms seuls sont changés. Direz-vous que pour le poumon, il y a eu pneumonie ; pour la plèvre, pleurésie ? Eh ! Messieurs, à quoi bon substituer ces idées erronées d'inflammation aux faits positifs si faciles à expliquer par les lois physiques ? Le cœur renferme un peu de sang liquide, tenant en suspension de petites concrétions, mais vous n'y rencontrez pas de coagulation véritable.

La cavité abdominale contient une quantité assez notable d'un liquide citrin. Vous apercevez la face interne de l'intestin parsemée d'une multitude de plaques brunâtres, d'une teinte plus ou moins foncée, offrant toutes les nuances de coloration qu'on a attribuées à l'inflammation. Le réseau capillaire sous-muqueux est gorgé d'un sang liquide et noir : les veines se dessinent et font relief dans toute la longueur du tube digestif. Mettez un médecin de l'école dite , à bien triste raison, *physiologique,* en présence de ces désordres, et demandez-lui quel nom donner à cette maladie; il vous dira gastro-entérite. Quelle est la valeur scientifique de ce mot ? Il n'en a pas : chacun peut l'interpréter à sa manière. Quant à nous , nous nous abstiendrons de dénommer cet état morbide, mais nous vous en donnerons l'explication. C'est parce que le sang a été modifié dans ses propriétés physiques, qu'il cesse d'être en harmonie avec les parois de ses vaisseaux : son serum, sa matière colorante, transsudent par imbibition, et s'épanchent dans les mailles des parenchymes. Si nous voulions formuler des lois, à l'exemple de quelques-uns de nos confrères, nous établirions que toute altération de la viscosité du sang, toute modification dans les proportions de ses éléments entraînent inévitablement des phénomènes d'extravasation.

J'insiste beaucoup sur ces questions; car elles me semblent riches en discussions utiles , riches en applications thérapeutiques. La physique animale est une conquête des temps modernes : sa réalité fut d'abord niée, plus tard son utilité contestée ; enfin à une certaine époque, et cette époque est la nôtre, tout esprit sage doit l'envisager comme une des colonnes fondamentales de l'édifice médical.

Nous ne terminerons pas cette séance sans vous dire quelques mots d'une expérience que nous avons faite dans la journée d'hier. Je ne sais si vous vous rappelez ce chien si vif, si criard, si méchant, que nous vous avions montré à la dernière séance : aujourd'hui il est tranquille, abattu; on dirait qu'il a éprouvé une métamorphose complète. Comment avons-nous dompté ses habitudes instinctives? C'est en modifiant la composition de son sang. Une large saignée lui a été faite, et à la place du liquide évacué nous avons injecté dans ses veines une quantité égale d'eau distillée. L'augmentation de la partie aqueuse du sang a eu pour effet d'abattre cette activité, cette surexcitation habituelle de l'animal. Il y a long-temps que nous fîmes cette expérience pour la première fois. Frappé des résultats, nous conçûmes l'espoir d'en faire à l'homme d'utiles applications, et ce fut contre une des maladies les plus terribles qui affligent l'humanité que nos essais se dirigèrent. Avez-vous quelquefois vu un hydrophobe? Avez-vous été témoins de ces accès où l'économie tout entière semble bouleversée? L'opium, l'acide prussique, les substances les plus narcotiques, tout est sans action sur ce trouble effrayant. La rage ! Messieurs, j'essaierais en vain de vous traduire l'énergie de ce mot, il faut avoir été spectateur de ces épouvantables scènes, pour en sentir toute l'horreur. La rage ne ressemble qu'à elle seule, et, tel est l'effroi qu'elle a su inspirer, que son nom sert d'objet de comparaison sans pouvoir lui-même être comparé à rien.

J'avais remarqué que les chiens enragés étaient calmés par une injection d'eau dans les veines : je tentai le même moyen chez des hommes hydrophobes. Je suis parvenu ainsi à modérer les accès de fureur, à rendre tranquilles et paisibles les derniers moments de l'existence de plusieurs hydrophobes, mais jamais je n'ai obtenu une guérison complète. Une seule fois, et ce fut une des jouissances les plus douces de ma vie, une seule fois je me flattais du succès; l'individu vécut huit jours : il finit par succomber. J'ignore si de nouvelles tentatives seront plus heureuses ; dussent-elles aussi rester impuissantes, c'est déjà avoir fait quelque chose pour l'humanité, que d'avoir trouvé le moyen d'apaiser ces perturbations terribles où l'homme conserve toute la lucidité de son intelligence, et voit arriver la mort dans son appareil le plus horrible.

Cette séance, Messieurs, nous l'avons presque exclusivement consacrée à des expériences, car la question qui nous occupe est toute expérimentale. Un problème d'hydraulique ne peut se résoudre comme un problème de vitalité. Réservez pour celui-ci vos théories, vos suppositions, puisqu'il faut que votre imagination s'exerce. Quant à l'autre, laissez-nous nos analyses, laissez-nous le langage sévère des sciences, laissez-nous surtout la satisfaction d'arriver à des résultats positifs que nous devons à l'expérience et à l'observation.

TREIZIÈME LEÇON.

24 février 1837.

Messieurs,

Je reçois à l'instant la lettre que l'un de vous m'a fait l'honneur de m'écrire pour me demander une explication relativement aux causes attribuées par nous à l'épidémie régnante. « Vous sup-
» posez, nous dit-on, une altération du sang,
» et c'est par l'obstruction des tuyaux sanguins
» que vous prétendez rendre compte des troubles
» observés vers la circulation pulmonaire. Cela
» serait vrai, si tous les vaisseaux étaient oblitérés.
» Mais il arrive souvent que l'engouement, l'hé-
» patisation sont bornés à une fraction de pou-
» mon, ou même à quelques lobules ; le reste
» de l'organe est encore perméable aux fluides.
» Comment concilier ces lésions locales avec un
» élément morbide général. Pourquoi telle cellule
» sera-t-elle malade, telle autre, au contraire,
» sera-t-elle respectée? » Messieurs, l'objection
est sérieuse, et je ne vous dissimule pas que sa solution me paraît impossible dans l'état actuel de la

science. De même que j'ignore pourquoi le mercure introduit dans le sang par l'absorption exerce
une action spéciale sur la muqueuse buccale, pourquoi le virus syphilitique, présent partout, affecte
pour le voile du palais, une fâcheuse prédilection, de même, je ne puis comprendre pourquoi
l'obstruction se localise quelquefois (car le plus
souvent elle est générale, ainsi que l'indique la
théorie) dans certains points du parenchyme pulmonaire. Voici toutefois ce qu'on peut conjecturer.

A chaque mouvement inspiratoire, l'air ne pénètre pas également dans tous les lobes du poumon. Ce serait se faire une fausse idée de la manière dont fonctionne cet organe, que de croire
que les diverses parties de son tissu servent en
même temps à la respiration. Le fluide atmosphérique n'est reçu le plus souvent que dans un certain
nombre de lobules : ce n'est que dans les grandes
inspirations qu'il arrive dans leur universalité.
Ne pourrait-on pas trouver dans la différence de
perméabilité du poumon la cause mécanique de
ces obstructions affectant tel point plutôt que tel
autre ? Cette conjecture me paraît vraisemblable,
l'observation seule apprendra si elle est vraie. Quoi
qu'il en soit, je remercie la personne qui a bien
voulu me communiquer cette objection : elle pourrait mettre sur la voie de recherches expérimentales fort curieuses.

J'ai fait, depuis notre dernière réunion, une
nouvelle expérience sur la soustraction de la fibrine du sang. Comme la mort du premier animal
avait été trop rapide pour nous permettre d'étu-

dier l'influence exercée sur l'économie par ces modifications des liquides, j'ai procédé avec plus de méthode et plus de précaution. Deux onces de sang extraites de la veine ont fourni trois grammes de fibrine : celle-ci enlevée, le sang a été réinjecté. Dans le moment l'animal n'a paru rien éprouver, mais bientôt il est devenu triste, s'est couché, a refusé des aliments. Sa respiration fréquente et saccadée indiquait une gêne manifeste dans la circulation pulmonaire. Aujourd'hui il paraît assez bien. La sonoréité thoracique est à peu près normale, l'auscultation ne fait point entendre de râles indiquant des désordres graves. Nous continuerons en enlevant ainsi graduellement la fibrine du sang. Je ne sache pas que cette expérience ait jamais été faite par quelqu'un, du moins dans le même but que nous poursuivons. En Allemagne on a fait de nombreux essais sur la transfusion, dans l'idée de revivifier la masse du sang : mais cela n'est pas ce que nous voulons faire.

Revenons maintenant à l'étude du passage du sang à travers les vaisseaux pulmonaires.

Nous vous avons dit que les deux pompes hydrauliques sont placées dans une troisième pompe aérienne, représentée par la cavité pectorale. Le jeu de cette dernière pompe est important à étudier relativement à son influence sur la circulation. Vous savez que le poumon communique librement avec l'air extérieur : par conséquent, d'après les lois générales de la pesanteur, il est directement soumis à la pression atmosphérique.

Cette pression tend sans cesse à affaisser les parois des petits tuyaux capillaires, qui constituent en grande partie son parenchyme : il faut, pour que le sang les traverse, qu'il surmonte ces obstacles mécaniques, dont on a tenu trop peu de compte dans l'explication du mouvement circulaire de ce liquide. Calculez le nombre, calculez la disposition des cellules pulmonaires, vous serez effrayés de l'immense volume d'air qui pèse sur le poumon. On a estimé, d'une manière approximative, que la face interne de cet organe représente une surface au moins égale à celle de l'habitude extérieure du corps. Je ne sais jusqu'à quel point ceci est rigoureusement exact. Quoi qu'il en soit, vous voyez qu'elle est soumise à une pesanteur énorme, que l'on a évaluée avec raison à plusieurs milliers de livres. N'est-ce pas là un résultat mécanique bien curieux ?

Cette pression atmosphérique ne s'exerce pas sur le poumon tout-à-fait comme sur une vessie ordinaire. Il y a pour l'animal vivant un fait de physique peu connu, et qui pourtant a une très grande influence, je veux parler de l'aspiration continuelle de la cavité thoracique sur l'air extérieur. C'est au moment de la naissance, alors que le poumon non respirant du fœtus se transforme en poumon respirant de l'enfant, que se développe ce phénomène. On en ignore encore la cause mécanique. Sans doute le jeu du diaphragme doit concourir à l'expansion du tissu pulmonaire, mais ce qu'on a écrit à ce sujet est entièrement conjectural, et nous ne savons rien de positif à cet égard.

Ce qui est constant, ce qui est manifeste, c'est l'aspiration que le poumon exerce sur le fluide atmosphérique par l'intermédiaire des tuyaux aérifères. Mayow comparait cet organe à une vessie placée à l'intérieur d'un soufflet. Cette comparaison est juste en ce qu'elle exprime l'attraction exercée sur le poumon par les parois pectorales, elle est inexacte en ce que la vessie est une membrane inerte, qui ne revient sur elle-même que par la compression du soufflet, tandis que le poumon tend sans cesse à s'affaisser et à occuper un espace moindre que la capacité de la cavité qu'il remplit. Nous nous sommes déjà expliqués sur l'élasticité du tissu pulmonaire, mais telle est son importance, que je crois devoir y revenir encore.

Lorsque, sur le cadavre, vous faites une petite piqûre à la plèvre costale, l'air pénètre brusquement dans la poitrine, et le poumon revient sur lui-même. Une expérience bien simple vous montre ce phénomène. Enlevez les couches musculaires qui couvrent le thorax, vous apercevez le poumon distendu à travers la transparence de la membrane séreuse : percez cette membrane avec la pointe du scalpel, l'organe s'affaisse. Pourquoi s'affaisse-t-il ? Parce que les deux colonnes d'air qui pèsent à l'intérieur et à l'extérieur du poumon, se faisant mutuellement équilibre, les lois physiques reprennent leur empire : l'élasticité du tissu pulmonaire entre et doit entrer en jeu à l'instant où cesse d'agir la puissance mécanique qui la contrebalançait.

Si ces idées physiques étaient plus généralement

répandues, l'Académie de médecine ne nous aurait point offert dernièrement le spectacle d'une discussion indigne de notre époque. Vous avez lu ces débats si peu scientifiques, soulevés à propos de la question de l'empyème. Le problème à résoudre était celui-ci : Qu'arrive-t-il au poumon quand le côté correspondant de la poitrine est ouvert et communique avec l'air extérieur ? Les uns ont prétendu qu'il s'alongeait, d'autres que son tissu s'épanouissait, plusieurs qu'il se présentait pour sortir par la solution de continuité. Voilà pour l'énoncé des idées ; voyons un peu le côté expérimental de la question. Un professeur, un médecin chargé de la grave responsabilité de l'enseignement officiel de la jeunesse médicale est venu dire : J'ai donné un coup de scalpel de chaque côté de la poitrine d'un chien, et l'animal n'est pas mort. Certainement qu'il n'est pas mort, mais savez-vous pourquoi? C'est que vous n'avez pas l'habitude de faire des expériences, et que vous ignorez les précautions indispensables pour leur réussite. Si je veux faire pénétrer de l'eau dans une seringue, je plonge le bec de l'instrument dans le liquide, puis je soulève le piston. Mais que par une circonstance quelconque, un petit corps solide entraîné par le courant, vienne boucher le tuyau, rien n'y pénètre et la seringue ne se remplit pas. En conclurez-vous que le vide ne détermine point l'ascension des liquides? C'est pourtant une conclusion de ce genre que vous avez déduite de vos expériences. Il ne suffit pas d'ouvrir la poitrine pour que l'air du dehors pénètre dans sa cavité, il faut bien s'assurer que le trajet de la plaie reste libre, que l'ouverture extérieure est parallèle à l'ouverture intérieure, qu'aucun obstacle ne forme soupape. Voilà ce qu'il fallait faire, voilà ce que vous n'avez pas fait. Sans cela vous auriez vu que l'entrée accidentelle de l'air dans les deux cavités pleurales cause nécessairement la mort par suite de l'affaissement du poumon, dont la réaction élastique ne peut être surmontée, malgré l'effort des puissances inspiratrices. La plus simple notion de physique aurait pu décider une question bien indigne aujourd'hui des débats solennels d'une académie.

Ainsi le poumon dans les circonstances ordinaires est déjà distendu : dans l'inspiration il se dilate encore, il offre ainsi une surface plus large à la colonne d'air, et par conséquent il est soumis à une pression plus énergique. La marche du sang dans les capillaires doit donc à chaque instant être influencée. Cependant, on sait aujourd'hui par des expériences fort intéressantes, faites par M. Poiseuille, et consignées dans un travail couronné par l'Académie des Sciences, que des animaux qu'on soumet à une pression de beaucoup supérieure à la pression atmosphérique, continuent à vivre. On voit directement, dans un appareil dont je vais vous dire un mot, la circulation et la respiration pulmonaire s'effectuer, malgré le poids énorme d'air qui comprime les vaisseaux.

Pour faire l'expérience on choisit de préférence une grenouille. Ce reptile ne respire pas comme nous, en dilatant sa poitrine, mais bien en avalant l'air par une véritable déglutition. Son poumon , qui ne représente qu'une espéce de grande vésicule , nous offre le phénoméne dans toute sa simplicité , et comme les globules du sang sont beaucoup plus gros que ceux des mammifères , rien de plus aisé que de suivre leur passage à travers les capillaires. Vous examinez d'abord la circulation avec la simple pression atmosphérique ; une fois que vous avez bien constaté le degré de vitesse avec lequel se meut le sang , vous placez l'animal dans l'intérieur de l'instrument, en ayant soin de le fixer solidement sur une plaque en liége.

Cet instrument que vous voyez sur ma table a reçu de M. Poiseuille le nom de *porte objet pneumatique*. Il consiste en une caisse très solide , susceptible de supporter des pressions considérables. Ses parois latérales sont en cuivre , les parois supérieures et inférieures sont en verre , de sorte que leur transparence permet à l'œil de voir dans la cavité de l'instrument. Celui-ci est muni d'un manométre qui indique le degré de pression de l'air contenu dans la caisse ; à l'une de ses extrémités est adaptée une pompe que l'on rend foulante ou aspirante à volonté de manière à accumuler ou à soustraire le fluide élastique.

L'animal ainsi placé, l'instrument disposé sous le microscope , vous commencez l'expérience. Dans le cas où vous voulez faire le vide , vous adaptez la pompe aspirante et vous faites jouer le piston. Bientôt tout l'air contenu dans la caisse en est extrait. Que devient la circulation pulmonaire ? Elle continue à s'effectuer avec la même liberté. Ce résultat est fort curieux, et jamais la théorie n'aurait pu le faire soupçonner, car on ne peut concevoir qu'une membrane aussi fine que celle des parois capillaires résiste à l'effort du sang dont la tendance à s'échapper de ses tuyaux doit être d'autant plus puissante que le vide est plus parfait.

Faites maintenant l'expérience inverse : au lieu de retirer l'air de la caisse, accumulez dans sa cavité plusieurs atmosphères, vous pouvez juger par l'élévation de la colonne de mercure du degré de pression que vous exercez. Les petits vaisseaux pulmonaires se trouvent ainsi comprimés par une force énorme. Cependant leurs parois si minces, si flexibles, ne se laissent pas affaisser : le liquide les traverse avec une égale liberté, et on ne s'aperçoit pas que sa marche soit sensiblement modifiée. Si l'instrument qui nous sert dans cette opération n'était pas très fort, très solidement construit, il éclaterait à l'instant par l'effet de cette pression si énergique : comment les tuyaux sanguins, soumis à une même puissance mécanique restent-ils perméables ? Je l'ignore. Est-ce là un effet de physique, est-ce là un effet de vitalité ? Je ne le sais pas davantage. Pour être inexplicable, ce phénomène n'en est pas moins réel. Vous voyez combien sont erronées ces influences qu'on attribuait aux variétés de la pesanteur atmosphérique sur la production des maladies de l'appareil respiratoire. Oui, sans doute, l'introduction de l'air dans la poitrine agit sur la circulation pulmonaire, mais ce n'est pas par une action mécanique directe sur les parois des vaisseaux, c'est par une autre cause que nous allons maintenant étudier.

Quand la poitrine se dilate, le poumon, par l'expansion de son tissu, déploie au contact de l'oxigène
une immense surface et les innombrables canaux
qui constituent son parenchyme s'épanouissent
en admirables alvéoles. Il en résulte une double
aspiration exercée sur l'air atmosphérique et sur
le liquide apporté par les tuyaux veineux au réservoir des deux pompes. C'est ce que prouve une
expérience fort simple : mettez à nu la jugulaire
d'un chien, vous voyez le vaisseau s'affaisser à
chaque mouvement inspiratoire.

La dilatation du thorax n'a point toujours pour
effet de faire arriver l'air dans la totalité du poumon. De même que dans les inspirations ordinaires
toutes les puissances musculaires qui concourent
à cet acte n'entrent pas en jeu, de même une partie seulement des cellules pulmonaires est pénétrée
par le fluide atmosphérique. Diverses attitudes,
diverses maladies influent sur ce phénomène. Dans
le décubitus latéral, l'air arrive moins librement
au côté sur lequel on repose. Examinez un homme
couché sur le dos, sa poitrine se dilate régulièrement de chaque côté, mais les inspirations sont
inégales, tantôt le poumon entier semble y prendre
part, tantôt ce sont seulement quelques lobules.
Les maladies, avons-nous dit, apportent aussi des
modifications dans la manière dont la respiration
s'exécute. Les lésions du poumon, du cœur, des
gros vaisseaux, les épanchements, les tumeurs ab-
dominales qui refoulent le diaphragme, en un mot,
toutes causes mécaniques capables de gêner les
mouvements du thorax, s'opposent à la libre pé-

nétration de l'air dans l'appareil pulmonaire. Voyez ces asthmatiques s'épuiser en pénibles et infructueux efforts pour dilater leur poitrine. Ils ne vivent que pour respirer. Le peu de forces qui leur restent, ils le consument à introduire dans leur poumon quelques parcelles du fluide dont ils sont enveloppés de toutes parts.

Nous avons comparé le thorax à une pompe aérienne. L'instant de l'inspiration correspond au soulèvement du piston : c'est à son abaissement que correspond l'expiration pulmonaire. Étudiez ce dernier phénomène relativement à l'influence qu'il exerce sur la circulation.

Quand la poitrine se resserre, le poumon comprime l'air contenu dans sa cavité, et en même temps est comprimé par lui. Par suite du retrait des parois thoraciques, tous les organes pectoraux supportent une pression qui agit puissamment sur le cours du sang au sein des capillaires et refoule ce liquide dans les vaisseaux qui l'ont apporté ! Ce phénomène très marqué dans les veines-caves peut être rendu évident dans des canaux d'un plus petit diamètre. Observez la veine jugulaire sur un sujet maigre, vous voyez le vaisseau se dilater pendant l'expiration. Il ne peut donc exister aucun doute touchant l'influence que les mouvements du thorax exercent sur la circulation veineuse.

Nous verrons plus tard que l'expiration accélère sensiblement le passage du fluide artériel dans ses conduits élastiques. Mais comme la colonne de liquide rencontre le sang qui reflue dans les veines, la circulation se trouve momentanément suspendue dans ces derniers vaisseaux.

Dans la respiration la plus ordinaire, l'air exerce sur les tuyaux aériens un certain degré de pression que M. Cagnard Delatour a cherché à évaluer. Il s'est assuré, à l'occasion d'expériences fort curieuses sur le mécanisme de la voix, qu'à l'instant de la phonation, l'air qui traverse le larynx comprime les parois de ce conduit d'une force équivalente à quatre centimètres. Les cris, la course, les efforts doivent augmenter considérablement cette pression : dans les quintes convulsives qui caractérisent certaines bronchites, la coqueluche, et même la grippe, n'est-il pas présumable que le poumon supporte par intervalles le poids de plusieurs atmosphères ? Les phénomènes de congestion capillaire qui apparaissent alors dans tous les points de nos tissus, dépendent de l'accumulation et de l'arrêt du liquide vivant dans ses canaux. Vous n'avez pas oublié qu'une des conséquences des grandes expirations est de pousser le sang artériel vers les organes et de s'opposer à ce que le sang veineux puisse en sortir.

L'appareil pulmonaire ne doit pas être envisagé sous le rapport mécanique comme un simple soufflet, communiquant avec l'air extérieur par un conduit inflexible. Comprimez un réservoir d'air, auquel sera adapté un tuyau offrant les dimensions de la trachée-artère, il vous faudra employer une pression subite et énergique, pour que le fluide éprouve de la gêne à en être chassé. Presque toujours il s'échappe en quantité égale à celle que les parois tendent à faire sortir. Telle n'est pas chez l'homme la disposition du tuyau vocal. La glotte se ferme dès que l'expiration commence, de sorte qu'elle apporte toujours un certain obstacle à l'issue de l'air hors des poumons. Ses lèvres rapprochées l'une de l'autre par les muscles constricteurs, présentent une sorte de frémissement chaque fois qu'elles s'entrouvrent pour laisser passer la colonne expulsée. Dans les grands efforts, la glotte se ferme complètement; seule elle lutte avec avantage contre les puissances musculaires qui réunissent toute l'énergie de leurs fibres pour chasser l'air renfermé dans le thorax. Vient-elle à s'entrouvrir, aussitôt le fluide s'élance en balayant devant lui tout ce qu'il rencontre sur son passage. La toux, l'expectoration sont des effets tout mécaniques de la réaction élastique de l'air emprisonné. C'est par une sorte d'explosion analogue à la canonnière, analogue au fusil à vent, que les mucosités bronchiques sont projetées à des distances souvent considérables.

Il est arrivé plus d'une fois qu'un haricot, une pièce de monnaie, quelques parcelles d'aliment, ou tout autre corps étranger, ont pénétré dans le conduit aérien. Les enfants s'amusent souvent à jeter en l'air de petits projectiles, qu'ils essaient de recevoir dans leur bouche en se renversant la tête en arrière : pour y parvenir, ils font de fortes inspirations de manière à produire une sorte de vide ; *ils aspirent,* comme ils le disent. Qu'arrive-t-il ? Le projectile entrainé par le courant d'air, pénètre dans la bouche, glisse sur le plan incliné que représente la langue, et arrive jusque dans le tuyau vocal. Sa présence détermine aussitôt de violents accès de suffocation. Pourquoi la toux ne revient-elle que par intervalles ? Parce que le corps étranger se place souvent de manière à laisser à peu près libre le passage de l'air. Pour beaucoup de chirurgiens, même de notre époque, il n'est pas aussi facile d'expliquer comment la douleur est tantôt très aiguë, tantôt, au contraire, ne consiste qu'en une sorte de gêne. Cela n'est pas facile! Je conçois que quand on limite toute sa science à savoir couper un bras, une cuisse, ouvrir un abcès, prescrire un cataplasme, etc., on soit embarrassé en présence d'un fait de cette nature. Mais si, au lieu de commencer par opérer sur l'homme, on eût fait quelques expériences sur l'animal vivant, on aurait vu que le conduit aérien ne jouit pas d'une égale sensibilité dans ses diverses parties. Tandis que celle de la glotte est des plus exquises, celle du tuyau laryngien et de la trachée existe à peine. Vous comprendrez aisément maintenant pourquoi dans un cas la douleur est vive, dans l'autre, à peu près nulle, suivant la place qu'occupe le corps étranger. Comment celui-ci pourra-t-il sortir? Ce ne sera qu'à la condition qu'il suivra en sens inverse le chemin qu'il a parcouru une première fois. Aussi n'est-il pas rare de le voir lancé à une assez grande distance par l'air qui s'échappe bruyamment de la poitrine pendant les violentes quintes de toux.

La conclusion à déduire de ces faits, c'est que les grandes inspirations concourent avec l'action du cœur, à faire traverser plus facilement au sang les capillaires du poumon , tandis que les grandes expirations suspendent plus ou moins complètement la circulation dans ces infiniment petits tuyaux. De là, sans doute, la nécessité des grandes inspirations qui suivent immédiatement les efforts long-temps prolongés.

Autre phénomène très important : M. Poiseuille a observé , dans ses expériences, qu'il n'est pas indifférent pour les mouvements du liquide vivant, que l'air ambiant soit à tel ou tel degré de température. Cela est d'autant plus curieux que nous avons vu l'augmentation ou la diminution de la pression atmosphérique sans influence sur la circulation capillaire. La température au contraire en exerce une immense. Fixez une grenouille dans la caisse du porte-objet pneumatique , et placez-y en même temps de la glace ; la température va éprouver un abaissement graduel. En appliquant votre œil à l'oculaire du microscope, vous pouvez suivre toutes les phases du phénomène : à mesure que la température baisse , la marche du liquide se ralentit ; quand elle avoisine zéro , les globules stagnent, et après quelques oscillations s'arrêtent tout-à-fait. Suivant que le refroidissement est brusque ou lent, le sang est mu avec une vitesse inégale , toujours en rapport avec le degré de température de l'air ambiant.

Ce fait me paraît fort intéressant ; il s'accorde d'ailleurs avec les résultats fournis par les expériences physiques. Ces expériences prouvent que dans un temps donné les liquides marchent moins vite dans les tuyaux à une température basse qu'à une température élevée. Chacun d'entre vous peut vérifier par soi-même des faits aussi évidents. Prenez un tube de dimension connue, et faites-le traverser par des courants de liquide, ceux-ci, tout étant semblables d'ailleurs, mettent d'autant moins de temps à passer que leur température est plus haute. Il en est de même des vaisseaux capillaires relativement aux fluides qui les parcourent.

Vous voyez quelles graves conséquences résultent de ces données expérimentales. Toute modification dans la température atmosphérique retentira sur la circulation pulmonaire ; c'est ce que prouve d'ailleurs l'observation de chaque jour. Ne savez-vous pas que c'est surtout sous l'influence de transitions trop brusques d'un air chaud à un air froid, que le poumon devient le siége de ces engorgements, de ces obstructions capillaires, désignées par la stupide épithète d'*inflammation* ?

Vous venez de m'entendre dire qu'au voisinage de zéro le liquide animal cesse de circuler dans le réseau pulmonaire. Cependant le corps de l'homme se trouve souvent exposé à des températures beaucoup plus basses, sans que le cours du sang soit suspendu ; comment expliquer ce fait en apparence contradictoire ? Le moyen est très simple. Le poumon n'est point un simple appareil hydraulique, il est aussi un organe de *calorification* (pardonnez-moi ce mot tant soit peu barbare) ; c'est en lui qu'est la cause sinon unique, du moins principale de la chaleur animale. Le sang, après avoir reçu le contact de l'oxigène, se trouve modifié dans sa température, qui devient d'un degré plus élevé qu'à l'instant où il a été versé dans le réservoir droit par les tuyaux sanguins. De là le passage plus facile de ce fluide à travers le parenchyme pulmonaire. Admirez par quelle heureuse association le même acte qui produit la chaleur animale devient une circonstance du plus haut intérêt pour la circulation.

On prouve par des expériences directes que si la température du poumon descend à zéro, la marche des liquides se ralentit, ou même se suspend dans cet organe. Chez les animaux hibernants, ne pourrait-on pas expliquer ainsi cet engourdissement, cette sorte de torpeur léthargique dans laquelle ils restent plongés pendant la saison rigoureuse ? J'ignore jusqu'à quel point ce soupçon est fondé. Il serait curieux d'examiner sur ces animaux la circulation pulmonaire, de voir dans quel état se trouvent les globules sanguins, s'ils sont en mouvement ou en repos, si la chaleur du sang est notablement modifiée, etc. Je ne sache pas que ces recherches aient jamais été faites. Comme l'instant où ils tombent dans leur sommeil hibernal, et l'instant où ils en sortent, sont en rapport avec des variations notables de la température atmosphérique, il serait très possible qu'il n'y eût pas là simple coïncidence, mais bien relation de cause à effet.

Messieurs, si vous reportez vos pensées vers les questions que nous avons traitées dans les leçons précédentes, vous sentirez quel immense parti nous avons tiré de l'étude expérimentale. Elle a été pour nous une pierre de touche, où chacune de nos explications a dû être essayée. Si quelquefois nous avons émis des conjectures, ce n'a été qu'avec cette réserve, cette timidité que réclame toute assertion bâsée sur de simples rapprochements. Je ne regarde un problème comme définitivement résolu que quand l'observation elle-même lui a donné sa sanction. C'est alors seulement qu'il a droit de siéger dans la science. Trop long-temps la physiologie a été une sorte d'arène où l'imagination seule avait droit d'entrer en lice : aujourd'hui les esprits sont ramenés à des idées plus sévères. La physique, la chimie, la mécanique méritent d'être étudiées dans le corps de l'homme sur le même rang que la vitalité. Si vous restez étrangers à ces sciences positives, vous ne pourrez jamais sortir des sentiers battus où se traîne depuis des siècles la tourbe des praticiens. Sachez, en agissant, pour quels motifs vous agissez. Plus vous étudierez, plus vous sentirez combien il vous reste encore à apprendre pour pouvoir vous élever à la hauteur du merveilleux et inépuisable sujet de nos recherches. On n'est pas toujours médecin, et vous savez quelle importance j'attache à ce mot, on n'est pas toujours médecin pour avoir pris des grades, pour avoir endossé la robe doctorale.

QUATORZIÈME LEÇON.

4 Mars 1857.

Messieurs ,

Nous avons fait une nouvelle soustraction de fibrine, quatre grammes à peu près , au chien sur lequel nous voulons étudier les effets produits par cette modification dans les éléments du sang. L'animal, après la réinjection du liquide défibriné, a été pris d'une dyspnée très forte : pendant plusieurs heures sa respiration était haletante. Il est probable que cet embarras dans la perméabilité du poumon , tenait à l'extravasation dans les aréoles de son tissu de quelques-uns des matériaux du sang : aujourd'hui il parait rétabli. Ce matin même la présence d'une chienne en chaleur dans le laboratoire l'a arraché à l'espèce d'engourdissement où il paraissait plongé, et il a donné des preuves non douteuses d'un reste de vigueur. Nous allons, pour la troisième fois, enlever une certaine quantité de fibrine à cet animal ; nous verrons

combien de temps il pourra supporter cette soustraction d'un des éléments du liquide vivant.

Les propriétés physiques des tuyaux sanguins
doivent maintenant vous être familières. Un des
caractères de ces tuyaux c'est, vous le savez, d'être
criblés d'une infinité prodigieuse de porosités,
destinées à livrer continuellement passage aux matériaux qui sortent de l'économie ou qui y pénètrent : c'est ainsi que vous vous expliquez ces mouvements continuels du dehors au dedans et du
dedans au dehors , que je désigne sous les noms
d'imbibition et d'exhibition. Voilà des faits. Comment vous parlerais-je de l'intelligence des capillaires , de leur contraction, de la manière dont
ils s'ouvrent, se ferment , font leur choix, etc., ce
serait revenir au temps du roman physiologique.

Mais, Messieurs, que l'importance des applications physiques ne nous fasse point méconnaître
l'influence exercée par l'action nerveuse. Une vérité exagérée devient une erreur. C'est pour avoir
été exclusivement vitalistes, exclusivement physi-
ciens , que des hommes d'un immense talent ont
tour à tour imprimé à la science de fausses impul-
sions , et que celle-ci , après de longues oscillations n'est pas encore fixée d'une manière stable.
Nous avons déjà envisagé la question sous une de
ses faces. Si je me conformais rigoureusement au
programme que je me suis imposé, je renverrais
à une autre époque tout ce qui a rapport à l'agent
vital qui préside au grand acte de la circulation
pulmonaire. Cependant, afin que nos études soient
plus complètes, je vais vous en dire quelques mots.

Le poumon, comme tout appareil vivant, communique avec le système nerveux, ce moteur général et mystérieux de notre machine organisée. Il en résulte une nouvelle série de phénomènes, aussi curieux par leurs effets qu'inconnus dans leur nature, ce sont les phénomènes vitaux. Nous trouvons également ici, comme moyens de communication, des filaments blanchâtres, que l'on a, par hypothèse, comparés aux fils conducteurs d'une pile électrique, et qu'on a supposés traversés par des courants de fluide nerveux. Des volumes ont été écrits sur ce prétendu fluide; malheureusement on n'a oublié qu'une chose essentielle, c'était de prouver son existence. Quel que soit leur mode d'action, toujours est-il que les nerfs pneumo-gastriques interviennent d'une manière puissante dans les mouvements des fluides au sein du parenchyme pulmonaire. Leur distribution vous est connue : ils envoient des rameaux au pharynx, à la glotte, à la trachée, aux poumons, à l'œsophage, à l'estomac, etc. Vous trouvez ces détails dans tous les traités spéciaux d'anatomie. Ce qu'il nous importe d'étudier ici, c'est l'influence exercée par ces nerfs sur les mouvements des liquides à travers les capillaires de l'appareil aérien.

La section de la huitième paire des deux côtés entraine dans les poumons des désordres qui semblent se rattacher plus particulièrement à une difficulté du passage du sang dans ses petits canaux. Il se fait dans les cellules des épanchements divers, par suite d'une transsudation morbide :

les vaisseaux s'oblitèrent, l'organe s'engorge, les conduits aérifères ne peuvent plus apporter l'oxigène indispensable à la vie : l'animal meurt. Comment le défaut d'influence nerveuse agit-il sur la circulation pulmonaire? Est-ce en modifiant la vitalité des vaisseaux ou leurs propriétés physiques? Je l'ignore. S'il fallait faire de l'imagination, nous pourrions décrire par quel mécanisme le capillaire se resserre, se contracte, se raccourcit, pour s'opposer au cours du liquide. Nous mettrions ce petit tuyau en présence des efforts de la pompe, vous le verriez lutter avec énergie contre une puissance supérieure, et, malgré l'inégalité des forces, rester victorieux. Avec de l'assurance, un air de conviction, quelques paroles ronflantes, on façonnerait un petit conte, qui peut-être ne manquerait pas d'agrément. Nous n'avons ni le loisir ni la volonté de nous livrer à de telles récréations.

Laissons de côté ces jeux d'esprit, et analysons simplement les faits. Quand on coupe un seul nerf de la huitième paire, le poumon auquel appartient ce nerf devient le siége d'altérations de plus en plus graves : son tissu s'*enflamme* (c'est l'expression consacrée), et bientôt il devient impropre à la respiration. Cependant l'animal ne meurt pas, car l'autre poumon restant intact, la vie peut encore continuer par l'action d'un seul de ces organes. Je dois, à ce sujet, vous rappeler une expérience que nous avons faite pendant le semestre dernier : un chien avait eu la huitième paire coupée d'un côté six mois auparavant. Nous le sacrifiâmes. A l'autopsie le poumon correspondant fut trouvé parfaitement sain, et les deux bouts du nerf réunis par un cordon celluleux intermédiaire très bien organisé. Il serait difficile d'expliquer comment l'organe privé de l'influence nerveuse est resté perméable à l'air et au sang. Une fois les matériaux du sang épanchés, par quel mécanisme s'est opérée leur résorption ? Est-ce en vertu des anastomoses qui unissent les nerfs de chaque côté , ou bien par suite d'une reproduction de la substance nerveuse? Nous sommes encore réduits à des conjectures. Il est besoin de nouvelles expériences pour résoudre la question.

Voici un chien sur lequel la semaine dernière j'ai coupé la huitième paire de chaque côté : il est mort au bout de deux jours. Nous allons vérifier les effets matériels de la section des nerfs.

Comme tous les animaux qui subissent cette opération, celui-ci a succombé avec tous les signes d'un embarras extrême dans la circulation pulmonaire. Vous voyez à la teinte bleuâtre de sa langue , de ses gencives , à l'injection de ses conjonctives , qu'il existait un obstacle au mouvement des liquides. Où est-il placé cet obstacle ? dans le parenchyme pulmonaire. Ouvrez le thorax. Un sang noirâtre, liquide, s'échappe sous chaque incision, les tissus paraissent d'une couleur plus foncée qu'ils ne le sont habituellement. Tout annonce que le poumon était devenu imperméable aux liquides et à l'air atmosphérique Et en effet, cet organe s'offre à vous sous un tout autre aspect que celui qui lui est propre : Il ne s'est point affaissé à l'instant où la plèvre costale a été ouverte. Sa surface n'a plus sa teinte rosée ; elle est parsemée de larges plaques, présentant les nuances de coloration propres à l'ecchymose. Les cellules sont gorgées d'un liquide spumeux, les bronches obstruées par une écume sanguinolente ; il s'est fait des épanchements de sérosité et des principaux matériaux du sang dans le parenchyme du poumon, ce qui lui donne une pesanteur spécifique bien plus considérable. Certains points sont hépatisés, c'est-à-dire que la matière colorante, la fibrine, peut-être même le sang en substance se sont extravasés par suite de l'obstruction du réseau capillaire. En se solidifiant, ils changent les propriétés physiques du poumon, dont le tissu augmente sensiblement de densité. L'animal a donc succombé parce que la respiration était devenue impossible. Ajoutez à cette cause l'arrêt du sang dans ses canaux, son exhibition dans les parties ambiantes, la coagulation de sa fibrine, en un mot, ces modifications morbides qui ont transformé le poumon en une masse compacte, ou vous ne retrouvez plus les traces de sa structure alvéolaire.

L'influence exercée par la section des pneumogastriques sur le passage du sang dans le poumon a dû éveiller l'attention des physiologistes, et vous devez penser qu'ils n'ont pas laissé échapper une occasion aussi belle de proposer des explications. Dupuytren, dans ses premières expériences, ne coupait pas les nerfs, il se contentait de les comprimer avec les mors d'une pince. Il publia un mémoire qui fit grande sensation. Comme les idées de Bichat , sur les propriétés vitales, jouissaient alors d'une immense vogue, on s'appuya de ces faits pour combattre les opinions de ceux qui ne s'étaient point encore ralliés à la nouvelle doctrine , et qui s'obstinaient à ne voir dans les changements qu'éprouve le sang dans le poumon, que des transformations chimiques. Puisque, disait-on , vous suspendez la circulation pulmonaire en suspendant l'influence nerveuse, n'est-il pas évident que c'est là un phénomène essentiellement vital ? Examinons d'abord le fait , ensuite nous allons revenir sur l'explication.

Les expériences relatées dans le mémoire de Dupuytren sont exactes. Si l'on coupe les nerfs de la huitième paire au cou, à la hauteur de la glande thyroïde, l'animal ne continue pas à vivre; donc la mort doit être attribuée à la section de ces nerfs. Quant à l'explication du phénomène , il est arrivé ici ce qui arrive presque nécessairement à toute personne qui vient de trouver quelque fait nouveau. S'exagérant à soi-même l'importance de sa découverte, elle s'imagine que la face de la science est changée , ou du moins qu'une vive lumière va éclaircir les questions encore obscures. C'est ainsi qu'un de mes confrères à l'Institut, M. Dutrochet, plaça en tête de son ouvrage sur l'endosmose cette inscription fastueuse : *De l'agent immédiat du mouvement vital dévoilé.* Aujourd'hui il est le premier à en rire. Sa découverte est restée dans la science, parce que un fait ne peut cesser d'être un fait, quelles que soient d'ailleurs les interprétations dont il devient l'objet. Quant aux explications que M. Dutrochet avait proposées, lui-même depuis long-temps les a appréciées à leur juste valeur. Tant il est vrai que pour bien savoir à quoi s'en tenir, il faut laisser passer le premier moment d'enthousiasme ! Si j'ai choisi de préférence cet exemple parmi tant d'autres, c'est qu'il m'a paru fort remarquable, et que mon savant et ingénieux confrère est trop haut placé dans la science pour pouvoir se méprendre sur le sens de mes paroles.

Nous vous disions que les expériences de Dupuytren avaient été expliquées d'une manière défectueuse. Avant mes travaux sur le mode de distribution des nerfs du larynx, il n'était guère possible de se rendre rigoureusement raison de ces phénomènes : aujourd'hui la question ne peut plus offrir de difficultés; la solution découle tout naturellement et de la disposition anatomique, et des nouvelles données expérimentales.

Vous vous rappelez que la huitième paire envoie au larynx deux rameaux principaux, le nerf laryngé supérieur et le récurrent. Le premier, ainsi que nos dissections l'ont démontré, va se distribuer aux muscles constricteurs; le second, aux muscles dilatateurs de la glotte. Qu'arrive-t-il quand vous coupez le tronc du pneumo-gastrique entre la naissance de ces deux cordons nerveux ? Le laryngé supérieur, restant seul en communication avec l'encéphale, acquiert une prédominance notable sur le récurrent qui se trouve paralysé. Les muscles dilatateurs ne peuvent plus contrebalancer l'action des constricteurs : la glotte se ferme. Comme l'air ne doit arriver dans la trachée et les bronches, qu'à la condition qu'il aura franchi cette ouverture, l'*occlusion* de celle-ci entraîne inévitablement l'asphyxie et ses fatales conséquences. La mort, dans ce cas, résulte d'un obstacle mécanique siégeant au larynx. Il fallait donc séparer cette complication pour savoir quelle était au juste l'influence du pneumo-gastrique sur la respiration ; c'est ce qu'il fut aisé de faire par l'expérience suivante. Après avoir coupé la huitième paire de chaque côté, une ouverture fut pratiquée à la trachée-artère, et un tuyau placé dans la plaie afin de tenir ses bords écartés : de cette manière l'air put sortir et entrer avec liberté. On vit alors que la section de ces nerfs ne suspendait pas immédiatement le grand phénomène de la revivification du sang, mais que la mort n'arrivait qu'au bout de trois ou quatre jours, par suite des désordres matériels dont le tissu pulmonaire était devenu le théâtre.

L'animal que nous venons d'ouvrir devant vous avait été préalablement soumis à l'opération de la trachéotomie. L'état de son poumon nous indique suffisamment la cause de sa mort, et il est probable que les tuyaux aérifères étaient en partie imperméables au fluide atmosphérique. J'injecte de l'air dans la trachée-artère; quelques lobules se laissent seules distendre, les autres, gorgés de liquides, ne présentent point de modifications dans leur volume; l'organe tout entier paraît occuper, et occupe réellement plus de place que dans ses conditions normales. Nous vous avons fait remarquer qu'à l'instant où le thorax a été ouvert, il ne s'est pas affaissé. A quoi tient cette circonstance ? A la perte de l'élasticité de son tissu. Cette modification d'une des propriétés physiques du poumon, les plus importantes pour l'intégrité de son jeu, s'observe quelquefois chez l'homme : elle a pour effet, sinon d'empêcher complétement, du moins de gêner à un haut degré le grand acte de la respiration.

Il n'est aucun de vous qui n'ait observé dans nos hôpitaux des malades atteints d'emphysème pulmonaire, affection caractérisée surtout par le défaut d'élasticité du poumon. Les puissances musculaires qui concourent à l'inspiration sont intactes ; cependant la dyspnée ne laisse point à ces malheureux un instant de relâche : toujours haletant ils se cramponent à leurs lits, agrandissent, par tous les moyens imaginables, la cavité pectorale. Efforts impuissants ! le tissu pulmonaire a perdu son ressort élastique, il ne revient plus sur lui-même avec assez d'énergie pour chasser au dehors le fluide apporté par les canaux aérifères. Une autre cause vient se surajouter à celle-là pour produire la dyspnée. Les lobules ne représentent plus une disposition alvéolaire : au lieu d'être divisés en une foule de petits compartiments, ce sont des cavités spacieuses, traversées par des prolongements filamenteux, débris des parois qui isolaient les cellules. Ainsi raréfié, le poumon n'offre point au contact de l'oxigène une aussi large surface. De là l'impérieuse nécessité d'introduire sans cesse dans les tuyaux bronchiques de nouvel air. Ne faut-il pas que par son abondance

et son renouvellement, ce fluide supplée au manque de surfaces de l'organe respiratoire ?

Il y a une maladie des chevaux qui dépend à
peu près constamment des changements survenus
dans les propriétés élastiques de l'appareil pulmonaire. La pousse, vous le savez, est caractérisée
par l'essoufflement, le battement des flancs, une
sorte de frémissement plaintif que l'animal fait entendre en respirant. L'air pénètre assez librement
dans la poitrine, mais il n'en sort qu'avec peine,
aussi l'expiration est-elle bruyante et difficile. C'est
ce que, dans le langage des vétérinaires, on appelle le *coup-de-fouet*. J'ai plusieurs fois ouvert
des chevaux morts de la pousse : chez ces animaux
le poumon reste gonflé, ou du moins ne s'affaisse
que très peu, alors que la cavité des plèvres communique avec l'air extérieur. En incisant le tissu
pulmonaire on trouve les cellules dilatées, déchi-
rées, l'air infiltré dans le parenchyme de l'organe,
en un mot, les caractères anatomiques de l'emphysème. Ces altérations vous expliquent les phénomènes observés pendant la vie. Si l'inspiration
reste libre, c'est que rien n'empêche l'abord de
l'air ; mais comme le poumon ne peut plus par
son élasticité réagir sur le fluide emprisonné dans
ses mailles, il faut, pour l'expulser, un redouble-
ment d'énergie des puissances expiratrices.

Essayons maintenant d'injecter de l'eau dans
les vaisseaux pulmonaires de ce chien. En suppo-
sant que le liquide puisse passer, il ne faudrait pas
en conclure que pendant la vie la circulation était
libre. La section de la huitième paire ayant néces-

sairement modifié la vitalité de l'organe, il ne serait pas impossible que de l'eau distillée traversât
ces mêmes tuyaux, où une liqueur aussi visqueuse
que le sang ne pouvait cheminer. L'injection revient par les veines. Je vous ferai remarquer que
les parties hépatisées sont entièrement obstruées
Je peux les diviser avec le scalpel sans que le liquide s'échappe à la surface des incisions. Il ne
reste donc de perméable que les fractions de poumon qui ont conservé leur texture spongieuse, et
qui comprimées entre les doigts, présentent encore quelques vestiges d'une crépitation obscure.

Vous connaissez maintenant l'influence du pneumo-gastrique sur la circulation pulmonaire. Autant il nous importe d'étudier les phénomènes hydrauliques dont le poumon est le siége, autant
nous devons tenir compte des phénomènes vitaux
qui président au mécanisme de ses fonctions. Malheureusement les premiers sont seuls accessibles
à nos théories. Comment la lésion d'un simple
cordon nerveux entraîne-t-elle des troubles immédiats dans un de nos principaux appareils ?
Est-ce en agissant sur les liquides, est-ce en agissant sur les canaux qu'ils parcourent ? Nous en
sommes réduits à des conjectures. La distribution
de la huitième paire, qui paraît spécialement destinée aux ramifications bronchiques et aux tuyaux
sanguins, permet de supposer qu'elle porte plutôt
son action sur les parois des capillaires. Toutefois,
il serait possible que le liquide vivant lui-même
fût influencé. Ainsi, qu'il nous suffise pour le moment d'avoir vérifié le fait, les explications vien-

dront plus tard. En avouant notre ignorance, en laissant le sujet vierge de toute hypothèse, nous ne nous exposons pas à entraîner les esprits dans de fausses directions. Que nous proposions une théorie, elle sera attaquée; puis on lui en substituera une autre qui peut-être ne sera pas meilleure. Viendra un troisième interlocuteur, qui sans donner précisément tort ni raison aux parties adverses, se servira de leurs dépouilles pour en habiller une à sa manière. Une question expérimentale se trouvera ainsi transformée en une affaire d'amour-propre, où chacun se prouvera mutuellement qu'il se trompe. N'aurait-on pas pu employer ce temps à des recherches plus profitables pour la science et pour l'humanité ?

Nous allons faire sous vos yeux l'expérience qui consiste à couper les nerfs de la huitième paire. Bien que ses résultats vous soient déjà connus, vous profiterez en la voyant répéter; car telles particularités étaient une première fois passées inaperçues, qui ne vous échapperont pas une seconde. J'y trouve encore l'avantage de vous familiariser avec le manuel opératoire de ces recherches chirurgicales. Arriver du premier coup de scalpel sur un nerf, l'isoler, le couper, sans intéresser aucun vaisseau important, ce n'est pas chose aussi simple que vous pourriez l'imaginer. Je vous engage à vous procurer des animaux, et à essayer vous-même les expériences que vous nous voyez faire dans cette enceinte. Pour apprécier une difficulté, il faut souvent échouer contre elle. On a beau être adroit, l'habitude ne se donne pas, elle s'acquiert. Pourquoi fait-on tant de livres et si peu d'expériences ? C'est qu'il est plus facile de manier la plume que le scalpel.

Si je voulais ne mettre à nu qu'un seul nerf, je ferais l'incision dans la direction de son trajet ; mais comme il faut le couper de chaque côté, je divise les téguments sur la ligne médiane. De cette manière une seule plaie suffit pour une double opération. Le bec d'une sonde cannelée, introduite entre les lèvres de la solution de continuité me sert à déchirer les lamelles de tissu cellulaire ambiant : me voilà arrivé à la gaine commune au nerf, à la carotide et à la jugulaire interne. Ce dernier vaisseau, nous vous l'avons déjà fait remarquer, est très petit chez le chien ; bien que sa lésion ne dût pas amener de conséquences aussi graves que chez l'homme, il faut cependant éviter de le blesser. J'isole le nerf : c'est lui seul maintenant que je soulève avec la sonde : il est coupé ! Le chien n'a paru éprouver rien d'extraordinaire. Le degré de sensibilité du pneumo-gastrique est variable : tantôt la section de ce nerf provoque une douleur vive ; tantôt, au contraire, l'animal semble à peine en avoir la conscience. Nous allons répéter du côté opposé cette même expérience. Vous voyez combien il faut avoir présente à l'esprit la disposition anatomique de la région cervicale pour ne pas aller s'égarer loin de l'objet que l'on veut trouver. Je coupe le second nerf. Que va devenir l'animal ? Déjà sa respiration s'embarrasse ; les mouvements de locomotion deviennent pénibles ; il fait des efforts pour faire pénétrer l'air dans sa poitrine, mais l'état de la glotte y met obstacle, il ne tardera pas à succomber. J'aurais voulu voir si la transpiration pulmonaire est modifiée par suite de cette soustraction de l'influence nerveuse; je regrette de ne point y avoir pensé plus tôt, car j'aurais fait préparer de l'huile phosphorée pour l'injecter dans les veines. Plusieurs d'entre vous nous ont déjà vu faire cette expérience. Quand la liqueur est arrivée dans les capillaires du poumon, un nuage de vapeurs s'échappe par la gueule de l'animal; agissez-vous dans l'obscurité, l'animal semble vomir des torrents de flammes. Ne pourrait-on pas, par la pensée, se croire en présence de ces monstres de la mythologie antique, dont l'imagination des poëtes nous a raconté la merveilleuse histoire? Il est fâcheux que nous ne soyons pas très partisans du roman, car il y aurait ici place à un épisode. Ce que nous désirions examiner, c'est l'influence, si toutefois elle existe, que la section des nerfs de la huitième paire exerce sur l'exhalation pulmonaire. Je pourrais injecter dans la jugulaire de notre chien un peu de cette huile; mais elle tient en dissolution trop peu de phosphore pour que le phénomène soit apparent. Essayons. Je l'avais bien prévu; il ne s'échappe point de vapeurs par la gueule de l'animal, à peine son haleine a-t-elle une odeur légèrement alliacée. Nous reviendrons un autre jour sur cette expérience.

Avant de terminer ce qui a rapport à la circulation pulmonaire, il me reste à vous dire quelques mots d'un phénomène mécanique, que les physiologistes ont diversement expliqué. Je ne ferai que le mentionner ici , devant y revenir en détail , à propos de la pompe générale.

Quand on examine au microscope le cours du sang dans les capillaires, on voit le liquide passer des tuyaux artériels dans les tuyaux veineux, sans que la continuité de ces vaisseaux soit nulle part interrompue. Mais les globules ne se meuvent pas avec une égale vélocité. Ceux du centre paraissent avoir un mouvement plus rapide que ceux qui avoisinent les parois du canal. Souvent la colonne de liquide heurte contre une arrête vive de l'espace anguleux qui sépare deux tuyaux ; sa marche est un instant suspendue. Les globules qu'elle charrie s'arrêtent, oscillent quelques instants , se balancent entre l'une et l'autre issue , avant de s'engager dans aucune; parfois , même, obéissant à une sorte d'impulsion rétrograde, ils refluent en sens inverse. On observe encore un autre fait fort curieux. Une couche transparente, formée sans doute par la partie séreuse du sang, reste immédiatement appliquée contre la paroi du tuyau : immobile, elle tient en suspension un certain nombre de globules. Ceux-ci ne partagent pas long-temps l'immobilité du véhicule ; ils se déplacent, reviennent au centre du capillaire, et sont emportés par le courant liquide. D'autres , au contraire, abandonnent le torrent sanguin , se déjettent contre les parois des capillaires pour devenir à leur tour immobiles. Ces oscillations continuelles des globules , ces mouvements de *va-et-vient* ont paru à quelques physiologistes se lier avec une contrac-

tion active des tuyaux vivants. Les travaux de
M. Poiseuille et autres expérimentateurs ne permettent plus d'accueillir de semblables suppositions. On sait aujourd'hui, de la manière la plus
positive, que ces phénomènes dépendent des conditions physiques des canaux et des fluides : l'application des lois hydrodynamiques ne laisse aucun doute sur leur mode de production.

Ainsi, par exemple, on s'est assuré que dans
les tuyaux des machines, la couche de liquides
qui avoisine les parois reste immobile. Cette circonstance vous explique déjà comment les globules
sanguins peuvent être alternativement en mouvement ou en repos, suivant le point de la cavité du
cylindre qu'ils occupent. Quant aux autres phénomènes, tels que les oscillations, les déplacements, les mouvements rétrogrades des globules,
leur explication est tout aussi naturelle ; seulement comme elle nous entraînerait dans de trop
longs développements, je me réserve de vous en
parler plus en détail en traitant de la circulation
générale.

Ainsi, Messieurs, un certain nombre de questions ne semblent obscures, parfois même mystérieuses, que par cela seul qu'on méconnaît les
ressources dont on peut disposer pour trouver leur
solution. Avant de chercher à interpréter un fait,
il faut d'abord bien constater sa nature, voir si la
physique peut ou ne peut pas en rendre compte.
Ce n'est qu'à la dernière extrémité, alors qu'il
n'offre aucune prise à nos analyses expérimentales, que nous devons le ranger dans le domaine

de la vitalité. Vous avez vu l'influence que les pneu-mo-gastriques exercent sur la circulation capillaire du poumon : cette influence, je n'ai pas la préten-tion de l'expliquer. Il n'en sera pas de même des mouvements des liquides dans les tuyaux, de la pression exercée sur les parois, des divers degrés de température, des obstacles apportés par les courbures, les sinuosités des vaisseaux, etc. Ces phénomènes sont sous la dépendance des lois hy-drodynamiques. Aussi quel immense parti n'a-vons-nous pas tiré de leur application ! Suivez la marche des sciences physiques, qu'une noble émulation s'empare de vos esprits, afin de hâter leur progrès : à mesure qu'elles avanceront, à me-sure la médecine se dépouillera de ses antiques préjugés, pour les échanger contre des vérités du-rables.

QUINZIÈME LEÇON.

3 Mars 1837.

Messieurs,

Voici le chien auquel, pour la troisième fois, nous avons soustrait environ trois grammes de fibrine : il est beaucoup plus malade. De nouveaux phénomènes morbides se sont manifestés, et il en est un surtout sur lequel je veux appeler votre attention. Examinez les yeux de l'animal : la conjonctive est rouge, tuméfiée, comme fongueuse, la cornée a perdu son poli, sa transparence habituelle, les paupières sont collées entre elles par une liqueur visqueuse et jaunâtre. Quand j'essaie de les entr'ouvrir avec le doigt, l'animal se débat, comme si l'impression de la lumière provoquait une vive douleur. Vous trouvez réunis là tous les caractères de la maladie désignée par les pathologistes sous le nom d'ophtalmie purulente.

Ces lésions dans la sécrétion de la conjonctive sont-elles une simple complication, un simple accident, ou bien reconnaissent-elles pour point de départ l'altération du sang privé de sa fibrine? Cette dernière supposition me paraît la plus probable. Nous répéterons l'expérience sur d'autres animaux pour voir si ce phénomène est constant. L'ophtalmie purulente est une des affections les plus graves qui frappent le globe oculaire : en peu de jours, souvent même en quelques heures, les membranes se perforent, l'œil se vide, la vision est perdue. Quelle est la cause de cette maladie? Elle nous échappe. Dire que c'est une inflammation, c'est non-seulement ne rien apprendre, mais même c'est diriger les esprits vers de fausses indications thérapeutiques. Les larges émissions sanguines échouent, tandis que l'insufflation de poudres irritantes, l'application de caustiques, l'excision des parties engorgées modifient favorablement la sécrétion de la membrane muqueuse. Si nous pouvions parvenir, par des moyens artificiels à développer des affections identiques, nul doute que nous arriverions à jeter un grand jour sur ces questions obscures. Il est probable que l'ophtalmie purulente, ainsi que toutes les maladies épidémiques, est liée à une altération du sang. On pourrait faire à ce sujet d'intéressantes recherches.

Je n'entrerai pas dans la description détaillée des désordres fonctionnels que la soustraction de la fibrine a introduits dans l'économie de cet animal. Un simple coup-d'œil vous suffit pour en juger. La maigreur, l'abattement, la prostration des forces, la fréquence jointe à la petitesse du pouls, la dyspnée, l'odeur fétide qui s'exhale de

son corps , tout indique une décomposition pu-
tride et des solides et des liquides. J'ai maintenant
dans mes salles à l'Hôtel-Dieu, une femme atteinte
d'une fièvre dite typhoïde : en étudiant avec soin
son état, chacun de vous sera frappé, ainsi que je
le suis moi-même , de l'analogie qui existe entre
les divers symptômes qu'elle présente et ceux qui
nous sont offerts par ce chien privé de sa fibrine.
Est-ce à dire que dans l'un et l'autre cas le même
élément du sang soit modifié dans ses proportions
normales? Je ne vais pas si loin. Malheureusement
nous n'avons pas d'instrument pour mesurer les
propriétés physiques du liquide vivant : la seule
chose que nous soyons en droit d'établir, c'est que
toute altération notable du sang , quelle que soit
sa nature , entraîne inévitablement des désordres
graves dans l'ensemble de nos fonctions organiques.

Je croirais négliger une partie importante de nos
études si je ne vous disais pas quelques mots des
applications pathologiques dont me paraissent susceptibles les faits positifs que nous avons mis sous
vos yeux. Il est impossible que des expériences si
fécondes en déductions physiologiques , soient stériles en résultats pratiques. La circulation pulmonaire exerce une influence immense sur tout notre être , soit que ses troubles ouvrent la scène et
constituent la principale lésion, soit qu'ils n'apparaissent qu'au milieu ou même vers le déclin de
la maladie , alors que l'économie tout entière est
épuisée par de longues souffrances. Toutefois, avant

d'arriver aux phénomènes morbides, arrêtons-nous un instant sur les phénomènes physiologiques dont le poumon est habituellement le siége. L'intelligence des premiers est intimement liée à la connaissance exacte des seconds.

Un des traits les plus importants de l'histoire des capillaires, c'est l'extrême porosité de leurs parois. Celles-ci représentent des espèces de cribles, à mailles très fines, traversées sans cesse par des courants liquides ou gazeux. L'*absorption*, la *transpiration pulmonaire*, diverses *expectorations*, la *respiration* elle-même, dépendent en grande partie des phénomènes d'imbibition et d'exbibition, dont les petits tuyaux pulmonaires sont le siége, en vertu de leurs propriétés physiques.

Au moment où le sang veineux passe dans les capillaires du poumon pour revenir vers la pompe générale, il prend une couleur écarlate, sa température s'élève, son odeur devient plus forte. Ces modifications dépendent évidemment du contact médiat du liquide avec l'oxygène. La paroi vasculaire très mince qui est placée entre l'air atmosphérique et le sang ne s'oppose point au passage du gaz vivifiant. Injectez dans les bronches d'un animal vivant, un liquide quelconque, il sera également absorbé. Les vapeurs, les miasmes, les particules odorantes portés à l'intérieur du poumon pendant les mouvements inspiratoires pénètrent dans les torrents sanguins, et, entraînés par eux, circulent dans tout l'organisme. Rien de plus simple que la manière dont s'exécute l'absorption. Si les parois des vaisseaux cessaient un instant d'être poreuses et par conséquent perméables, l'imbibition deviendrait impossible, et la transformation du sang veineux en sang artériel serait immédiatement suspendue. Faites respirer à un animal du chlore, de l'acide hydro-cyanique, ou tout autre fluide délétère , les effets de la substance se manifestent à l'instant : et si la dose en est assez forte, la mort arrive presque subitement. Ainsi voilà un premier fait: Toute molécule déposée à la surface du réseau capillaire est entraînée par le courant qui le parcourt , du moment qu'elle réunit les conditions physiques propres à l'imbibition.

Des dernières divisions de l'artère pulmonaire s'échappe à chaque instant une certaine quantité de sérosité : déposée sous forme liquide à l'intérieur des lobules, elle se vaporise , sort avec l'air expiré, et constitue ce qu'on appelle la transpiration pulmonaire. Dans nos expériences sur l'animal vivant, nous pouvons en injectant de l'eau distillée dans le système vasculaire, modifier à notre gré la proportion de vapeur exhalée. Suivant que la partie aqueuse du sang est plus ou moins considérable, la transpiration pulmonaire augmente ou diminue. A quoi tiennent ces variétés d'odeur que présente chez beaucoup d'individus l'air chassé du poumon par l'expiration? Aux particules animales entraînées par ce fluide, après qu'elles ont éprouvé dans les cellules pulmonaires des modifications diverses.

Cette vapeur ne provient pas seulement du liquide lancé par la petite pompe : elle est aussi formée aux dépens du sang artériel qui vient se distri-

buer à la membrane muqueuse des voies aériennes.
Cette double source fournit à la transpiration pulmonaire.

Les divers éléments du fluide animal qui transsudent à travers les vaisseaux ne s'échappent pas
toujours au dehors à l'état de vapeur : il en est qui
restent liquides. Pour bien étudier les caractères de
l'expectoration, on doit distinguer avec soin les cas
où ses matériaux sont fournis par la muqueuse
bronchique, de ceux où ils sont fournis par les divisions de l'artère pulmonaire. Cette seconde origine doit seule nous occuper ici : disons-en quelques mots.

Il existe dans les cellules pulmonaires, de petites
masses muqueuses, parsemées de points noirâtres,
traversées par des filaments diversement nuancés :
leur viscosité est assez considérable : aussi, quand
elles sont expectorées, conservent-elles quelque
chose de la forme des lobules au sein desquels elles
avaient été déposées. Elles paraissent formées de
mucus proprement dit, mélangé d'une très petite
quantité de la matière colorante du sang qui s'y
trouve disséminé sous forme de stries ou de globules isolés et altérés. Il est probable que ces petites
masses ne sont autre chose que l'albumine solidi-
fiée au moment de son passage à travers les parois
des capillaires. A n'en juger que par leur aspect,
on dirait d'un mélange de mucus avec un peu de
suie. Cette expectoration s'observe dans la santé la
plus parfaite : elle est aussi inhérente au poumon
que la sueur à la peau ; vous sentez de quelle importance il est pour le médecin de ne point la con-

fondre avec une sécrétion morbide de l'appareil pulmonaire.

Une autre espèce d'expectoration ressemble beaucoup à la précédente, et pourrait même facilement être confondue avec elle. Les personnes qui travaillent le soir à la lumière des chandelles, des lampes dont l'huile est impure, qui respirent un air chargé de fumée, de molécules de carbone, ces personnes, dis-je, sont sujettes à cracher de ces petites masses gobuleuses dont je viens de vous parler. Vous devinez facilement la cause de cette expectoration accidentelle. L'air arrive dans le poumon tenant en suspension une multitude de corpuscules noirâtres : ceux-ci se déposent à la surface des bronches et des cellules pulmonaires, se dissolvent dans les mucosités et leur communiquent une apparence spéciale. De là de prétendues modifications de la sécrétion pulmonaire.

Le poumon d'un jeune animal, d'un enfant, offre une teinte rosée : plus tard des points noirs se dessinent le long des lignes qui circonscrivent les lobules ; ils forment des plaques grisâtres, apparentes à la surface de l'organe et dans la profondeur de son parenchyme. On a beaucoup discuté sur la production de cette matière noire. C'est surtout chez le vieillard qu'elle devient abondante, ainsi que vous pouvez en juger par le poumon que je mets sous vos yeux. Il est extrêmement probable qu'elle est le produit d'une véritable sécrétion, et que la matière colorante du sang, transsudant à travers les parois des capillaires, éprouve au contact de l'air une altération chimique qui amène ces nuances de coloration.

Arrivons maintenant à des faits pathologiques d'une plus haute importance ; ce sont encore des phénomènes physiques ; mais ils sont incompatibles avec l'état de santé, et créent des maladies de toutes pièces. Ne perdez jamais de vue que toute matière déposée accidentellement dans les cellules pulmonaires a été nécessairement charriée par les liquides mus par la pompe droite, et qu'elle s'est échappée de ses vaisseaux, soit en traversant par exhibition, soit en déchirant leurs parois. Ce fait fondamental bien constaté, jetons un coup d'œil sur quelques-unes des altérations pathologiques du poumon.

Qu'est-ce que l'*engouement pulmonaire ?* C'est un épanchement dans les cellules bronchiques de la partie séreuse du sang mélangée à une petite quantité de globules colorés. L'organe a cessé en partie d'être perméable à l'air : un liquide se dépose et séjourne dans les aréoles de son tissu, soit parce que la résorption n'est plus assez active, soit parce que l'exhalation est plus abondante que dans l'état habituel. Le défaut d'équilibre entre ces deux phénomènes physiques entraîne ces infiltrations du parenchyme pulmonaire. L'air apporté par les canaux aérifères ne peut pénétrer jusqu'aux dernières divisions de l'arbre bronchique : il trouve les cellules gorgées de liquide, et, dans ses tentatives pour y pénétrer, il forme cette espèce de mousse qui ruisselle quand on exprime ou qu'on incise les parties engouées. Une fois hors des capillaires, la matière épanchée se trouve soumise comme tout corps grave aux lois de la pesanteur : peu à peu elle traverse en s'imbibant le tissu cellulaire, gagne les points les plus déclives, et s'y accumule. C'est ainsi que vous expliquez la prédilection qu'affecte en apparence l'engorgement pour les parties postérieures du poumon. Le décubitus dorsal des malades rend physiquement raison de cette circonstance pathologique.

Les modifications apportées dans les propriétés physiques des liquides et des tuyaux doivent avoir et ont effectivement une immense part dans la production de ces phénomènes morbides. Faisons ici l'application des résultats fournis par l'observation. N'est-il pas indubitable qu'en diminuant la viscosité du sang, nous avons pu à notre gré déterminer des engouements partiels ou généraux suivant que l'altération du liquide était plus ou moins profonde? Témoin ces expériences où nous avons injecté de l'eau dans les veines, témoin ces autres expériences non moins curieuses où nous avons soustrait presqu'en totalité la fibrine. Vous prévoyez de quelle importance il serait pour le médecin d'avoir présente à l'esprit l'influence exercée par la composition des liquides sur la facilité avec laquelle les parois vasculaires se laissent imbiber. Qu'un individu soit atteint d'engouement pulmonaire par suite d'un appauvrissement des matériaux du sang, vous obstinerez-vous à ouvrir la veine pour dompter je ne sais quelle chimère que vous appelez *diathèse inflammatoire*? Plus vous saignerez, plus le sang perdra de sa viscosité, plus il aura de tendance à s'extravaser. Je pourrais multiplier ces exemples et appuyer sur des faits malheureusement trop nombreux les propositions que vous m'entendez émettre : je livre ce sujet à vos recherches cliniques. Comparez ces aperçus lucides à l'obscurité du langage de ces *doctrines*, où les mots *irritation*, *inflammation* impuissants à rien expliquer, sont prodigués partout et à chaque instant, avec une déplorable suffisance, comparez-les avec les résultats fournis par l'observation? vous saurez de quel côté est la vérité, de quel côté est l'avenir de la médecine.

L'*apoplexie pulmonaire* est caractérisée par un épanchement du sang dans les cellules du poumon. De même que l'hémorrhagie cérébrale, elle peut être produite de deux manières : tantôt elle résulte d'une simple exhalation sanguine dans le parenchyme pulmonaire, tantôt, et ce cas est le plus commun, les parois des vaisseaux se déchirent, et le sang extravasé se réunit en foyer. Chez les personnes qui succombent à cette affection, on trouve des portions de poumon engorgées par un liquide noirâtre, poisseux, demi-coagulé : la surface des incisions est granulée, et chaque granulation rappelle la forme des cellules aériennes. De distance en distance, le tissu pulmonaire lacéré offre des excavations anfractueuses, remplies d'un liquide très foncé au milieu duquel sont suspendus des caillots fibrineux. La texture naturelle du poumon a disparu, c'est à peine si on distingue les principales divisions bronchiques ou vasculaires. Ces divers dégrés d'une même altération s'expliquent parfaitement si vous songez aux conditions physiques du liquide épanché. Ne s'échappe-t-il qu'en petite quantité hors des capillaires, il est reçu dans les cellules et s'y solidifie : fait-il éruption en quantité considérable, les parois des cellules se déchirent, leurs cavités se confondent, elles ne présentent plus qu'une vaste caverne. Ce qui distingue l'engouement de l'apoplexie pulmonaire, c'est que dans un cas la partie séreuse seule, et dans l'autre tous les éléments du sang, s'épanchent hors des vaisseaux et s'infiltrent dans les mailles du poumon. Une forte oppression, un sentiment d'anxiété, d'angoisses, des efforts continus pour dilater le thorax, tels sont les principaux symptômes de cette hémorrhagie capillaire. L'expectoration est nulle si l'épanchement ne communique avec aucun tuyau bronchique : dans le cas contraire, les malades rejettent un sang tantôt spumeux, rutilant, mêlé de salive et de mucosités gutturales; tantôt, et le plus souvent noirâtre, visqueux, en un mot, visiblement altéré. Je n'ai point à parler ici des signes stéthoscopiques, ni de ceux fournis par la percussion : ils doivent vous être déjà connus.

Pourquoi dans certaines conditions, le sang en substance peut-t-il franchir les porosités de ses tuyaux, tandis qu'à l'état sain, il ne s'échappe par cette voie qu'une très faible partie de sa sérosité ? Cela tient aux propriétés physiques de ce liquide. Malheureusement nous ne pouvons déterminer avec précision le genre particulier d'altération qu'il éprouve. Ce que l'on sait de très positif relativement aux cas d'apoplexie pulmonaire observés avec soin, c'est que le sang est très profondément attéré, et qu'il a perdu la faculté de se coaguler avec assez d'énergie, pour former un caillot résistant. Examinés au microscope, les globules n'ont plus leur conformation normale, leur enveloppe semble ramollie en partie déchirée. Remarquez, je vous prie, que fréquemment la circulation du poumon n'est pas seule troublée : dans une foule de points de l'économie, le sang s'extravase, s'infiltre dans les tissus, ou se réunit en foyers multiples. De là ces pétéchies, ces ecchymoses, ces abcès sanguins, ce *purpura*, cette *diathèse hémorrhagique*, pour parler le langage de quelques médecins. J'ai vu des individus frappés d'apoplexie pulmonaire rendre du sang par les selles, par les urines, par la transpiration cutanée et par les principales surfaces d'exhalation. L'histoire nous a transmis la fin misérable de Charles IX, juste punition de son aveugle et féroce politique : de tout son corps, et, pour ainsi dire, par chacune des porosités s'échappait un sang noirâtre, corrompu, fétide. Ces transsudations morbides n'atteignent pas seulement les grands personnages, elles sont beaucoup plus fréquentes qu'on ne le pense, et s'attachent de préférence aux gens riches dont le régime est recherché. Elles sont, pour le physiologiste, une preuve manifeste de l'altération du sang.

Les *hépatisations pulmonaires*, sont aussi des phénomènes de cette nature, avec cette différence que le sang épanché est coagulé. Nul doute que la vitalité du poumon ne puisse être modifiée, par des causes diverses, et qu'il n'en résulte consécutivement de graves désordres ; mais ces désordres reconnaissent fréquemment pour origine des altérations des liquides eux-mêmes. Je n'en veux pour preuve, que ces pneumonies qui éclatent chez des personnes placées dans les conditions hygiéniques les plus favorables. L'impression subite du froid est généralement envisagée ; comme déterminant le plus souvent l'*inflammation* du tissu pulmonaire : le fait est exact; mais il faut aussi tenir compte des influences intérieures. Qui ne sait que pendant le cours de ces fièvres de mauvais caractère qui modifient si visiblement et les solides et les liquides, il arrive fréquemment que le poumon s'engorge, devient imperméable, et ne peut plus servir à la respiration? Cependant les malades n'ont commis aucune imprudence; la chaleur du lit et de l'appartement a maintenu leur corps à une température toujours égale. Ce qui a été modifié, c'est la composition et les propriétés physiques du sang.

L'*hépatisation rouge*, reconnaît pour caractère anatomique une induration du tissu pulmonaire avec absence de crépitation. Les cellules, les ramifications bronchiques, les capillaires sanguins sont infiltrés d'une matière opaque, rougeâtre : cette matière ne paraît être autre chose que la fibrine coagulée; sa couleur lui vient de son mélange avec la matière colorante du sang. C'est en vain que vous insufflez de l'air dans la trachée-artère, le poumon est devenu imperméable. Le sang, en s'imbibant à travers les parois capillaires, ne séjourne pas en totalité dans les cellules, une partie est rejetée par l'expectoration ; de là ces crachats rougeâtres, safranés, d'une viscosité telle qu'on peut renverser le vase sans qu'ils s'en détachent. Leur couleur est d'autant plus foncée, que la quantité de sang qu'ils contiennent est plus considérable ; aussi sont-ils d'un puissant secours, pour apprécier l'état du parenchyme pulmonaire. La maladie tend-elle vers la résolution, ils deviennent moins rouges, moins visqueux, il sont d'un jaune-citron. Quelle est cette substance jaune ? Est-ce un produit nouveau, de formation récente? Non. Ce n'est autre chose qu'un des éléments du sang. Vous savez que dans ce liquide, il existe deux matières colorantes, l'une rouge, l'autre jaune. Celle-ci, à ce degré de la maladie, transsude seule avec le sérum hors des tuyaux membraneux, et se mêlant aux mucosités bronchiques, est expectorée. Vous vous expliquez aussi facilement l'engorgement et l'induration du tissu pulmonaire. Par suite de l'obstruction du réseau capillaire, le sang stagne dans ses vaisseaux et s'y solidifie. Les matériaux qui se sont épanchés dans les cellules de l'organe se trouvent dans les mêmes conditions que s'ils étaient déposés dans un vase, ils se coagulent, et se décomposent : pour pouvoir être résorbés, il faut qu'ils repassent à l'état liquide et s'imbibent dans ces mêmes vaisseaux d'où une première fois ils se sont échappés.

Il y a une autre altération du poumon qu'on appelle *hépatisation grise*. Ce n'est point à vrai dire, une maladie distincte de la précédente, on ne doit l'envisager que comme un degré plus avancé de l'hépatisation rouge à laquelle elle suc-

cède presque constamment. Les matériaux du sang
exhalés dans les cellules pulmonaires s'altèrent; plus
leur séjour s'y prolonge, plus ils se décomposent;
bientôt ils semblent transformés en un pus véritable.
La substance du poumon devient plus molle, plus
humide, elle prend uniformément la couleur jaune-
paille. Une matière visqueuse et grisâtre suinte
à la surface des incisions, on dirait de l'albumine
tenant en suspension des grumeaux puriformes.
A ce dégré de désorganisation, vous chercheriez
en vain la texture alvéolaire du parenchyme pulmonaire : cellules, capillaires, canaux aériens,
lobules, tout est abreuvé d'une liqueur plastique,
et passe successivement par les divers degrés de
ramollissement. Il est rare qu'un poumon entier
soit hépatisé : on peut ordinairement suivre par
les diverses nuances de coloration de son tissu, les
degrés intermédiaires à l'engorgement, et à l'infiltration purulente. Ici la matière colorante du
sang est à peine altérée, là elle présente une teinte
citrine, plus loin elle est tout à fait grisâtre. Ce
sont toujours de simples transformations physiques. Toutes les fois que du pus se forme dans un
point de nos organes, c'est qu'il y a eu précédemment un dépôt de sang en substance ou de quelques-uns de ses éléments.

L'expectoration n'a plus les caractères que nous
avons signalés à propos de l'hépatisation rouge.
Les crachats sont cendrés, diffluents, d'un blanc
sale, qui semble indiquer un mélange de pus. La
dyspnée est extrême, la suffocation imminente.
La difficulté de la circulation capillaire entraîne

dans toute l'économie les troubles les plus graves :
à cette période, il est rare que la terminaison de
la maladie ne soit pas funeste.

Ainsi l'hépatisation soit rouge, soit grise, dépend de la présence dans le parenchyme pulmonaire, d'une certaine quantité de sang exhalé par
les porosités de ses vaisseaux. Qu'un malade meure
dans nos hôpitaux d'une pneumonie, on coupe
le poumon par tranches, puis on fait remarquer
aux élèves comme quoi il est plus mou, plus lourd,
diversement coloré, enfin on ajoute : voilà une
inflammation ! Là s'arrête la leçon, là s'arrête également la science et du maître et des auditeurs.
Que si on substituait à l'examen grossier des amphithéâtres l'inspection microscopique, croyez-vous
qu'on n'arriverait pas à des résultats plus scientifiques ? C'est pour combler cette lacune de l'ensei-
gnemént actuel que j'insiste spécialement sur les
conditions physiques, qui amènent ces transformations pathologiques.

Je ne reviendrai pas sur ce que je vous ai dit des
pneumonies grippales. En parlant de cette maladie
sous le rapport des altérations physiques qu'elle introduit, je vous ai signalé les principales lésions
dont le tissu pulmonaire est affecté : nous y avons
rencontré l'engouement, l'hépatisation, l'apoplexie
avec des caractères tout spéciaux, de plus, les canaux aérifères se sont offerts à nous oblitérés par des
concrétions pelliculaires analogues à la fausse
membrane du croup. Ces altérations dans la sécrétion de la muqueuse bronchique, jointes aux extravasations des matériaux du sang, ont dû mécani-

quement concourir à suspendre les fonctions de l'appareil pulmonaire. La grippe par ses symptômes, par les désordres qu'elle entraîne dans la circulation capillaire, reconnait nécessairement pour cause une modification des propriétés physiques du sang. Ayant discuté longuement avec vous ces questions , je crois inutile d'insister sur de nouveaux développements.

Vous parlerai-je de l'écume bronchique ? Ce n'est point une maladie à part, devant occuper une place spéciale dans les classifications nosologiques. Nous avons vu que l'engouement pulmonaire résulte de l'accumulation dans les cellules de la partie séreuse du sang mélangé d'une très petite quantité de matière colorante. En même temps la sécrétion de la membrane qui tapisse les voies aériennes est plus abondante, nouvel obstacle au passage de l'air. Comment ce fluide arrivera-t-il aux lobules? Ce ne pourra être qu'en traversant les mucosités qui obstruent les divisions bronchiques. Leur viscosité, leur adhérence aux parois des canaux aérifères exigent de la part du malade de violents efforts pour faire pénétrer jusqu'au réseau capillaire l'air atmosphérique. Plus la circulation s'embarrasse , plus les parois vasculaires se trouvent distendues, plus le sérum du sang a de tendance à s'extravaser. Une fois épanché, il se mêle intimement à l'air qui se divise en bulles innombrables : de là cette mousse, cette écume dont les ramifications bronchiques se trouvent engorgées pendant la vie et sur le cadavre. C'est un phénomène tout à fait semblable à celui que les enfants s'amusent à produire en insufflant avec un chalumeau de l'air dans de l'eau savonneuse ; le liquide bouillonne, devient spumeux , revêt, en un mot , les caractères d'une légère écume.

J'aurai peu de choses à vous dire de l'*œdème du poumon*. On désigne par ce nom une infiltration de sérosité dans le tissu pulmonaire, portée à un degré tel qu'elle rend son tissu non perméable à l'air. Rarement cette affection est primitive. Elle résulte presque constamment d'une maladie concomitante du cœur ou des gros vaisseaux. Depuis que nos expériences ont démontré la véritable manière dont s'opère l'absorption , il est très facile de s'expliquer comment un obstacle mécanique à la circulation pulmonaire entraîne le dépôt dans le parenchyme de l'organe des liquides exhalés. L'œdème du poumon survenu aux approches de la mort constitue une véritable infiltration cadavérique : il occupe les parties postérieures , c'est-à-dire , celles qui avoisinent la colonne vertébrale et la concavité des côtes correspondantes. Lorsqu'on incise le tissu pulmonaire, il en ruisselle une sérosité abondante , incolore ou légèrement fauve. La transparence de l'épanchement suffit pour faire distinguer l'œdème de l'engouement; car dans cette dernière lésion, la liqueur imbibée contient une plus grande quantité de matière colorante.

Il me reste encore à vous parler de la formation des tubercules dans le poumon. Les anciens attribuaient à l'inflammation le développement de ces produits accidentels; privés de connaissances ana-

tomiques rigoureuses, privés surtout de ces instruments grossissants, qui permettent à l'œil de
descendre dans les détails d'une minutieuse investigation, il n'est pas étonnant qu'ils aient eu à
cet égard des opinions erronées. De nos jours une
doctrine s'annonce comme nouvelle, affecte pour
l'antiquité un dédaigneux mépris, et ne se promet
rien moins que d'opérer une révolution dans le
monde médical. Comment procède-t-elle ? Elle accueille tout d'abord ces vieilles idées, les amplifie,
les exagère ; puis, reniant son origine, elle décore
son principal apôtre du modeste titre de restaura-
teur de la médecine. Pour elle toutes les maladies
reconnaissent un même principe. L'engouement,
l'hépatisation, l'apoplexie, la tuberculisation du
poumon, ce sont là autant de formes que revêt
l'inflammation; nouveau Protée se jouant au sein
de l'organisme. Nous avons déjà fait ressortir tout
ce qu'il y a d'inexact, ou pour parler sans réti-
cences, tout ce qu'il y a d'absurde dans une semblable doctrine. Mais ce n'est pas une raison pour
qu'elle ne compte pas de nombreux partisans ; il
faut des croyances à la multitude, et quand elle
ne trouve pas quelqu'un pour la tromper (le cas
est fort rare), elle se crée elle-même des illusions,
au sein desquelles elle prend plaisir à se bercer.
Dans la prochaine séance, je vous exposerai l'état
actuel de nos connaissances touchant l'origine des
tubercules pulmonaires.

SEIZIÈME LEÇON.

8 mars 1837.

Messieurs,

De toutes les maladies qui attaquent l'appareil respiratoire, la plus meurtrière est sans contredit la dégénérescence tuberculeuse du tissu pulmonaire. Aussi les médecins de tous les temps, de tous les pays, de toutes les écoles, ont-ils cherché à éclairer son histoire. Malheureusement, cette grave question a été plutôt débattue par des raisonnements que par des faits; on a étudié avec un soin minutieux les lésions cadavériques, sans chercher à remonter aux principes de ces lésions; et quand on a voulu soumettre à l'analyse les causes qui présidaient à leur formation, on s'est égaré dans des suppositions sans limites. La phthisie pulmonaire, malgré tous les travaux dont elle a été l'objet, est encore aujourd'hui, pour les malades un juste sujet d'effroi, pour le médecin un écueil contre lequel échouent sa science et sa thérapeutique. Je n'ai point à vous faire la description de cette maladie : consultez les livres, consultez surtout nos hôpitaux, cet immense champ ouvert à l'observation. Vous n'aurez que trop d'occasion d'étudier ses déplorables effets. Elle ne respecte ni l'âge, ni le sexe, ni la position sociale ; chaque jour elle frappe de nombreuses victimes, et telle est sa fréquence, qu'il n'est peut-être aucun d'entre vous qui déjà par la perte d'un parent ou d'un ami, n'en ait subi la douloureuse épreuve.

Je ne vous exposerai ici que ce qu'on sait de positif relativement à la manière dont le tubercule se forme. C'est une question en grande partie physique, conséquemment elle rentre dans nos études.

La matière tuberculeuse s'offre dans le poumon sous divers aspects principaux, tantôt elle est *infiltrée*, tantôt elle est en globules *isolés*, tantôt elle forme des masses de volumes variables, tantôt elle est solide, tantôt enfin elle est ramollie sémi-fluide, etc. Prenez le poumon d'un phthisique, vous y rencontrez tous ces divers degrés d'altération, et vous pouvez suivre les transformations successives que subissent ces produits accidentels suivant les phases de la maladie. La grosseur des tubercules offre de nombreuses variétés. Les uns sont d'une ténuité telle, qu'on ne peut les apercevoir qu'à l'aide de la loupe. D'autres égalent ou même dépassent le volume d'une noix. Entre ces deux extrêmes existe une foule d'intermédiaires. Quand on étudie les tubercules, dans le premier moment de leur formation, voici ce qu'on observe : au centre des cellules pulmonaires apparaît un petit point blanchâtre, légèrement opaque, adhérent intimement aux parois de ces cavités; ressemblant à une sorte de couche étendue sur les vaisseaux capillaires. Peu à peu une nouvelle quantité de matière tuberculeuse se dépose dans les cellules, les remplit et distend leurs cloisons. Un lobule représente alors de petits groupes de granulations miliaires. Au bout d'un certain temps les parois celluleuses qui isolaient chaque tubercule se détruisent, toute ligne de démarcation disparaît, le lobule entier ne forme plus qu'une masse homogène. Arrivé au moment où une fraction de poumon se trouve envahie par ces dépôts puriformes, de vastes cavernes se creusent sur le tissu pulmonaire, leurs parois tapissées par une exsudation pseudo-membraneuse s'opposent à l'imbibition des matériaux épanchés. Ceux-ci séjournent un temps variable dans le parenchyme de l'organe, puis tout à coup les malades expectorent des flots d'un liquide visqueux, épais, où l'on reconnaît, à l'aide du microscope, des globules purulents. Que s'est-il passé ? Plusieurs phénomènes physiques. Les ramifications bronchiques comprimées par les masses tuberculeuses , se détruisent, la caverne se vide par la perforation de leurs parois. Une fois la matière tuberculeuse évacuée, on ne trouve plus à sa place qu'une excavation anfractueuse , traversée par des colonnes qui ont quelque ressemblance avec celles des valvules du cœur : ces colonnes ne sont autre chose que les débris des vaisseaux et du tissu pulmonaires.

On s'est demandé et on se demande encore quelle est l'origine de cette matière tuberculeuse, à quelle source elle puise ses éléments. Voici les résultats où m'ont amené mes recherches microscopiques. En examinant les poumons d'individus phthisiques, j'ai toujours vu les premiers rudiments du tubercule déposés à l'intérieur des cellules. Le sang seul a pu servir de véhicule à leurs matériaux, et c'est en s'imbibant à travers les parois capillaires, que ceux-ci se sont épanchés dans le parenchyme pulmonaire. Ne croyez pas que ce soit là une simple conjecture : de nouveaux faits sont venus déposer en faveur de mon opinion. Ainsi, on a décrit dans ces derniers temps une altération de la pie-mère offrant une analogie frappante avec les produits accidentels qui nous occupent : par sa structure vasculaire la pie-mère peut être comparée, d'une manière éloignée il est vrai, au tissu du poumon : c'est un lascis de veines et d'artères étalées en membranes et offrant à l'inspection microscopique une plus large surface. Quels sont les caractères anatomiques de ce qu'on appelle la méningite tuberculeuse? Les vaisseaux cérébraux dilatés, les sinus gorgés de sang annoncent une gêne notable dans la circulation. De petits grains friables, opaques, grisâtres sont disséminés çà et là sur la première : ils adhèrent aux parois des capillaires et y semblent comme incrustés. Il faut bien que cette matière tuberculeuse se soit échappée des vaisseaux par exhibition, car elle n'a pu par aucune autre voie être apportée du dehors.

Par quoi est formé le tubercule pulmonaire ? Nous avons vu qu'il est le résultat d'une sécrétion morbide. Les matériaux qui le constituent ont été soumis à l'analyse chimique ; on n'a pas noté de différences bien caractéristiques entre leur composition et celle du pus phlegmoneux. Ce fait prouve l'état peu avancé de la science bien plutôt que l'identité de ces deux substances. Est-ce un produit nouveau ? Je ne le pense pas, et je regarde comme extrêmement probable qu'on trouvera tôt ou tard dans le liquide vivant des éléments de la matière tuberculeuse. Cette matière est peu azotée, elle se putréfie difficilement. Dernièrement on a signalé dans le sang de certains individus la présence de globules offrant avec ceux du tubercule la plus grande analogie. Il serait à désirer qu'on donnât suite à ces recherches : elles pourraient conduire à d'importants résultats.

On s'est beaucoup occupé de savoir si la matière tuberculeuse est originairement liquide, ou si elle se dépose sous forme solide dans les cellules pulmonaires. Cette question ne me paraît pas mériter tout l'intérêt qu'on y a attaché. Il m'a semblé que les tubercules mous et gélatiniformes dans les premiers instants de sa formation, se concrètent ensuite et se solidifient. Si vous vous rappelez la structure poreuse des vaisseaux, vous concevrez facilement comment une substance pulpeuse ou même tout à fait solide peut s'échapper à travers leurs parois. Il n'est personne qui ne connaisse l'extravasation du phosphate de chaux hors des capillaires pour aller se déposer dans le parenchyme de certains organes. On sait également que divers sels injectés dans le système sanguin sortent par imbibition et se déposent sous forme de cristaux à la surface de ces conduits. Ces phénomènes physiques sont maintenant aussi simples à voir que faciles à expliquer. De récentes observations microscopiques faites en Allemagne leur ont donné un nouveau degré de certitude.

Quoi qu'il en soit de la consistance primitive du tubercule, il se présente en général sous la forme d'une masse compacte, arrondie, se laissant facilement écraser sous les doigts. On dirait un fragment de matière caséeuse : seulement il est un peu plus dur que le fromage ordinaire. Au lieu de vivre de la vie commune à l'être organisé, ce produit accidentel n'est que le résultat d'une sécrétion morbide se développant par l'addition de couches successives. Comme toute substance animale il s'altère, se décompose sous l'influence de l'humidité et de la température des parties qui l'entourent. Lorsque la matière tuberculeuse s'est complètement ramollie par suite d'une action toute chimique, elle présente la fluidité du pus véritable, et s'échappe par les bronches : les pathologistes désignent ces expectorations purulentes par l'expression de *Vomiques*.

Ce qu'il nous importe le plus de bien constater dans l'histoire des tubercules pulmonaires, c'est leur origine. Vous venez de voir que leurs matériaux sont apportés pas le sang et que ce n'est qu'après s'être imbibés dans les parois capillaires qu'ils s'épanchent dans les cellules. Comment pouvez-vous modifier, suspendre cette sécrétion morbide ? Sera-ce en agissant directement sur le

poumon ? Evidemment non. Le principe de la maladie est dans les liquides qui traversent son parenchyme ; c'est donc en vous adressant à ces liquides que vous arriverez à prévenir la formation
de la matière tuberculeuse et son extravasation.
On est loin, bien loin de ces idées, aujourd'hui que
la pratique médicale est en partie aveuglée par les
pseudo-théories de l'école inflammatoire. Savez-
vous comment il convient de traiter la phthisie
pulmonaire ? Le moyen est simple, héroïque : sai-
gner ! Eh ! Messieurs, entre les sangsues dont
vous couvrez la poitrine et le siége même du mal,
il y a toute l'épaisseur des parois thoraciques, il
y a toute la distance qui sépare l'empirisme brutal
d'une médecine éclairée.

Si les tubercules étaient le produit d'une *irritation* locale du poumon par cause venue du dehors,
on ne les rencontrerait que dans ce dernier organe.
Bien loin de là, des productions semblables se dé-
veloppent dans une multitude d'autres points de
l'économie. Ainsi vous en trouvez dans l'intestin,
le foie, les reins, l'encéphale, les ganglions mésentériques, cervicaux, bronchiques, etc., partout
en un mot où le sang traverse des canaux capillaires. Est-ce l'irritation qui se reproduit dans chaque tissu sous une forme identique? On l'a dit, on
le répète encore. Laissons au bon sens de chacun
le soin de faire justice de ces grossières erreurs, et
ne leur donnons pas, en les réfutant, une importance dont elles sont indignes. Le raisonnement
est une arme impuissante contre les créations purement imaginaires.

Voilà, Messieurs, les applications très restreintes que nous avons dû faire à la pathologie, des
résultats fournis par la physiologie expérimentale.
Fidèles à notre promesse, nous avons attaqué les
questions les plus délicates, celles qui attendent
encore de l'observation une solution définitive. Il
est sans doute plus flatteur pour l'amour-propre
d'insister sur ce qu'on sait que sur ce qu'on ne
sait pas ; mais avouer que l'on ignore, c'est déjà
un premier pas vers la vérité. Nous avons cherché
à rattacher nos théories aux faits, et non les faits
à nos théories. Il importe peu pour la science que
votre esprit soit plus ou moins fécond en suppositions ingénieuses. Prouvez d'abord : plus tard vous
développerez vos explications.

Nous allons maintenant terminer ce qui a rapport à la circulation pulmonaire et vous parler du
retour du liquide au réservoir de la pompe générale. Cette partie de notre grand problème d'hydraulique est fort peu avancé. Les physiologistes
l'ont à peine étudiée, par une raison toute simple :
les veines pulmonaires placées profondément derrière le sternum et le cœur, recouvertes par le poumon chez les mammifères, sont difficiles à examiner sur le cadavre, et à plus forte raison sur l'animal vivant. Quelqu'habitude des expériences
qu'ait acquise un long exercice, l'ouverture du
thorax entraîne fréquemment la mort avant qu'on
ait eu le temps de donner aux observations les
développements nécessaires. Il faut prendre certaines précautions, choisir les animaux dont le
mode de respiration se prête le mieux à ce genre

de recherches. C'est ce que nous allons essayer de faire; j'ignore quels en seront les résultats. Disons, auparavant, quelques mots de la disposition anatomique des veines pulmonaires.

Aux dernières divisions de l'artère pulmonaire, succèdent les radicules d'un autre système de tuyaux; celles-ci, par leurs anastomoses successives, se réunissent en rameaux de plus en plus volumineux, et se terminent toutes en quatre troncs, lesquels, après avoir traversé le péricarde, vont s'ouvrir dans l'oreillette gauche. Les veines pulmonaires sont complètement dépourvues de valvules dans leur longueur et à leur embouchure. Leur structure est semblable à celle des autres veines. Ce sont des canaux élastiques susceptibles de se laisser détendre, puis de revenir sur eux-mêmes. Vous chercheriez en vain dans ces alternatives de dilatation et de resserrement quelque chose qui ressemblât à la contraction musculaire : il n'y a là qu'un simple effet mécanique de l'élasticité.

Nous vous avons indiqué les modifications qu'éprouve le liquide animal dans ses propriétés physiques à l'instant où il traverse le poumon; quelle est la force qui le met en mouvement dans ses tuyaux ? C'est la pompe pulmonaire. Chaque fois qu'elle se contracte, une nouvelle ondée de sang est lancée dans le système artériel et, par continuité de canaux, dans le système veineux. A cette cause d'impulsion il faut joindre la pression exercée par la colonne d'air et par les puissances expiratrices sur les organes contenus dans la cavité pectorale. Quant à l'action propre des capillaires, le resserrement actif de leurs parois, ce sont de ces rêveries auxquelles il ne faut attacher aucune valeur sous peine de nous ramener à l'âge d'or des propriétés vitales. Ces faits d'hydraulique ont été vérifiés avec la plus grande exactitude par les expériences relatées dans le dernier travail que M. Poiseuille a présenté à l'Académie des Sciences. Il a cherché par tous les moyens imaginables à constater dans les capillaires une action spéciale, indépendante de leur élasticité. Jamais il n'a vu les parois de ces vaisseaux modifier la marche des liquides autrement que par les propriétés physiques de leur tissu. Ainsi la question me paraît entièrement jugée.

A mesure qu'il s'approche du cœur, le sang présente un mouvement graduellement accéléré : une expérience très simple le prouve : faites une piqûre à l'un des rameaux qui concourent à former les veines pulmonaires, le liquide s'échappe avec une certaine vitesse. Intéressez un des gros troncs veineux, l'écoulement du liquide est beaucoup plus rapide. Ce phénomène dépend de ce que plus les tuyaux sanguins diminuent de nombre en s'anastomosant, plus les espaces deviennent étroits. Je ne sache pas que personne s'avisât de contester, du moins dans cette circonstance, l'utilité des connaissances hydro-dynamiques pour l'intelligence des mouvements de nos fluides.

Les quatre colonnes de sang poussées par la contraction de la pompe pulmonaire, comprimées par la réaction élastique des tuyaux, arrivent à l'oreillette gauche. Comment ce réservoir se comportera - t - il à l'égard du liquide ? Absolument de la même manière qu'un sac membraneux non contractile. La même puissance mécanique qui fait marcher les liquides dans les infiniment petits canaux du poumon, et les troncs vasculaires les plus volumineux, les pousse dans le réservoir. Les parois de cette cavité cèdent et se dilatent. Cette dilatation n'est point un phénomène actif, une sorte d'aspiration produite sur le sang charrié par les tuyaux veineux. Elle est le résultat tout mécanique de l'effort imprimé au liquide par la contraction de la pompe opposée et de la pression qu'il exerce sur des tissus élastiques. Ceci est d'autant plus important à constater qu'on a imaginé dernièrement, encore à propos de la circulation, des choses tellement étranges, pour ne rien dire de plus, que les faits les plus positifs sont à tout instant menacés d'un entier bouleversement. Le croirez-vous ? Un physiologiste, si toutefois il mérite ce nom, a osé dire, a osé imprimer qu'en renfermant entre deux ligatures du sang artériel dans un intestin de poulet, on percevait des battements analogues au pouls ! Oui, Messieurs, ceci a été donné comme rigoureusement démontré et même a servi de base à je ne sais quelle théorie sur l'impulsion vitale que possède chacune des molécules du sang. De pareilles assertions n'ont pas besoin de commentaires.

Le sang n'a donc par lui-même aucune force réelle : celle dont il est doué lui a été communiquée par la pompe droite dont l'action retentit jusqu'au réservoir gauche. Vous avez vu également en

quoi la pression atmosphérique et l'effet des puissances expiratrices concourent aux mouvements
du liquide. Passons maintenant à un autre phénomène.

Le réservoir rempli, distendu, se resserre. Ici,
Messieurs, il n'est plus question de mécanique.
Tandis que les parois de la cavité auriculaire s'é-
taient laissé dilater comme une membrane inerte,
elles se contractent à la manière de la fibre musculaire. Ne confondez pas ces deux temps : le premier est un effet mécanique, le second est une action vitale. Autant l'explication de l'un est simple,
autant celle de l'autre est difficile, je dis même
impossible dans l'état de nos connaissances actuelles.

Le liquide pressé en tous sens cherche une
issue pour fuir. Par où parviendra-t-il à s'échapper? Ce sera par les tuyaux qui l'ont apporté,
et par l'ouverture de communication du corps
de la pompe. Examinons de quel côté le passage
est le plus facile. L'absence de soupapes à l'o-
rifice des veines pulmonaires laisse la lumière de
ces conduits ouverte ; par conséquent aucune disposition anatomique ne s'oppose au reflux du liquide. Mais les quatre colonnes sanguines mues
avec une rapidité considérable affluent sans cesse
vers le réservoir : elles rencontrent le courant rétrograde. De là collision des molécules fluides, effort pour repasser dans les veines pulmonaires,
effort opposé pour pénétrer dans l'oreillette. Cependant la pompe voisine ne reste pas étrangère
à ce phénomène ; elle a cessé de se contracter,

ses fibres reviennent à leur longueur de repos et ses parois, par la détente élastique de leur tissu, s'écartent et se dilatent. Le sang trouvant une issue facile, repousse la valvule mitrale, s'élance dans la cavité ventriculaire et pénètre dans les aréoles de ces cordages tendineux. Aussi tout concourt à faire passer le liquide du réservoir dans le corps de la pompe. Une très petite partie est repoussée dans les tuyaux veineux, et cela à cause des obstacles que nous venons de mentionner. La manière dont ces vaisseaux viennent s'ouvrir dans l'oreillette, doit encore ajouter à la difficulté du reflux : les parois de cette cavité contractile, en se resserrant, diminuent le diamètre des quatre veines pulmonaires et ferment en partie leur embouchure au retour du liquide.

Ce qui est capital dans la question qui nous occupe c'est l'influence directe exercée sur le cours du sang par la contraction de la pompe pulmonaire et l'élasticité des tuniques vasculaires. A quoi bon supposer l'intervention d'un agent vital dont l'existence est aussi contraire au raisonnement qu'à l'observation positive ? D'une question très simple on en a fait une des plus compliquées. Dans nos traités de physiologie les plus modernes, vous lisez tous les minutieux détails de cette prétendue action des capillaires. On explique, ou plutôt on croit expliquer, par la contraction active de leurs parois, la marche du sang dans les veines pulmonaires et son retour vers la pompe opposée. C'est en vain que vous demandez des preuves. A toutes vos objections on répond qu'on a la conviction profonde que les choses se passent ainsi, qu'il est impossible qu'il en soit autrement : qu'importe que l'action propre des capillaires n'existe pas, elle doit exister !

Passons maintenant aux preuves expérimentales des faits que j'ai eu l'honneur de vous énoncer. Je désirerais examiner comment le liquide marche à l'intérieur des veines pulmonaires, si, en piquant leurs parois, il s'échappe en formant un jet. Il est très probable que les subdivisions multiples des tuyaux et leur réaction élastique transforment l'impulsion alternative de la pompe en mouvement uniforme. Nous allons voir si l'expérience peut être faite. Je ne me rappelle pas l'avoir jamais essayée.

Lorsque dans une expérience on est obligé d'ouvrir la poitrine, il vaut mieux se servir d'un oiseau que d'un mammifère. Je crois vous en avoir dit la raison. Chez les oiseaux l'air n'est pas reçu simplement dans le poumon, il pénètre en outre, dans de larges cavités disposées en cellules par des cloisons membraneuses. Chaque cellule communique avec la trachée - artère. L'absence de diaphragme permet au fluide atmosphérique de circuler librement dans le thorax, l'abdomen, et jusque dans les mailles du tissu osseux. A chaque inspiration l'air circule dans cet immense réceptacle, ce qui nous explique et la légèreté spécifique du corps de l'animal, et les caractères physiques de son sang soumis par tant de surfaces au contact de l'oxygène. Nous mettons à profit cette disposition anatomique, pour nos expériences.

Chez les mammifères, au contraire, le poumon seul admet l'air dans sa cavité : une fois la poitrine ouverte, sa cavité communiquant à l'extérieur, l'organe s'affaisse par son élasticité et (n'en déplaise à certains physiologistes) la mort arrive immédiatement.

Voici une oie qui va servir à l'expérience que je médite. J'aurais bien pu faire préparer l'animal avant la séance, mais j'ai préféré répéter devant vous tous les détails de l'expérience. Il est une foule de particularités minutieuses qu'on ne peut décrire et qu'il faut voir pour bien les comprendre. Peut-être aussi y a-t-il de ma part un peu d'amour-propre, car cette opération est de mon invention.

Les plumes qui recouvraient la face antérieure de la poitrine ont été enlevées : de cette manière on distingue aisément les limites des os et des masses charnues. De chaque côté du sternum, je fais avec le scalpel une incision parallèle à la ligne médiane, puis avec le manche de l'instrument je gratte les surfaces osseuses pour en séparer les faisceaux musculaires. Il faut se servir le moins possible du tranchant de la lame de peur de blesser quelque vaisseau important. Chez les oiseaux, les hémorrhagies sont faciles, mais s'arrêtent presque toujours spontanément. Le sternum est dénudé, il s'agit maintenant d'en faire l'extraction. Ordinairement je désarticule cet os d'avec les côtes qui s'y attachent, mais ici, pour aller plus vite, je vais maintenant couper avec de fortes cisailles un large segment de la paroi pectorale. Vous entendez le cœur venir battre contre le sternum : quand je soulève la pièce osseuse, les battements cessent, et l'organe s'agite dans son enveloppe fibreuse par un mouvement de balancier. C'est par le choc alternatif de sa pointe et de sa face antérieure contre le thorax que j'explique le double son cardiaque : mais ce n'est point ici le moment de discuter cette question. Nous voulons examiner seulement comment le sang se meut dans les veines pulmonaires : pour cela, j'enlève complètement le sternum. La position profonde de ces vaisseaux, leur peu de longueur rendent ces recherches fort délicates : il faut soulever le cœur et le maintenir un certain temps dans cette position pour pouvoir isoler les veines. Je crains bien que nous soyons forcés de suspendre l'expérience. L'animal s'agite, se débat violemment : son cœur ne se contracte plus régulièrement, il n'offre que des palpitations péristastiques, signe certain d'une mort immédiate : en effet l'animal a cessé de vivre. C'est la première fois que je vois l'enlèvement du sternum amener aussi rapidement des accidents mortels : les oiseaux vivent toujours plusieurs heures ou même trois ou quatre jours après cette laborieuse opération. Nous répéterons l'expérience dans la prochaine séance.

Je veux avant de terminer, vous faire remarquer ces vastes poches qui divisent la cavité pectorale en de nombreux compartiments : elles sont pleines d'air, indépendantes les unes des autres, elles représentent par leurs fonctions et leur mode de communication avec la trachée-artère autant de réservoirs aériens ; elles se suppléent mutuellement ; alors même que la poitrine est largement ouverte la respiration continue à s'exécuter un certain temps , à moins qu'un trop grand nombre de ces cavités supplémentaires n'aient été intéressées. Je crois que telle a été chez cet oiseau la cause de la mort.

L'appareil respiratoire présente d'innombrables variétés dans les différentes classes d'animaux. Chez les reptiles tout le sang ne traverse pas le poumon pour être vivifié ; par une disposition spéciale du cœur et des vaisseaux qui en naissent , une partie de ce fluide est renvoyée aux organes sans avoir subi le contact de l'oxygène. De là probablement l'une des causes de la température peu élevée de leur corps.

Les poissons respirent au moyen d'un appareil particulier désigné sous le nom de branchies : ce sont des lamelles imbriquées soutenues par une charpente cartilagineuse et recouvertes d'une membrane dans laquelle rampent les ramifications vasculaires. Le sang est vivifié par l'air dissous dans l'eau que le poisson, par un mouvement continuel de déglutition , fait passer sur les lames branchiales. Comme dans les reptiles, le cœur n'a qu'une seule pompe, celle-ci lance d'abord le sang vers l'organe respiratoire , puis elle continue à le faire marcher dans les diverses parties du corps de l'animal et le ramène enfin vers la pompe d'où il était parti.

La respiration chez les crustacés se fait également au moyen de branchies. Quant à l'appareil circulatoire il présente une particularité assez curieuse. Le cœur, composé d'une seule pompe et d'un seul réservoir, pousse le sang dans les vaisseaux jusqu'aux extrémités du système capillaire, le ramène vers les branchies et lui fait traverser les nombreux vaisseaux qui se ramifient dans ces organes. Le liquide revient ensuite vers le cœur toujours sous l'influence de la même pompe.

Nous nous arrêterons ici pour aujourd'hui ; l'heure avancée ne me permet pas d'entrer dans de plus amples développements ; et d'ailleurs ce serait m'écarter du sujet principal. Il me tarde d'arriver à l'histoire de la grande circulation ; peut-être trouverez-vous que je procède avec lenteur, que j'insiste trop sur des questions simples, faciles, à la portée des intelligences les plus vulgaires. Messieurs, n'oubliez pas que nous avons sans cesse à lutter contre des théories erronées, et que ce qui est très simple sur la nature est devenu souvent très compliqué sous la plume des physiologistes.

DIX-SEPTIÈME LEÇON.

10 Mars 1837.

Messieurs ,

Voici le chien *défibriné* auquel nous avions donné une fièvre typhoïde ou du moins quelque chose d'analogue. Il a succombé malgré notre traitement. Je dis *malgré*, parce que, d'après les principes de la médecine homœopatique, le moyen de remédier aux accidents déterminés par une diminution de la fibrine du sang serait d'en soustraire une nouvelle quantité, c'est-à-dire, d'augmenter le mal sous prétexte de le diminuer. Vous vous rappelez les phénomènes morbides que l'animal a offerts. A mesure que les liquides ont été altérés dans leur composition normale, à mesure des troubles se sont manifestés dans tous les points de l'économie. Privés de leurs matériaux habituels, les organes n'ont pu continuer à fonctionner avec leur rhythme, leur ensemble accoutumé : le jeu désordonné de chacun a entraîné une perturbation générale. L'animal est mort.

Ces expériences, tout intéressantes qu'elles peuvent vous paraître, ne sont encore pour nous qu'un objet de curiosité. Nous pourrions peut-être par analogie rapprocher ces états morbides artificiels de certaines maladies observées sur l'homme : contentons-nous d'avoir énuméré leurs principaux traits de ressemblance, laissons à l'observation clinique, seule autorité compétente en semblable matière, la solution définitive de cette importante question. Ou je m'abuse, ou l'avenir de la médecine positive est attachée à des études de ce genre. Ainsi, par exemple, ne pourrait-on pas se demander si les phénomènes d'oblitération qui succèdent à la ligature des gros vaisseaux ne seraient pas influencés par la composition chimique du sang ? Vous liez une artère, et un caillot se dépose dans la cavité du cylindre entre le point où s'exerce la constriction, et la naissance de la première branche collatérale un peu volumineuse. Par quel mécanisme le tuyau vivant cesse-t-il d'être perméable aux liquides ? Il se développe, dit-on, une *inflammation adhésive*. L'expression adhésive peut à la rigueur se justifier, car les parois artérielles se rapprochent, et adhèrent bientôt de manière à effacer la cavité du vaisseau et à former une digue puissante au choc de la colonne sanguine. Quant au mot inflammation, il fallait bien nous attendre à le voir sans cesse reproduit, enveloppé de sa docte obscurité. Pour nous, l'oblitération d'une artère est un phénomène physique que nous expliquons tout simplement par l'arrêt du liquide, sa coagulation, son adhésion aux parois vasculaires : le caillot constitué d'abord par tous les éléments du sang revient sur lui-même, sa partie liquide est résorbée, sa partie solide reste seule dans le vaisseau où elle remplit l'orifice d'une sorte de bouchon pour s'opposer à l'écoulement des liquides. C'est donc à la propriété qu'a le sang de se coaguler, qu'il faut rattacher la suspension de la circulation dans une artère.

Supposez maintenant que le sang est modifié dans sa composition de telle sorte qu'il ne peut plus se solidifier, quelles en seront les conséquences relativement à l'oblitération des artères ? Tant que la ligature restera appliquée, le liquide ne pourra s'échapper, mais à la chute du fil l'hémorrhagie reparaîtra. Ce que la théorie indique, l'expérience le démontre. Justement alarmés par cet accident malheureusement trop fréquent, les chirurgiens se sont efforcés de remonter à ses causes, afin de prévenir ou du moins de combattre ses formidables résultats. Les uns ont attribué les hémorrhagies consécutives à une inflammation (encore ce malheureux mot !) des tuniques artérielles, d'autres à la nature du lien constricteur, plusieurs à une dégénérescence des parois vasculaires. Remarquez, je vous prie, Messieurs, combien une fausse théorie peut être nuisible, combien même parfois elle peut être meurtrière. Voit-on à la suite d'une amputation survenir une hémorrhagie, on coupe le membre à une plus grande hauteur, l'hémorrhagie reparaît-elle, nouvelle amputation, de sorte que par une série de manœuvres sanglantes, le chirurgien ne s'arrête que quand son instrument n'ose plus aller au-delà, ou que la mort vient lui disputer son patient, j'allais dire sa victime. Cette pratique n'est point un blâmable empirisme : elle est conforme aux préceptes consignés dans les livres les plus estimés, et chaque jour elle est mise en vigueur au lit des malades. Cependant une simple réflexion devrait suffire pour montrer combien on est loin de la vérité alors qu'on rattache à une cause locale les échecs successifs qui accompagnent quelquefois les opérations.

Dans quelles conditions se trouvent les individus que vous amputez ? La plupart sont déjà épuisés par un long séjour au lit, un régime austère, une médication débilitante. La nature de la maladie a concouru puissamment à altérer les liquides et les solides : ce sont presque toujours des caries, des nécroses, des transformations de tissus, des ulcérations profondes qui font juger l'opération indispensable. On a même établi qu'un commencement de marasme était une chance de succès. Vous coupez le membre, vous liez avec soin les vaisseaux, le sang cesse de couler. Déjà vous vous applaudissez de la réussite de votre amputation, quand tout-à-coup l'hémorrhagie reparaît d'autant plus terrible que le malade et le chirurgien sont surpris à l'improviste au milieu d'une trompeuse sécurité. Pourquoi le sang n'a-t-il pu se coaguler de manière à former un caillot résistant ? Il faut nécessairement en chercher la cause dans une altération des tuyaux ou des liquides qui les parcourent. Examinons quelle est l'opinion la plus vraisemblable.

Toute suppuration puise ses matériaux dans le sang , et comme elle ne s'approprie qu'un certain nombre de ses éléments , la composition de ce liquide doit être promptement modifiée. Ainsi, voilà un premier fait constant : il trouve ici son application immédiate. Vous savez que presque toutes les maladies qui nécessitent les amputations sont accompagnées d'un écoulement sanieux ou purulent; souvent telle est l'abondance de la suppuration qu'on dirait que les matériaux nutritifs destinés à l'économie s'échappent par cette sorte d'émonctoire artificiel. C'est pour tarir cette source d'épuisement que l'opérateur se décide à sacrifier la partie où elle siége.

En quoi le sang est-il modifié ? Il n'appartient qu'à la chimie de décider cette question, et comme elle n'a pas encore prononcé , nous sommes obligés de nous tenir dans une prudente réserve. Je me permettrai toutefois de hasarder une conjecture. Si le pus avait sa première origine dans la fibrine, et cela n'a rien d'impossible , car on peut à l'aide de certains procédés faire avec celle-ci du pus artificiel. Si le fait est exact, et il me paraît tel, vous serez tout naturellement portés à soupçonner qu'à la suite d'abondantes suppurations la partie fibrineuse se trouve en proportion moindre dans la masse du fluide vivant. Ces modifications dans la composition du sang changent nécessairement ses propriétés physiques. Puisque c'est à la fibrine qu'il tient en dissolution qu'est due la coagulabilité du liquide n'est-il pas évident que toute diminution dans la quantité normale de cette substance s'opposera à la formation du caillot? Je serais assez porté à soupçonner que telle est chez certains amputés la cause des hémorrhagies secondaires. L'écoulement de la matière purulente entraîne à la longue une notable déperdition de la fibrine du sang : ce liquide, suspendu dans son cours par la ligature, s'arrête, stagne, mais il a perdu la faculté de se coaguler. Au moment où le fil tombe, le sang resté fluide s'échappe par l'orifice béant du vaisseau, il continue à couler jusqu'à ce qu'un obstacle mécanique s'oppose à son issue. Irez-vous lier l'artère dans un point quelconque de sa longueur, au-dessus de la blessure de ses parois ? Ce ne sera là qu'un traitement provisoire. La même cause qui a fait échouer votre première tentative rendra ce nouvel essai également impuissant. Il faudrait, et malheureusement les moyens nous manquent, il faudrait pouvoir restituer au sang sa fibrine , aux solides leurs matériaux habituels. Vous aurez beau appliquer des sangsues sur le trajet de l'artère pour combattre son inflammation , embrasser de distance en distance ses parois par un lien constricteur, pour déterminer leur adhésion, chaque opération sanglante aura pour résultat d'altérer plus profondément les liquides, et par conséquent de s'opposer à la formation du caillot.

Telles sont les réflexions cliniques qui se sont présentées à mon esprit. Avant de les accueillir comme probable, avant surtout de vous les communiquer, j'ai voulu juger par l'expérience cette pierre-de-touche de nos théories , ce qu'elles pouvaient offrir de conforme à l'observation. L'animal auquel nous avions soustrait la plus grande partie de la fibrine du sang était très propre à ce genre de recherches : trop faible pour pouvoir vivre encore long-temps, il conservait assez de force pour nous permettre d'étudier les phénomènes qui succéderaient à la ligature d'une artère volumineuse. C'est lui que nous avons dû choisir comme sujet de notre expérience.

La carotide droite a été mise à nu : une piqûre faite à ses parois a donné issue à deux onces environ d'un liquide moins vermeil que de coutume, tenant en dissolution une certaine quantité de fibrine : celle-ci était encore assez abondante. J'aurais cru, d'après les soustractions faites à plusieurs reprises, que le sang en aurait contenu une moindre proportion. Peut-être provenait-elle des aliments dont l'animal avait fait usage, bien qu'on l'eût maintenu à une diète assez sévère, peut-être aussi s'était-elle formée des matériaux déposés au sein des tissus organiques. Cette dernière supposition me paraît la plus vraisemblable ; elle expliquerait très bien la maigreur extrême, l'atrophie générale que vous ne rencontrez jamais à un aussi haut degré que sur ce chien, même à la suite des maladies d'une bien plus longue durée. Après avoir appliqué deux ligatures sur l'artère, nous l'avons divisée transversalement, de manière que le liquide ne pouvait s'échapper par le bout inférieur, ni refluer par le bout supérieur. Les bords de la plaie rapprochés et pansés convenablement, l'animal a été reconduit à sa loge. Vous vous rappelez combien son état était grave la dernière fois que vous l'avez vu : l'opération laborieuse que nous lui fîmes subir acheva d'épuiser le peu de forces qui lui restaient et il mourut trente-six heures environ après notre expérience. Je n'ai point voulu qu'on préparât avant la leçon la pièce pathologique, j'ai préféré la disséquer devant vous afin que nous pussions l'examiner ensemble.

Voici l'artère isolée : l'extrémité inférieure du vaisseau est encore embrassée par le fil qui a servi à la ligature, ses parois ne sont pas revenues sur elles-mêmes ; elles contiennent dans leur cavité une matière dont la consistance ne donne point la sensation d'un corps solide. Incisons les tuniques artérielles ; un liquide noirâtre, poisseux, remplit le vaisseau : il s'écoule au moment ou il trouve une issue ; une partie de la matière colorante du sang s'est imbibée dans les parois du cylindre membraneux, ce qui leur donne cette teinte rougeâtre que les pathologistes expliqueraient sans doute par le mot inflammation. Point de caillot dans l'intérieur de l'artère, à moins que vous ne vouliez désigner ainsi un petit filament fibrineux situé au centre de la collection sanguine. On dirait d'un cheveu sur lequel se sont déposées des particules de matière colorante, rappelant assez la disposition de particules salines cristallisées.

Ainsi que nous l'avions soupçonné, il n'existe pas de caillot véritable remplissant tout le calibre de l'artère : les parois vasculaires n'adhèrent point entre elles, et, si l'animal eût vécu assez longtemps pour que la ligature eût tombée , nul doute que nous n'eussions observé une hémorrhagie consécutive. Je n'ose point affirmer que chez l'homme les maladies entraînent dans la composition des liquides des modifications identiques à celles que nous avons produites sur cet animal. Qu'il nous suffise pour le moment d'effleurer cette question : peut-être de nouvelles observations nous mettront-elles un jour à même de l'approfondir. On n'a que trop de tendance à généraliser un fait isolé, à en déduire des conclusions prématurées ; voulez-vous faire avancer la science ? sachez modérer votre allure et ne faire que des pas assurés.

Nous allons continuer l'examen anatomique du chien défibriné : vous connaissez déjà les principales altérations que doivent offrir les grands appareils.

Et d'abord quel est l'état du parenchyme pulmonaire ? Comme l'animal a survécu plusieurs jours il est probable que ses poumons ne présentent pas des altérations aussi graves que chez celui qui a succombé à notre première expérience où la mort avait été immédiate. J'enlève les couches musculaires qui couvrent le thorax ; le sang est resté liquide, c'est à peine si vous voyez disséminées çà et là de petites concrétions, vestige d'un reste de fibrine que nous n'avions point soustrait. Je vous ai fait déjà remarquer que la fibrine se reproduisait aux dépens des matériaux de l'économie tout entière. Le phénomène ne m'avait point frappé tout d'abord, mais il me semble mériter plus d'importance que je ne lui en avais accordé, et je me propose de l'étudier avec soin dans nos expériences ultérieures. Toujours est-il que le sang parait ici plus fluide que d'ordinaire : sa viscosité est évidemment diminuée ; maintenant que j'ai enlevé la paroi pectorale, examinons le poumon : son aspect vous rappelle, mais à un moindre degré, les altérations trouvées sur le chien qui nous a servi à notre première expérience, à sa surface se dessinent des plaques diversement nuancées, tantôt réunies, tantôt isolées, suivant que la matière colorante du sang s'est échappée des capillaires en quantité plus ou moins considérable. L'organe est plus pesant, plus ferme qu'à l'état normal ; il n'offre pas tous les caractères de l'hépatisation rouge ou grise ; seulement vers le lobe inférieur son tissu devenu compacte ne pouvait plus servir à la respiration. On dirait qu'à la partie la plus déclive il s'est fait un commencement d'infiltration purulente ; j'en juge par le liquide grisâtre qui suinte sous chaque incision. Dans plusieurs points du poumon la résorption du sang épanché était à peu près opérée ; vous pouvez suivre les diverses transformations que les matériaux du liquide ont éprouvées depuis qu'il sont sortis des vaisseaux jusqu'à l'instant où ils allaient de nouveau s'imbiber dans les parois vasculaires. Je vous ai expliqué le mécanisme de ce phénomène par les lois de la physique.

Le cœur parait flasque et décoloré ; les cavités gauches sont à peu près vides ; le ventricule droit contient un sang liquide au milieu duquel on trouve un caillot assez volumineux, mais mou et très friable ; la face interne de l'organe offre un pointillé rougeâtre par suite de l'imbibition d'un peu de matière colorante.

Rien d'important à noter vers les autres viscères. Il existe un léger épanchement de sérosité dans la cavité péritonéale, et l'intestin présente une teinte d'un brun foncé dans plusieurs points de sa longueur. Ce sont là de simples exhalations morbides, par suite des altérations physiques du sang ; ce sont aussi des transsudations cadavériques.

Je pourrais reprendre en détail les principaux accidents de cette expérience, vous faire ressortir les applications théoriques qu'il est facile d'en faire à la pathologie de l'homme ; qu'il me suffise de vous avoir signalé le fait important de l'influence immense exercée par la composition physique du sang sur la circulation pulmonaire. Un des phénomènes les plus curieux offert par l'animal *défibriné*, est sans contredit l'altération de la cornée transparente, son opacité, les colorations développées à sa surface extérieure et ayant envahi la presque totalité de l'épaisseur de cette membrane; celle-ci sur plusieurs points est creusée d'excoriations grisâtres à facettes arrondies, à fond inégal. Je vais vous détacher un des yeux et vous le ferai passer afin que vous puissiez examiner de plus près les altérations dont il est le siége. Il vient de se crever au moment ou je cherchais à l'extraire de l'orbite, la solution de continuité occupe une des dépressions ulcéreuses, car dans cet endroit la cornée était réduite à une lamelle d'une minceur extrême. Si l'animal eût vécu plus long-temps, les progrès de la maladie auraient amené la perforation spontanée de l'œil , l'évacuation de ses humeurs , et une cécité complète.

Ce n'est pas la première fois que dans nos expériences nous voyons l'organe de la vision s'altérer de la manière la plus grave. Vous vous souvenez peut-être des résultats où m'ont conduit mes travaux sur l'influence exercée par les divers modes d'alimentation sur la nutrition générale des tissus. Des chiens nourris exclusivement avec du sucre blanc et de l'eau distillée à discrétion, sont morts du trentième au quarantième jour présentant les particularités suivantes du côté du globe oculaire : une petite ulcération développée au centre de la cornée transparente , s'accrut rapidement en largeur et en profondeur ; une ophtalmie des plus intenses se déclara de l'un et l'autre côté ; bientôt la cornée se perfora, les humeurs s'écoulèrent au dehors et l'œil se vida. Mes expériences sur la cinquième paire m'ont conduit à des résultats également singuliers ; j'ai toujours vu la section de ce nerf entraîner l'opacité de la cornée, son ulcération, l'atrophie de l'œil par suite de l'évacuation de ses humeurs restées liquides.

Il serait bien important de rechercher en quoi les modifications du sang, en quoi la soustraction de l'influence nerveuse, agissent sur la nutrition du globe oculaire. Si vous désignez ces divers états morbides par le terme collectif d'ophtalmies, commencez par donner une définition de ce mot, ou adjoignez-lui une épithète un peu plus scientifique que celle de *purulente, d'Égypte , des nouveaux nés, etc.*, qui indiquent tout au plus des variétés d'aspect, de localités, d'âge, et nullement la nature intime de la lésion.

Nous allons répéter l'expérience qui nous a manqué à la séance dernière. Je ne puis m'expliquer pourquoi l'animal est mort aussi subitement : nous prendrons aujourd'hui toutes les précautions nécessaires et j'espère qu'elle réussira.

Je détache par le même procédé que je vous ai décrit, le sternum de cette oie : autant que possible il faut éviter d'ouvrir un trop grand nombre de cellules aériennes, sans quoi la respiration se suspend, et la mort arrive. Voici la pièce osseuse enlevée : une particularité anatomique fort remarquable chez ces animaux, c'est que l'air pénètre jusque dans la cavité même du péricarde ; aussi voyez-vous le cœur se balancer au milieu du fluide élastique. On a longuement disserté sur l'influence délétère exercée par le contact de l'air atmosphérique sur les membranes séreuses ; cette influence a été au moins exagérée, car l'animal que vous avez maintenant sous les yeux n'est atteint ni de péricardite ni d'aucune inflammation analogue. Remarquez ces alternatives de dilatation et de resserrement qui se succèdent avec tant de régularité dans les parois musculaires de la pompe, le premier phénomène est physique, le second est vital ; c'est vous dire que l'un est accessible et que l'autre échappe à nos explications. Je soulève maintenant le cœur pour examiner la manière dont le sang se ment dans les veines pulmonaires : à l'instant où j'ai imprimé à l'organe un mouvement de bascule, vous avez vu l'animal s'agiter, être saisi d'une sorte de tremblement convulsif, s'efforcer de faire de grandes inspirations. En même temps les contractions régulières du cœur ont été remplacées par ces mouvements ondulatoires que j'ai déjà eu l'occasion de vous faire remarquer. Voilà l'expérience manquée une seconde fois.

A quoi donc tient cette explosion subite de troubles mortels? Je présume qu'il faut en chercher la cause dans le déplacement que nous faisons subir à l'organe pour étudier les vaisseaux situés à sa face postérieure. Au moment où le cœur est ainsi soulevé, il devient perpendiculaire aux tuyaux qui en partent. L'aorte et l'artère pulmonaire que rétrécit la courbure anguleuse de leurs parois n'admettent plus le liquide lancé par la contraction de la pompe. Cet obstacle mécanique au passage du sang me parait expliquer d'une manière satisfaisante l'interruption subite du cours de ce fluide, et conséquemment la cessation de la vie. Je regrette de n'avoir pu vérifier dans cette circonstance, comment le sang se meut dans les veines pulmonaires. Toutefois l'expérience ne sera pas perdue pour nous en ce qu'elle nous aura appris la véritable cause de la mort du premier animal.

Je ne sais si nous allons être plus heureux dans un nouvel essai. Nous pourrions encore nous servir d'un oiseau. Mais comme chez les mammifères le manuel de l'opération est un peu modifié, je préfère répéter devant vous l'expérience sur un lapin. Vous profiterez plus en me voyant agir qu'en m'entendant décrire.

Vous savez que toutes les fois que la poitrine

d'un mammifère est ouverte, le poumon s'affaisse
en vertu de son élasticité, et la respiration ne se
fait plus. Le défaut de renouvellement d'air entraîne promptement la mort. On peut suppléer artificiellement à l'action du thorax en introduisant
le fluide par un procédé mécanique dans les divisions de l'arbre aérifère. L'instrument dont nous
allons nous servir a été imaginé par M. Leroy
d'Étioles. C'est un soufflet percé sur le côté d'un
petit trou auquel est adaptée une soupape à bascule. Celle-ci communique par une longue tige
avec la main de l'opérateur, et suivant qu'elle est
soulevée ou abaissée, l'orifice se trouve ouvert ou
fermé. Voici la manière de s'en servir. L'extrémité
du canon est d'abord introduite dans la trachée-
artère et fixée par une ligature. Pressant sur la
tige pour soulever la soupape, on remplit d'air le
soufflet, puis abaissant la soupape, pour empêcher
l'air de sortir, on injecte le fluide dans le poumon.
On écarte de nouveau les branches du soufflet, et
l'air du poumon vient remplir la cavité de l'instrument. On soulève la soupape, et on chasse au
dehors l'air expiré, ensuite on dilate le soufflet
afin de le remplir d'air pur. La soupape abaissée,
le fluide atmosphérique est injecté dans le poumon;
et répétant convenablement ces mouvements, on
parvient à entretenir vivant un animal dont
le poumon est devenu immobile. Il faut avoir
grand soin de ne pas pousser l'air avec trop de
force ; car le tissu pulmonaire se déchire et l'animal périt. M. Leroy d'Étioles a rapporté dans un
mémoire rempli de faits curieux, l'histoire d'un

jeune homme qui manqua tuer sa maîtresse en s'amusant un jour à lui insuffler de l'air dans la bouche.

. Tout est maintenant disposé snr notre lapin. Le canon du soufflet est adapté à la trachée-artère, et nous pouvons enlever le sternum sans crainte d'une asphyxie immédiate. Un arc de cercle gradué permet d'apprécier le degré d'écartement des branches de l'instrument et la quantité d'air introduite à chaque fois dans le poumon. Faisons l'expérience.

J'écarte légèrement le cœur de manière à apercevoir les veines pulmonaires à l'endroit où elles s'ouvrent dans l'oreillette. J'évite surtout de redresser l'organe au point de lui faire faire un angle droit avec ses vaisseaux. Deux expériences déjà nous ont appris quelles en seraient les conséquences. Vous ne serez pas surpris que ces questions d'hydraulique aient été plutôt étudiées dans les livres que sur la nature, car elles nécessitent des précautions délicates qu'il importe de ne pas négliger. A chaque instant le poumon par l'expansion de son tissu vient masquer le cœur : le moindre faux mouvement, la moindre omission de la part de l'opérateur ferait manquer l'expérience. J'isole avec le bec d'une sonde cannelée une des veines pulmonaires, c'est elle que je pique avec la pointe de cette aiguille à cataracte. Le sang sort en formant une petite saccade coïncidant avec la contraction de l'oreillette. L'absence des valvules vous explique comment le reflux du liquide, chassé du réservoir, se fait sentir jusque dans les tuyaux veineux : nous expérimentons trop près de la pompe gauche pour pouvoir apprécier isolément l'action de la pompe droite. Il est probable que dans les veines pulmonaires, comme dans les veines générales du corps, le sang a une marche uniforme. Ici nous observons un flux saccadé parce que les vaisseaux n'offrent pas assez de longueur pour que nous puissions agir hors des limites de l'impulsion rétrograde du réservoir.

Messieurs, nous avons terminé l'histoire de la circulation pulmonaire. Un des caractères les plus tranchés des deux puissances mécaniques chargées de faire mouvoir nos liquides, c'est l'isolement, c'est l'indépendance de leurs fonctions. Bien que réunies en un seul organe, on doit pour l'intelligence de leur action, les considérer comme deux machines hydrauliques essentiellement distinctes dans leur département respectif. La première de ces machines vous est maintenant connue. Nous commencerons l'histoire de la seconde dans notre prochaine séance.

DIX-HUITIÈME LEÇON.

13 Mars 1837.

Messieurs,

Bien que les deux cœurs réunis en un organe unique représentent chacun une pompe qui reçoit et émet des tuyaux de distribution, il y a cependant à noter des différences fort remarquables sous le rapport mécanique et physiologique. L'une et l'autre machine hydraulique doivent être considérées comme des agents d'impulsion qui précipitent le liquide vivant, d'une part vers le poumon, de l'autre vers toutes les parties du corps. Chaque système capillaire est en même temps origine et terminaison de deux ordres de tuyaux, les veines et les artères. Nous nous sommes longuement arrêtés sur le passage du sang à travers les vaisseaux pulmonaires : vous avez vu le liquide versé dans le réservoir par deux conduits volumineux, pénétrer dans le corps de la pompe, être lancé dans un gros tuyau subdivisé en une multitude de ramuscules, d'une ténuité prodigieuse, parcourir librement cette longue succession de cylindres élastiques, subir des modifications chimiques importantes par le contact de l'oxigène, se dépouiller d'une partie de sa partie aqueuse, exhalée sous forme de vapeurs, puis enfin revenir vers le réservoir opposé, endroit où expire l'impulsion de la pompe pulmonaire. Quelque compliqué que puisse paraître ce problème d'hydrodynamique, il est d'une extrême simplicité, si on le compare aux questions dont nous allons maintenant aborder l'étude. Dans les ouvrages de physiologie on a beaucoup plus insisté sur l'analogie de ces deux machines hydrauliques que sur les différences de leur disposition et de leur mécanisme. Cependant, ainsi que vous le verrez, le volume, la longueur, le mode de distribution, la terminaison des tuyaux, le trajet, la composition des liquides, exigent une description spéciale pour l'intelligence du jeu des deux pompes. Se borner à reproduire, à développer à propos de la seconde les considérations dont la première a été l'objet, ce serait s'exposer à de graves omissions.

POMPE GAUCHE.

Grande pompe, pompe générale.

Le trajet que la grande pompe est chargée de faire parcourir aux liquides est immense comparativement à celui que présente l'ensemble des

tuyaux pulmonaires. En effet, de quoi s'agit-il ?
De prendre le sang à la partie centrale du corps,
de le transporter jusqu'aux dernières limites de
l'économie animale, et de le faire marcher sans
cesse, avec une vitesse inégale, dans la profondeur
des organes, et pour ainsi dire, entre l'interstice
de chaque molécule. Toute membrane, tout parenchyme, tout tissu vivant reçoit ses matériaux nutritifs du liquide qui le traverse. Il n'en est plus de
même de la circulation pulmonaire. Les canaux qui
y sont destinés se trouvent renfermés dans une enceinte étroite, le thorax, et leur voisinage près de la
machine hydraulique centrale nécessite une moindre dépense de forces pour le déplacement des colonnes liquides. Les conditions mécaniques n'étant
pas les mêmes, il s'ensuit que les dispositions anatomiques devront nécessairement être aussi modifiées.
Indiquons les particularités les plus saillantes dans
la structure de l'appareil hydrodynamique, qui
distribue le sang dans tous les points de l'organisme.

Le réservoir de la pompe gauche diffère peu de
celui du côté opposé : destiné comme lui à recevoir
le sang liquide apporté par les conduits veineux
et à le transmettre dans la cavité voisine, il n'avait
pas besoin d'une plus grande énergie. Aussi l'é-
paisseur des deux oreillettes est-elle à peu près uniforme.

Il n'en est plus de même du corps de la pompe.
Ce qui nous frappe d'abord c'est la contexture de
ses parois, le nombre considérable des fibres qui
entrent dans leur composition et qui leur don-

nent une puissance contractile bien supérieure à celle de la pompe opposée. Vous sentez toute l'importance de cette inégalité dans les forces mécaniques. La machine qui fait marcher le sang dans le poumon eût été insuffisante à faire parcourir au liquide le long circuit qu'il doit décrire pour arriver aux innombrables parties dont l'ensemble constitue le corps de l'homme. Il fallait que son impulsion s'accrût en raison directe des obstacles à surmonter. C'est pour arriver à ce but que la nature a multiplié le nombre des fibres ventriculaires, et que, par un artifice non moins simple qu'ingénieux, elle a résolu un problème d'hydraulique très compliqué en apparence. Elle n'a pas eu besoin, comme l'ont imaginé plusieurs physiologistes, de donner aux parois des vaisseaux une force de contraction propre, destinée à suppléer au manque d'énergie de la pompe centrale. Il lui a suffi de graduer la puissance hydrodynamique suivant la masse de liquide à déplacer et l'étendue du déplacement.

Si maintenant vous examinez la disposition intérieure du corps de la pompe, vous n'y rencontrez plus au même degré la structure aréolaire, si manifeste du côté opposé. Les colonnes charnues constituent un réseau à mailles moins nombreuses, communiquent moins librement entre elles ; les parois n'ont pas cet aspect caverneux que nous avons signalé à propos du ventricule droit. Pourquoi donc ces modifications de texture? Cela tient à des usages relatifs aux fonctions de la pompe. Au moment où le sang revient, apporté par les veines-caves, le long trajet qu'il a parcouru, le séjour prolongé qu'il a fait dans ses canaux, les nouveaux matériaux qu'il a entraînés avec lui, tout a dû concourir à favoriser la tendance de ses éléments à se dissocier. De là la nécessité d'un appareil qui agit à la manière d'un crible, pour rendre au liquide sa fluidité normale. Ainsi tamisé, le sang traverse le poumon et revient à la pompe gauche. Il n'a pas eu le temps, en parcourant les vaisseaux pulmonaires, de perdre les qualités physiques résultant de l'action des parois ventriculaires; bien plus, le contact de l'oxigène lui a imprimé des modifications spéciales, et l'a rendu éminemment propre à être distribué à toute l'économie. Ceci vous explique l'absence de cette disposition aréolaire dans les cavités gauches. A quoi eût servi un appareil de tamisage, puisque le liquide possède au plus haut degré les propriétés nécessaires.

Sur les limites du corps de la pompe et du réservoir existe une soupape analogue à celle du côté droit, c'est la valvule mitrale. A son bord libre se fixent de petits faisceaux tendineux, naissant du sommet des colonnes charnues ou des parois mêmes du ventricule. Leur usage est de tendre la valvule et de soutenir l'effort du sang à la manière des cordages qui retiennent les voiles d'un navire au moment où le vent les enfle.

L'orifice aortique représente exactement l'orifice pulmonaire. Trois soupapes, disposées circulairement autour du vaisseau, s'abaissent chaque fois que le liquide est chassé par la contraction de la pompe, se redressent à l'instant où il veut refluer dans la cavité qu'il vient d'abandonner. Les valvules sygmoïdes gauches ne diffèrent des valvules sygmoïdes droites que par leur plus grande résistance : leur mécanisme est le même.

Un gros tuyau, l'aorte, sort du corps de la pompe, et par ses divisions multiples va distribuer le fluide artériel dans tous les points de l'économie animale. Il est le tronc commun du système vasculaire à sang rouge. Suivant que les divisions qu'il envoie affectent telle ou telle direction, on leur a imposé des noms différents ; c'est ainsi qu'à la dénomination d'artère on joint l'épithéte de tibiale, poplitée, axillaire, humérale, etc., parce que le tuyau vivant occupe la jambe, le genou, l'aisselle, le bras, etc. Ce langage, créé par les anatomistes pour la facilité des descriptions, n'est d'aucune utilité pour le physiologiste qui n'envisage les canaux sanguins que comme une succession de cylindres membraneux s'épuisant graduellement par l'émission de nouveaux rameaux. De la même nature que les conduits de la pompe pulmonaire, les artères par leur volume, leur position, nous permettent de les isoler et d'étudier avec le seul témoignage de nos sens leurs principales propriétés physiques. Entrons à ce sujet dans quelques développements.

Ces tuyaux sont remarquables en ce qu'ils présentent un degré d'élasticité aussi prononcé que ceux de la machine dont nous avons précédemment fait l'histoire. Trois tuniques superposées constituent leurs parois, l'une externe, *celluleuse*, d'un tissu serré et filamenteux ; l'autre moyenne, *jaune élastique*, d'une friabilité singulière, se laissant couper par la ligature ; la troisième interne, mince, transparente, lubrifiée par une sérosité légèrement onctueuse, en contact avec le sang qui coule en glissant sur elle. Cette dernière membrane indépendamment de son poli a encore quelqu'autre propriété en rapport avec la composition du liquide qui baigne sa surface, et que nous ne pouvons reproduire sur des tuyaux inorganiques. C'est même là un des obstacles mécaniques qui s'opposent à la *transfusion* du sang. Vous n'êtes pas sans savoir qu'il fut une époque où les médecins se flattèrent de revivifier la masse des liquides par des procédés artificiels et de restituer au vieillard la vigueur de l'adolescence en faisant circuler dans ses veines le sang d'un jeune homme. Dans leur enthousiasme ils ne se promettaient rien moins que de réaliser les merveilles de la fontaine de Jouvence. L'expérience prononça, l'expérience qui ne sait point flatter les plus ingénieuses créations de notre esprit, l'expérience dont chacun invoque ou récuse le témoignage suivant qu'il se croit plus ou moins près de la vérité. De pénibles et nombreux mécomptes succédèrent bientôt aux brillantes illusions que la transfusion avait fait éclore ; le parlement intervint et défendit l'emploi d'un moyen inutile et meurtrier. Il ne serait pas impossible cependant d'en tirer dans quelques circonstances un parti avantageux, mais il faudrait procéder avec prudence, discrétion, éviter surtout que le sang ne traversât un tube non vivant. Prenez un tuyau en caoutchouc, en cuir, peu importe la nature de son tissu, adaptez une de ses extrémités à la carotide d'un chien, l'autre à la jugulaire d'un autre animal, croyez-vous que le liquide va passer librement de l'artère dans la veine ; il n'en est rien. A peine il a touché les parois du conduit de communication qu'il semble, pour parler un langage métaphorique, ne plus reconnaître les conditions physiques en harmonie avec les siennes ; il s'arrête, se coagule, et le transport du sang est intercepté.

Un autre phénomène fort curieux est celui-ci : transpercez dans le sens de sa longueur une artère avec un fil, la présence au milieu de la colonne de liquide de ce petit corps étranger favorise sa tendance à se solidifier ; un caillot se forme et le vaisseau finit par s'oblitérer. Cette expérience que j'ai plusieurs fois répétée m'a presque constamment réussi.

Vous avez vu combien l'étude expérimentale de la circulation pulmonaire est délicate par la difficulté ou l'on est de maintenir l'animal vivant alors que sa poitrine est largement ouverte. Ces obstacles ne se rencontrent plus pour les tuyaux de la grande pompe. Ceux-ci peuvent être mis à nu sans difficulté, et leur volume rend beaucoup plus sensible la dilatation, le resserrement, l'alongement, la locomotion de leurs parois, en un mot tous ces phénomènes qu'on ne peut constater dans les petits vaisseaux qu'à l'aide d'instruments grossissants. Nous nous arrêterons à vous prouver, sur cet ordre de tuyaux, toutes les assertions que vous nous avèz entendu émettre, et dont nous avions ajourné la démonstration : autant que possible nous nous servirons de l'œil nu, ce ne sera que quand nous ne pourrons faire différemment que nous aurons recours à l'inspection microscopique. De cette manière vous aurez des résultats positifs sur le mécanisme du cours des liquides.

Tandisque les gros tuyaux qui charrient le sang au sein du parenchyme pulmonaire marchent isolés les uns des autres, et ne communiquent entre eux que lorsque, après s'être subdivisés, ils sont réduits aux dimensions capillaires, il n'en est plus de même des tuyaux qu'il nous importe maintenant d'étudier. Ceux-ci nous présentent dans toute la longueur de leur trajet de continuelles anastomoses. Tantôt deux troncs sont unis par une branche transversale, tantôt ils s'abouchent en formant une arcade, tantôt ils se réunissent en un canal unique et confondent les colonnes de sang que chacun conduisait. Dans les régions les plus éloignées du cœur, chaque conduit artériel communique avec les conduits voisins par des branches multipliées. Nous n'avons rencontré rien de semblable dans le poumon ; il n'existe d'anastomoses qu'entre les petits canaux, on n'en observe pas entre les vaisseaux un peu volumineux.

Les artères en général sont placées dans des intervalles longs, celluleux comme le cou, l'aisselle, l'aine, protégées par une épaisseur de parties molles qui les met à l'abri des lésions extérieures ; aux articulations elles se trouvent dans le sens de la flexion ; leurs rameaux se logent entre les petits espaces qui séparent les organes ou les mailles de leur tissu. C'est ainsi qu'ils s'interposent entre les fibres des muscles, entre les grains des organes glanduleux. Plusieurs troncs sont reçus dans des canaux osseux dont ils suivent les sinuosités en se moulant intimement sur leurs parois ; avant d'arriver au cerveau, l'artère carotide décrit dans l'épaisseur du rocher des courbures importantes à signaler sous le rapport physiologique. Croyez-vous qu'il sera indifférent pour la circulation cérébrale que le sang parcoure un canal rectiligne, à parois élastiques, ou bien un canal sinueux, à parois inflexibles ? Toute modification dans la nature des tuyaux entraîne inévitablement des modifications dans la marche des liquides.

Parmi ces dispositions propres à la structure de la grande pompe, il en est une surtout qui mérite un intérêt immense par l'influence qu'elle exerce sur le cours du sang ; je veux parler de la manière dont les gros tuyaux se terminent dans les organes. Le poumon ne nous a offert qu'un seul et unique mode de distribution des canaux sanguins ; un tronc simple d'abord se divise en deux canaux secondaires ; ceux-ci à leur tour donnent naissance à deux rameaux, chacun de ces rameaux fournit de nouvelles branches, et de ces divisions et subdivisions résulte un admirable réseau de conduits infiniment grêles qui constituent un des principaux éléments du parenchyme pulmonaire. Les capillaires servent d'interstices aux tuyaux artériels et veineux : en même temps qu'ils sont la terminaison des premiers, ils sont l'origine des seconds. De leurs anastomoses successives proviennent des canaux d'autant plus volumineux , qu'ils sont moins nombreux; et, réduits au nombre de quatre troncs, deux pour chaque poumon , ils viennent s'ouvrir dans le réservoir gauche. Telle n'est point la manière dont se divisent et se ramifient les tuyaux de la pompe dont nous commençons l'étude : c'est en cela que le problème de la circulation générale est beaucoup plus compliqué que celui de la circulation pulmonaire ; dans l'une, uniformité, dans l'autre, infinie variété de terminaison des artères. Vous retrouvez bien pour la première quelque chose d'analogue au mode de distribution des vaisseaux du poumon ; ainsi , les artères de l'intestin s'abouchent dans les veines par l'intermédiaire des capillaires ; mais il est une foule de tissus où les choses se passent autrement, et ce ne serait pas beaucoup s'écarter de la vérité que de dire qu'il existe pour chaque organe un mode spécial de circulation. Je ne vous en citerai que quelques exemples.

Les corps caverneux sont constitués à l'extérieur par une membrane épaisse, résistante, de nature fibreuse, à l'intérieur par des lamelles entre-croisées laissant entre elles de petits intervalles; leur aspect rappelle assez la texture de l'éponge. Il y a long-temps que j'ai décrit la manière dont le sang s'épanche dans leur parenchyme ; on voit l'artère arriver sur les côtés des cellules caverneusés, s'ouvrir obliquement dans l'épaisseur de leurs parois, et verser le liquide dans les innombrables cavités que les lames fibreuses interceptent entre elles. M. Müller dans ces derniers temps a publié sur ce sujet un mémoire fort intéressant , dans lequel il prétend s'être assuré que l'artère en se terminant décrit une petite spirale. Je n'ai point encore vérifié le fait, mais je suis très porté à le croire exact, d'abord à cause de la confiance que m'inspire le nom de son auteur , en second lieu parce qu'il est en harmonie avec les phénomènes physiologiques. Pendant l'érection, le pénis se gonfle , s'alonge , se distend en tous sens ; après l'érection , il s'affaisse et revient à de moindres proportions ; les vaisseaux qui se distribuent à l'organe suivent nécessairement toutes ces variétés de dimensions, aussi doivent-ils avoir une disposition spéciale , appropriée aux changements physiques qu'ils éprouvent. L'existence de flexuosités , de spirales , rendrait très bien compte de leur alongement, et de leur raccourcissement dans certaines circonstances. Ce n'est point ici le lieu d'examiner cette question ; je ne vous ai cité les corps caverneux que pour vous signaler la manière dont le sang se meut dans leur parenchyme. Ce liquide versé dans les cellules se répand de proche en proche jusqu'aux larges orifices des tuyaux veineux. Insufflez et faites sécher un pénis de cheval , vous verrez au moyen de quelques coupes fort simples les ouvertures de communication des veines et des cellules caverneuses : elles sont assez grandes pour contenir le doigt. La même disposition existe chez l'homme, mais elle est moins sensible. Nous n'avons rencontré pour la circulation pulmonaire , rien qui se rapproche de ces alvéoles spongieuses où le liquide est épanché et ce ne pourrait être que par un abus de langage qu'on comparerait le tissu érectile au tissu vasculaire du poumon.

La rate est encore un organe où le sang, apporté par l'artère, sort de ses vaisseaux avant de passer dans la veine. Vous ne retrouvez plus comme moyen de transport entre ces deux ordres de tuyaux, de petits canaux d'une ténuité prodigieuse: ce sont des aréoles formées par l'entrelacement de lames cellulo-fibreuses qui s'entrecroisent en tous sens et circonscrivent une multitude de petites cavités communiquant les unes avec les autres. Il existe pour la rate quelque chose d'analogue aux corps caverneux. Le sang épanché dans les cellules spléniques par les orifices artériels, y séjourne un certain temps, passe de là dans les veines, et est emporté par elles dans le torrent circulatoire.

Quelques anatomistes ont rangé parmi les tissus érectiles l'iris, le mamelon. Ces organes n'ont point une organisation alvéolaire semblable à celle que nous venons de décrire : ils me paraissent simplement contractiles.

Le système osseux nous offre des questions d'hydraulique d'une nature spéciale, ne ressemblant en rien aux conditions mécaniques qui présient aux mouvements des liquides dans le parenchyme pulmonaire. Prenez une vertèbre, examinez son mode de circulation. Le sang ne coule plus dans un canal cylindrique, à parois membraneuses, il passe successivement de cellule en cellule, goutte à goutte, par une sorte d'imbibition dans chacune des mailles du tissu osseux. Rien de plus simple que de constater sur l'animal vivant ces déplacements intersticiels des fluides : il suffit de détacher un fragment d'os, pour voir à sa surface sourdre par une multitude de petits pertuis, des goutelettes qui se succèdent avec une remarquable lenteur. L'artère nourricière, comme on l'appelle, ne se prolonge pas dans l'intérieur du parenchyme osseux, en envoyant des ramifications dans diverses directions : après un court trajet elle est épuisée, ses nombreux orifices versent dans les cellules le liquide lancé par la pompe générale. Il semble que l'intention de la nature ait été de ralentir dans ces parties la marche des fluides.

Chaque portion du système osseux n'a point un même mode de circulation. C'est ainsi que les os du crâne, indépendamment des cavités cellulaires où le sang s'épanche, sont traversés par des canaux veineux qui rendent plus facile le transport des liquides. Décrits avec une rare exactitude par Dupuytren et par M. Breschet, ces canaux occupent spécialement le tissu spongieux, et communiquent par une multitude de pertuis avec les cellules osseuses. Dans leur trajet ils offrent des renflements, des interruptions, plusieurs s'ouvrent au fond des sillons des artères méningiennes : quelques-uns perforent les parois du crâne et présentent des trous considérables.

Examinez-vous un autre organe, le cerveau, par exemple, vous y trouvez de nouvelles dispositions hydrodynamiques. Les vaisseaux n'arrivent dans la profondeur du tissu nerveux qu'après s'être subdivisés en ramifications capillaires : c'est même une question que nous débattrons plus tard de savoir si les radicules artérielles communiquent sans intermédiaire avec les radicules veineuses. Quand on incise la substance cérébrale, on aperçoit des canaux sanguins, n'ayant d'autre résultat que de faire marcher les liquides dans diverses directions pour que l'imbibition circonvoisine fournisse à la nutrition de l'organe. Il m'a semblé que ces canaux n'étaient point un prolongement des conduits membraneux, mais qu'ils se trouvaient creusés dans l'épaisseur même de la pulpe encéphalique. Nous ferons des injections, des expériences, et nous essaierons de résoudre cette difficulté anatomique.

Est-il besoin de multiplier ces exemples ? Chaque appareil, chaque membrane, chaque tissu animal a son mode particulier de circulation. Je pourrais à peine dans le peu de leçons qui me restent encore à faire, vous énumérer les principaux phénomènes d'hydraulique dont le corps de l'homme est le théâtre : afin que nos études ne soient point tronquées, je reviendrai sur ces questions dans le prochain semestre.

Je voudrais cependant vous dire un mot de la circulation abdominale. Le système vasculaire désigné ordinairement sous le nom de veine-porte, naît des capillaires veineux appartenant à l'estomac, l'intestin, la rate, l'épiploon, etc., lesquels se ramassent en deux ou trois troncs, finissent par se confondre en un seul. Celui-ci se partage bientôt en plusieurs branches, pénètre dans le foie et se divise en des myriades de tubes ténus : après quoi ces tubes se réunissent, deviennent des rameaux, des branches, des troncs, puis au nombre de deux s'ouvrent dans le gros tuyau qui verse le sang dans le réservoir droit. C'est là une circonstance mécanique fort curieuse. Le foie est l'aboutissant du sang abdominal comme le poumon est l'aboutissant du sang de tout le reste du corps. Il faut que la pompe qui déplace le liquide le fasse passer successivement dans les troncs, les capillaires, pour le ramener ensuite à la machine centrale par deux troncs volumineux. Quelle est la puissance hydrodynamique qui fait parcourir à la colonne de sang un aussi long circuit ? Le cœur seul en est chargé, et son action, bien loin de s'arrêter sur les limites des capillaires, retentit jusque dans les veines sus-hépatiques. C'est ce que nous vous démontrerons d'une manière incontestable.

Voilà un aperçu très général, très superficiel, de la manière dont se comportent les vaisseaux sanguins à leur dernière terminaison. Les liquides qui les parcourent méritent également d'être étudiés sous le point de vue physique. Arrêtons-nous un instant sur leurs principaux caractères distinctifs dans l'une et l'autre marche.

Au moment où le sang chassé de la pompe droite traverse les vaisseaux pulmonaires, sa viscosité augmente, il prend une couleur écarlate, son odeur devient plus forte, sa température plus élevée. La transpiration pulmonaire lui enlève une partie de son sérum, en même temps qu'il absorbe de l'oxigène, peut-être de l'azote et perd de la matière animale, de l'acide carbonique, etc. Vous concevez comment les modifications physiques et chimiques que subit le liquide dans l'appareil respiratoire influent sur la facilité plus ou moins grande avec laquelle il parcourt les tuyaux chargés de sa distribution. Privés d'une analyse exacte et comparative du sang veineux et du sang artériel, nous ne pouvons apprécier très exactement les différences de leur nature ; cependant à en juger par les transformations que le liquide éprouve au contact de l'air, on arrive à quelques données approximatives. Un ancien anatomiste, Hâlle, avait remarqué que de l'eau à zéro, par exemple, passe vingt-cinq fois moins vite dans un tube que de l'eau à 30° ou 40° degrés, je ne me rappelle pas exactement les chiffres. Si donc la respiration par ses combinaisons chimiques est un acte de réchauffement, et personne ne peut en douter, n'est-il pas évident que le sang, après avoir traversé les capillaires du poumon et être revenu à la pompe générale, devra marcher dans ses conduits avec plus de facilité, sans exiger une grande dépense de forces de la part de la puissance motrice ? Ces questions d'hydraulique trouvent donc encore ici leur application. De même, l'augmentation de viscosité du fluide animal modifiera son aptitude à traverser les tuyaux vasculaires. Cette disposition physique qui aurait déjà des effets appréciables sur des conduits inertes devient d'une importance immense sur des conduits vivants où il existe une si parfaite, une si constante harmonie entre les liquides et les parois qu'ils baignent.

La chimie ne nous a point encore fourni de notions bien positives sur la nature particulière du sang après son contact avec l'oxigène. Nul doute cependant que les changements qu'il subit dans sa composition, soit par la perte de quelques-uns de ses éléments, soit par l'addition de nouveaux principes, ne facilitent ses mouvements au sein de ses vaisseaux. Hâlle avait déjà noté que de l'eau chargée de certains produits chimiques coulait plus vite dans un tuyau que de l'eau distillée. Un jeune docteur, M. Béniqué, vient de consigner dans sa thèse la même remarque, en l'étendant aux vaisseaux capillaires. Il s'est assuré que de l'eau tenant en dissolution de l'émétique, de l'acétate d'ammoniaque, passait plus promptement dans un tube capillaire que de l'eau pure, non mêlangée à des sels. Il serait à désirer qu'on poursuivît ces recherches.

Voilà des questions tout à fait neuves et d'un bien haut intérêt sous le rapport physiologique : je devrais ajouter qu'elles sont appelées à jeter un grand jour sur la thérapeutique, cette branche de notre art où l'empirisme est tout, la science rien ou fort peu de chose.

Vous avez des maladies qui consistent en une difficulté de la circulation capillaire. Dans le rhumatisme aigu, les parties douloureuses deviennent le siége d'un empâtement, d'un engorgement dus à l'arrêt et à l'accumulation du sang dans ses canaux : le liquide stagne, sa température s'abaisse, de là cette sensation de froid dont le malade a la conscience et qui dans certain cas est appréciable à la main des personnes qui l'entourent. Le vulgaire appelle cet état une *fraîcheur*, le médecin une *inflammation*. S'il me fallait choisir entre ces deux dénominations, je préférerais la première qui exprime un fait, à la seconde qui exprime une hypothèse, et quelle hypothèse ! Il serait vraiment curieux de démontrer comment une inflammation, qui devrait être une sorte de combustion, s'accompagne d'un abaissement de température. Quoi qu'il en soit de la valeur de ces mots, j'ai depuis long-temps l'habitude de traiter mes rhumatisants par des boissons dans lesquelles entre l'acétate d'ammoniaque. Voici comment je raisonne : l'acétate d'ammoniaque mélangé aux liquides a la propriété de rendre plus facile leur passage dans les tuyaux, par conséquent, mélangé au sang il devra produire les mêmes résultats dans les vaisseaux capillaires. Je ne sais jusqu'à quel point ma théorie est fondée : peut-être que je me trompe : ce qu'il m'importe, ce qu'il importe surtout aux malades, c'est que par ce moyen la guérison soit au moins aussi prompte que par d'autres méthodes qui épuisent l'économie et prolongent indéfiniment les convalescences. Je crois avoir eu l'honneur de vous le dire, jamais dans mes salles, jamais dans ma pratique civile je n'ai vu mourir un seul individu de rhumatisme aigu. Il y a au moins de la chance, s'il n'y a pas autre chose. Remarquez que par une sorte d'instinct éclairé, le malade entoure les articulations prises, de flanelles et autres tissus propres à concentrer le calorique, il fait exécuter de légères frictions pour rappeler la chaleur absente : ces moyens sont bons en ce qu'ils sont de nature à faciliter la circulation capillaire. Il faut toute l'autorité du médecin pour obtenir du patient qu'il expose sa peau, dont la sensibilité est exaltée, au contact d'un air froid et aux morsures des sangsues, devenues aujourd'hui, pour le grand bien des malades, à peu près historiques.

Vous voyez, Messieurs, que la physiologie, la pathologie et la thérapeutique réclament sans cesse l'intervention des lois physiques. Rendons leur hommage ; car elles ont déjà balayé devant elles des milliers de spéculations imaginaires. De tous ces grands systèmes qui tour à tour ont pesé sur la science, les uns sont renversés, les autres fortement ébranlés. Mais après avoir détruit, il faut édifier. C'est à la physique que cette grande œuvre était réservée, c'est à elle qu'il appartient d'asseoir la médecine sur des bases solides, stables, aussi peu sujettes à varier que les éternels résultats de l'expérience et de l'observation.

DIX-NEUVIÈME LEÇON.

15 mars 1837.

MESSIEURS,

Les expériences que nous avons faites devant vous sur la soustraction de la fibrine du sang nous ont présenté des phénomènes fort curieux, ou du moins qui nous ont semblé tels. En ouvrant ce semestre, je vous avais promis d'aborder des questions nouvelles, de m'engager dans des sentiers encore inconnus, et de chercher avec vous à introduire dans la science quelques-uns de ces faits dont jusqu'ici la nature s'est réservé le secret. Mais pour que cette étude vous fût profitable, il ne suffirait pas que je vous exposasse simplement le résultat de mes travaux. Quand il ne s'agit que d'une œuvre d'imagination, chacun peut suivre le caprice de ses inspirations. Souvent même un défaut d'ordre, de méthode est une chance de succès. Telle n'est pas la marche qu'il convient de suivre dans des recherches expérimentales. Ce

genre d'études, plus délicat qu'on ne le pense généralement, exige une habitude qui ne se donne
pas, qu'on acquiert. Celui qui s'y livre pour la
première fois hésite dès le début; semblable à l'enfant qui essaie ses premiers pas, il heurte contre
chaque obstacle, et si, par malheur, il se ha-
sarde dans une fausse voie, ses efforts resteront
à jamais stériles et impuissants. C'est pour imprimer à vos esprits une bonne direction, pour vous
guider dans une carrière dont peut-être un peu
d'habitude nous a appris à éviter les écueils, que
j'ai voulu tenter avec vous une série d'expériences
dont nous ne soupçonnions pas les résultats, et
dont maintenant encore nous ne prévoyons pas
l'issue. Plus tard, quand vous voudrez faire des
recherches vous-mêmes, vous aurez sous les yeux
un plan tout tracé : heureux si, alors que nous
ne pourrons plus faire entendre notre voix, le sou-
venir de nos paroles, de nos succès, j'ajouterai
et de nos revers, peut concourir utilement à votre instruction !

Vous savez qu'en soustrayant brusquement la
fibrine, l'animal meurt en peu d'instants. La vie
est incompatible avec un sang réduit à son sérum,
ses globules, sa matière colorante, privé de ses
matériaux coagulables. Si nous connaissons les
accidents que l'absence de la fibrine entraîne dans
l'économie, nous ignorons encore les fonctions que
sa présence est chargée d'accomplir. Un homme
d'un grand talent, M. Diffenbach, avait pensé
que pour restaurer aux liquides les propriétés que
la maladie leur avait fait perdre, il suffisait d'in-

jecter dans les veines de l'individu une certaine quantité de sang privé de sa fibrine et immédiatement extrait de l'animal vivant. Quelques essais tentés par l'habile chirurgien de Berlin parurent réussir. Mais de nouvelles expériences faites par M. Bischoff d'Heidelberg n'ont eu aucun succès ; de sorte que la solution du problème est encore à trouver. J'ignore les résultats destinés à mes recherches : toujours est-il que j'ai le premier étudié par la voie expérimentale l'influence exercée sur les fonctions organiques par la soustraction de la fibrine.

Vous avez vu ensuite que si l'on enlève graduellement cette substance, les effets sont plus lents et la terminaison également fatale. Une circonstance que j'avais à peine remarquée dans mes premières expériences a éveillé dernièrement mon attention et m'a frappé par sa singularité. Vous avez retiré aujourd'hui une partie de la fibrine du sang, répétez demain l'expérience, le liquide extrait de la veine vous en offrira une quantité à peu près égale. Cependant l'animal n'aura mangé que des matières albumineuses, des fécules, tous aliments qui ne contiennent pas de fibrine. C'est donc dans les organes eux-mêmes, dans les aréoles des tissus vivants que cette substance a été puisée pour repasser dans le torrent circulatoire. Ceci devient encore plus probable si vous examinez le degré extrême d'émaciation où l'animal parvient en un très petit nombre de jours. Les muscles s'atrophient, les pièces osseuses se dessinent et forment autant de reliefs sous les téguments, malgré les poils qui dissimulent leurs saillies. Partout où la

fibrine se trouvait déposée , existe une diminution
notable dans le volume et l'aspect des parties. Je
me propose de poursuivre avec vous ces recherches qui peuvent amener à d'importants résultats.

Nous avons fait, depuis la dernière séance,
quelques expériences dont je serais bien aise de
vous entretenir un instant. Ainsi , nous avons
voulu voir ce qui adviendrait à un animal dont le
sang serait privé de la faculté de se coaguler. Au
lieu d'extraire directement la fibrine, j'ai eu recours à un procédé chimique fort simple.

Une solution concentrée de sous-carbonate de
soude a été injectée dans la jugulaire d'un chien
vigoureux. L'animal est mort promptement. Vous
ne pouvez attribuer à l'action vénéneuse du sel
circulant avec les liquides, la rapidité foudroyante
des accidents, puisque dans certaines circonstances on le prescrit sans danger aux malades, à la
dose de plusieurs gros. A quelle cause rattacher
ses effets ? Évidemment aux modifications physiques qu'a éprouvées le sang privé tout d'un coup
de la faculté de se prendre en masse. Bien que ce
liquide conserve sa fluidité dans les tuyaux vasculaires , cependant à l'instant où il perd la propriété dont il jouit de se solidifier , la machine
hydraulique se trouble , son jeu se suspend, la
mort est là. Je ne connais point de signes pathologiques plus graves chez l'homme , que le défaut
de coagulabilité du sang. Dans les typhus , dans
les épidémies les plus meurtrières, chaque fois que
je voyais le liquide extrait de la veine rester fluide,
j'étais sûr que la maladie se terminerait bientôt

d'une manière fatale. Il est probable que sur cet animal nous ne trouverons point le sang solidifié dans ses vaisseaux. Faisons l'autopsie.

Déjà je puis juger par les premières incisions que je viens de faire, de l'exactitude de nos prévisions. Un liquide noirâtre, d'une couleur particulière, s'écoule en bavant sous le scalpel; il n'a plus l'aspect du sang artériel ni du sang veineux : les tissus paraissent plus foncés que d'ordinaire, comme si des matériaux nouveaux s'étaient exhalés par les porosités vasculaires et imbibés dans les parties voisines. Quel est l'état du sang dans les gros tuyaux thoraciques? Tout porte à penser qu'il ne s'est pas coagulé. Je suppose aussi que nous allons trouver quelque chose de modifié dans la texture du parenchyme pulmonaire; ce quelque chose, nous l'appellerons, si vous le voulez, une inflammation, car ce mot, non défini, peut s'appliquer à toute définition. Voici la poitrine ouverte : les poumons s'offrent à vous sous un aspect fort remarquable : ils sont brunâtres, plus fermes, plus pesants qu'à l'état sain ; leur tissu paraît plus humide, coupé par tranches et pressé entre les doigts, on en exprime un liquide d'un brun louche, qui, par son mélange avec des bulles d'air, paraît légèrement mousseux. Ces altérations physiques se rapprochent assez des caractères anatomiques de l'engouement pulmonaire ; on dirait que la partie aqueuse du sang a seule transsudé avec un peu de matière colorante dans les cellules de l'organe. Ici nous n'avons pas d'induration pneumonique, d'hépatisation, à proprement parler, parce que le sang avait perdu la faculté de se coaguler, et que sorti de ses vaisseaux il a dû rester liquide.

Ce qui me frappe le plus, c'est l'analogie d'aspect, de coloration qu'offrent les poumons avec ceux que j'ai maintes fois observés sur des animaux morts hydrophobes. Ce sont les mêmes taches brunâtres, la même infiltration séreuse, en un mot, les mêmes conditions physiques. Je ne sais si la rage ôte au sang la propriété de se prendre en masse, toujours est-il qu'elle lui communique une putrescibilité excessive, ainsi que l'attestent les exhalations fétides qui émanent du corps de l'animal. Vous sentez combien nous devons être réservés dans ces rapprochements déduits d'un premier aperçu. Un fait isolé **peut** servir à mettre sur la voie de nouvelles recherches, mais ce serait folie sur son seul témoignage d'énoncer une proposition générale.

La cavité des plèvres contient un liquide sanguinolent, bien différent de ces épanchements séreux qu'on rencontre à la suite de pleurésies. Le cœur a conservé son volume normal ; ses cavités, surtout le ventricule droit, sont remplies d'un sang noirâtre, ne tenant en suspension que quelques flocons fibrineux, mais point de caillot. L'aorte, l'artère et les veines pulmonaires, les veines-caves, tous les gros troncs sanguins laissent échapper, quand on les coupe, un liquide non coagulable. Les organes renfermés dans la poitrine ne doivent point seuls nous offrir cette altération du sang. Bien que la mort ait été immédiate, tous les liquides ont été simultanément modifiés dans une de leurs plus importantes propriétés, et des transsudations morbides ont dû s'opérer partout où existent des capillaires.

J'ouvre l'abdomen. Le foie n'a point un volume sensiblement plus considérable. Son tissu moins ferme qu'on ne l'observe sur le cadavre, ce qui tient à ce que le sang ne s'est point solidifié dans son parenchyme, n'offre rien de particulier. Il en est de même de la rate. Bien que cet organe par sa vascularité puisse, sous quelque rapport, être rapproché du poumon, il n'admet de sang que dans certaines circonstances, et son rôle de diverticulum ne nécessite pas l'afflux d'une aussi grande quantité de liquide. Ceci vous explique le peu d'altérations que nous y rencontrons. Le rein, à cause de l'importance de ses fonctions, reçoit comparativement plus de sang que la rate. La résistance de son tissu ne lui permet point de se laisser facilement distendre par les liquides; cependant, vous pouvez juger, à l'aspect des incisions que j'y pratique, que des matériaux divers se sont déposés entre les interstices celluleux des capillaires.

Le corps caverneux paraît également contenir plus de sang. Vous remarquerez que là, comme partout, le liquide ne présente aucune trace de caillot. J'ai éprouvé une légère résistance en coupant en travers le pénis de l'animal : c'est que je n'avais point à diviser simplement des parties molles. Il existe un os dans le pénis du chien.

Je n'ai pas connaissance que personne jusqu'ici ait essayé des expériences sur l'introduction dans le sang du sous-carbonate de soude ; il ne serait pas impossible toutefois que des recherches analogues aux miennes eussent été déjà faites, et même consignées dans quelque mémoire. Je ne me suis point encore occupé de l'érudition de la question. Il faut faire cela en dernier lieu ; car, comme il est rare que plusieurs individus , qui traitent chacun de leur côté un même sujet, arrivent à des résultats tout-à-fait identiques, souvent ce qui échappe à l'un est aperçu par l'autre ; et quand ensuite on compare les conclusions de chacun , on réunit en un tout ces matériaux isolés. Si dès le début vous voulez vous mettre au courant des travaux antérieurs , le désir de mieux faire, d'innover, l'attrait de la critique , la crainte de paraître plagiaire, tout contribue à vous détourner du but principal.

Hier, j'ai fait une expérience d'une autre nature sur une nouvelle substance découverte par MM. Liébig et Pelouse , et qu'ils ont appelée *éther œnanthique* (οἶνος vin , ἄνθος fleur). Cette liqueur, d'après ces habiles chimistes , serait le principe qui donne au vin son arôme, son bouquet. Ainsi, tel vin est d'une qualité supérieure à tel autre, parce qu'il contient une plus grande proportion d'éther œnanthique. Je laisse au palais des gourmets la solution expérimentale d'une partie de la question; quant à son côté physiologique , voici ce que nous avons observé. Une certaine quantité de la liqueur, un gros , mélangée à partie égale d'eau distillée, a été injectée dans les veines d'un chien : aussitôt l'animal est tombé avec tous les symptômes de l'ivresse. Mais il n'a pas été le seul qui en ait resrenti les effets. L'aide chargé de préparer la solution éthérée chancelait en l'apportant, et la manière dont il poussait l'injection nous confirma dans l'idée que la liqueur pouvait agir sous forme de vapeur. Ces détails vous paraitront sans doute assez insignifiants : rappelez-vous que dans une expérience il faut noter jusqu'aux moindres particularités. Le chien resté sans mouvement s'assoupit, sa respiration devint bruyante, stertoreuse : il succomba au bout de trois quarts d'heure. L'autopsie va sans doute nous apprendre la cause de la mort. Comment la liqueur a-t-elle agi? est-ce en stimulant l'encéphale, en altérant le sang, en modifiant les solides? Je l'ignore.

J'incise le plan musculaire qui revêt la paroi thoracique : vous remarquez qu'un sang liquide s'écoule sur les bords de la solution de continuité; on dirait qu'il ne s'est pas déposé de caillots dans l'intérieur des vaisseaux. Ce fait, curieux sous le rapport physique, est important sous le point de vue pratique, en ce qu'il peut nous mettre sur la voie de l'influence que l'usage immodéré du vin exerce sur la coagulabilité du sang. On a beaucoup écrit sur l'ivresse, ses effets, les désordres qu'elle entraine dans nos fonctions organiques. L'anatomie pathologique a tour-à-tour interrogé chaque organe pour lui demander le principe de ses souffrances. Malgré tant de travaux, on en est encore à des conjectures. Le *delirium tremens* a été attribué à des inflammations du cerveau, du cervelet, des méninges ; du reste, pas un mot des liquides qui charrient le principe perturbateur.

Le poumon s'est affaissé comme il s'affaisse à

l'état normal, par suite du retrait élastique de son tissu. Cependant ses propriétés physiques sont notablement modifiées. Il présente la plupart des caractères de l'engouement, ainsi que l'atteste l'augmentation de son poids et de sa densité. Vous n'y trouvez point une véritable hépatisation, nouvelle preuve que ce mode d'altération du parenchyme pulmonaire est lié à la faculté qu'a le fluide vivant de se coaguler.

Le cœur, les vaisseaux qui s'y rendent ou en partent sont remplis d'un sang plus visqueux que celui de l'animal au sous-carbonate ; l'aspect du liquide est le même, seulement il paraît moins foncé. La face interne des parois vasculaires offre des plaques brunâtres, formées par l'imbibition de quelques-uns des éléments du sang et de sa matière colorante. Point de caillots fibrineux.

Le foie, la rate sont évidemment augmentés de volume. Incisés ils laissent échapper un sang noir, visqueux, plus abondant que de coutume. Il en est de même des reins et des autres organes parenchymateux. La surface extérieure de l'intestin est sillonnée de lignes rougeâtres, s'irradiant en diverses directions, et formant par leur entrelacement un réseau à mailles inégales : ce sont les capillaires que distend le sang resté fluide dans ses vaisseaux. Nous ne trouvons pas d'extravasations considérables, car la mort a été trop rapide pour que les liquides aient eu le temps de s'imbiber à travers leurs parois entre les tuniques intestinales; l'estomac présente les mêmes altérations physiques. Si dans nos hôpitaux on rencontrait sur le cadavre d'un individu , emporté rapidement par une maladie inconnue dans sa nature (et malheureusement il n'en existe encore que trop), si, dis-je, on rencontrait des lésions semblables à celles que nous observons ici, hésiterait-on à reconnaître une inflammation? Non, Messieurs; ce serait même là un très beau cas de *gastro-entérite*. Les plus incrédules seraient forcés de s'incliner devant une pièce anatomique aussi concluante. Voyez comme l'intestin est tuméfié, rouge, arborisé, comme la muqueuse est recouverte d'une couche visqueuse sanguinolente. Quelle cause autre que l'irritation a pu troubler ainsi la circulation abdominale, appeler les liquides vers un centre de fluxion et dénaturer la sécrétion folliculaire ? Voilà ce que vous entendrez répéter dans toutes les bouches, dans toutes les chaires d'enseignement. Ces principes, savez-vous d'où on les déduit? De cet absurde dogme : tout ce qui est rouge est enflammé. Mais, Messieurs, sans revenir encore sur la signification vague du mot inflammation, n'est-il pas évident que chaque modification dans la couleur d'un tissu ne peut dépendre d'une cause toujours semblable à elle-même? Les liquides, comme les solides, sont composés de molécules distinctes. Une foule de circonstances peuvent changer leur mode de vitalité, altérer leurs éléments , pervertir leurs propriétés physiques. Pourquoi refuseriez-vous aux premiers une influence que vous attribuez si libéralement aux seconds ? Je ne vois pas de motifs plausibles qui justifient cette conclusion. Et d'ailleurs, que sont des raisonnements, des hypothèses en présence de l'observation expérimentale, dont le témoignage formel prouve que les liquides peuvent s'altérer, et créer par leurs altérations des états pathologiques immédiatement ressentis par les organes?

Vous ne constatez sur cet animal aucune lésion locale qui rende compte à elle seule de la gravité des accidents et de leur rapidité. L'économie tout entière était affectée : un sang non coagulable circulait partout, et partout sur son passage déposait ses matériaux dont les parois vasculaires ne pouvaient plus prévenir l'imbibition. Je trouve la cause première des désordres organiques dans les modifications physiques de ce liquide. Que par suite du séjour d'éléments nouveaux au sein des tissus, les solides deviennent malades à leur tour, la chose est possible, je dirai même qu'elle me semble incontestable. Mais ce serait étrangement s'abuser que d'attribuer tous les phénomènes morbides à ces complications secondaires.

Il est des maladies essentiellement caractérisées par une altération de la sécrétion intestinale. L'obscurité dont leurs causes sont encore enveloppées a jeté une grande incertitude dans leur thérapeutique. Tel praticien administre en pareil cas les purgatifs, tel autre préoccupé de ses idées d'inflammation appelle incendiaire une semblable méthode, et prescrit des émissions sanguines. L'un et l'autre ne s'accordent que sur un point, celui de mettre hors de cause les liquides. Cependant où sont puisés les matériaux des diverses sécrétions ? N'est-ce pas dans le sang ? supposez le sang altéré, et cette supposition n'a rien d'invraisemblable, vos saignées n'aboutissent à rien d'utile, si même elles ne deviennent pas une nouvelle source d'accidents par les altérations qu'elles développeront elles-mêmes dans les liquides. Le chien sur lequel nous avons expérimenté offre de notables modifications dans la sécrétion de la muqueuse digestive. Je serais bien plus porté à les attribuer aux changements physiques subis par le sang qu'aux modifications survenues dans la vitalité des parois vasculaires.

Non, Messieurs, il n'y a rien d'exagéré dans les propositions que vous venez d'entendre. Ce que nous produisons à notre gré sur l'animal vivant, la maladie le produit sur l'homme. Pour rendre le phénomène plus sensible, nous sommes obligés de recourir à des procédés grossiers; si ceux qu'emploie la nature échappent le plus souvent à nos sens par leur délicatesse, leurs effets n'en sont pas moins constants, et leurs conséquences appréciables. Les traités d'anatomie pathologique dissertent longuement sur les modifications d'aspect, de consistance et de texture des solides ; pourquoi sont-ils muets sur la composition des liquides ? Parce que l'analyse chimique est encore peu avancée, et que d'ailleurs on néglige dédaigneusement ses lumières. Il est cependant des circonstances où sur un simple aspect on peut prononcer que le sang est altéré. C'est ainsi que chez un illustre amiral mort il y a très peu de temps, les symptômes fournis pendant la vie, les lésions trouvées sur le cadavre ont montré de la manière la plus manifeste que la maladie reconnaissait pour point de départ une profonde altération des liquides. Le seul moyen de restituer aux organes l'intégrité de leur jeu eût été de leur rendre les matériaux qu'ils doivent normalement contenir. Malheureusement l'art fut ici impuissant.

Pour revenir à notre expérience sur l'œther œnantique, je crois qu'en poursuivant ces recherches, on arriverait à la connaissance de quelques faits propres à éclaircir l'histoire des effets physiologiques du vin. Il est de ces buveurs de profession qui ne connaissent d'autres jouissances que celles que procure l'ivresse. Tombent-ils malades, les phénomènes morbides revêtent une physionomie spéciale et réclament un traitement particulier. Puisque l'introduction subite dans les veines d'un animal d'un peu d'œther œnantique ôte au sang la faculté de se coaguler, il n'est pas impossible que l'abus prolongé du vin n'entraînât à la longue des modifications semblables dans les propriétés physiques de nos liquides.

Il me reste à vous parler d'une dernière expépérience faite hier sur le chien que vous voyez exposé sur ma table.

Vous vous rappelez les troubles que détermine vers la circulation pulmonaire l'introduction dans les veines d'une suspension d'amidon. D'après l'inspection microscopique de portions de poumons obstrués, j'avais attribué l'arrêt du sang dans ses canaux à l'oblitération de ceux-ci par les globules amylacées. Pour m'assurer si cette explication était

exacte , j'avais injecté sur un chien de la fécule
de mirabilis jalapa. D'après ma manière de rai-
sonner, l'animal devait survivre à l'expérience ,
puisque les granules de cette substance sont comparativement moins volumineuses que les globules
du sang. Ce que j'avais prévu est arrivé. Une seconde injection de la même fécule n'a pas non
plus déterminé d'accidents notables. Mais hier on
a poussé dans la jugulaire une plus grande quantité de la liqueur, laquelle , par son exposition à
l'air, avait perdu en s'évaporant la presque totalité
de son eau et ne formait plus qu'une épaisse solution. Aussi ses effets n'ont-ils pas tardé à se manifester. L'animal a été pris de suffocation ; il se
couchait , se relevait, changeait à chaque instant
de place , paraissant en proie à une vive anxiété.
La dyspnée est devenue de plus en plus intense, et
au bout de quelques heures il a succombé. J'attribue la mort à la viscosité de la liqueur et non au
volume de ses grains; car les conditions physiques
restant les mêmes , puisque ceux-ci avaient deux
fois traversé impunément les vaisseaux pulmonaires , il n'y avait pas de motifs pour qu'ils ne pus-
sent pas les franchir une troisième. Nous pourrions
affirmer d'avance que c'est vers le poumon qu'existent les principaux désordres , nous pourrions
même les décrire dans leurs moindres détails. Ici
la théorie n'est point une œuvre de l'imagination ,
elle repose sur l'observation et sur l'analyse. Les
bonnes théories sont celles que l'on déduit des faits,
qui reçoivent de l'expérience un témoignage de
vérité et non un démenti. Pourquoi l'astronomie

est-elle la première de toutes les sciences sous le rapport de la théorie ? Parce qu'elle prévoit qu'à telle année, à telle heure, à telle seconde, un phénomène apparaîtra. Nous ne pouvons nous flatter d'arriver jamais à un degré de précision aussi parfait. Mais entre la certitude absolue des chiffres et le vague des hypothèses, il y a un terrain intermédiaire où nous serions heureux de nous trouver placés.

Voilà un de ces poumons. Son aspect rappelle parfaitement celui des animaux qui meurent par l'effet d'une injection d'huile ou de toute autre liqueur visqueuse. Le tissu de l'organe est plus pesant, moins aéré que dans l'état physiologique; cependant il y a loin de ces altérations à celles que détermine la fécule de pomme de terre. Le poumon du côté opposé présente des signes d'obstruction encore plus marquée : dans certains points il offre une induration pneumonique, par suite de la coagulation d'une certaine quantité de fibrine épanchée hors de ses vaisseaux.

Nous n'avons pas besoin de chercher ailleurs la cause de la mort. L'appareil respiratoire ne fonctionnait qu'imparfaitement, le sang n'était plus vivifié, les organes ne recevaient plus leur liquide habituel, comment la vie eut-elle été long-temps compatible avec de semblables désordres ? Nous répéterons l'expérience en ayant la précaution d'étendre convenablement la suspension d'amidon, de manière que la liqueur ne puisse agir par sa viscosité.

Je terminerai cette séance par l'examen d'une

pièce curieuse que M. le professeur Dupuy a eu l'obligeance de me communiquer. Elle vient à l'appui de mes expériences sur la cinquième paire. Vous savez que j'ai démontré le premier l'influence immense que ce nerf exerce sur les sens spéciaux : ceux-ci ne conservent l'intégrité de leurs fonctions qu'à la condition que son tronc ou les rameaux qu'il envoie n'ont subi aucune altération. Ce n'est point ici le lieu de faire l'histoire physiologique de la cinquième paire : elle nous occupera à une autre époque. La pièce que je vais montrer maintenant est la mâchoire inférieure d'un cheval borgne, mort à l'école vétérinaire d'Alfort. M. Dupuy, en examinant le nerf trifacial du côté correspondant à la lésion du globe oculaire, a trouvé, non dans l'œil lui-même, mais dans une des branches de la cinquième paire, l'explication de la perte de la vision. Ce nerf, à son passage dans le canal creusé dans l'os maxillaire inférieur, est comprimé, aplati par la racine d'une des dernières dents molaires. Du côté où la rétine est restée impressionnable aux rayons lumineux, les divisions de la cinquième paire sont parfaitement intactes. Nul doute que la compression de cette branche nerveuse ne soit le point de départ de l'altération dont l'œil était affecté. Ce cas n'est point unique : la science possède plusieurs autres faits qui confirment ce que de nombreuses expériences nous ont affirmé sur l'influence de la cinquième paire.

M. Dupuy fait remarquer, que dans les différentes races de chevaux, le canal maxillaire inférieur n'est point placé de la même manière relativement à la racine des dents : tantôt il en est très près, tantôt très éloigné. Chez les chevaux de pur sang anglais, le nerf placé à une assez grande distance ne peut être que rarement atteint. Le professeur d'Alfort entre à ce sujet dans quelques développements. Il a observé que c'est surtout à l'époque de l'âge où la pousse de nouvelles dents expose la branche nerveuse à être comprimée dans le canal qu'elle parcourt, qu'apparaissent avec le plus de fréquence la morve, la fluxion périodique, etc., n'y a-t-il là qu'une simple coïncidence ? Faut-il y reconnaître une relation de cause à effet ? Ces questions auraient besoin de nouvelles recherches avant d'obtenir une solution définitive. Contentons-nous pour le moment de faire ressortir l'étroite alliance qui unit la pathologie à la physiologie expérimentale.

VINGTIÈME LEÇON.

17 mars 1837.

Messieurs,

Nous nous sommes occupés dans l'avant-der-
nière séance, des principaux caractères mécaniques que présente le grand appareil chargé de distribuer les liquides dans toutes les parties de
notre corps. Il existe une grande analogie entre
les deux machines qui président, l'une à la circulation pulmonaire, l'autre à la circulation générale. Cette analogie, nous avons dû vous la signaler ; mais vous auriez été arrêtés dès les premiers pas dans l'étude des phénomènes dont nous
allons nous occuper, si j'avais omis l'examen des
principales différences que présentent, sous le
point de vue physiologique et anatomique, les
pompes, les tuyaux, le liquide. Le mode de
communication des artères et des veines pulmonaires est très simple : il nous a suffi, pour le décrire, d'appeler votre attention sur la manière dont
se comportent les infiniment petits canaux, des-

tinés à servir d'intermédiaires à ces deux systèmes de conduits hydrauliques. L'un et l'autre offrent dans leur terminaison et leur origine une uniformité constante. Nous aurons besoin au contraire d'entrer dans les détails les plus minutieux quand il s'agira de déterminer la dernière disposition des tuyaux artériels au moment où ils se distribuent aux divers tissus qui constituent chaque organe. Ce genre de recherches a été porté au plus haut degré de perfection par Ruisch, dont les injections étaient si admirables : malheureusement, d'après l'esprit des Hollandais d'alors, il n'a point voulu divulguer son art, et il en a emporté le secret dans la tombe. Après lui, d'autres anatomistes se sont livrés avec succès à ce mode d'inspection. Soemmering faisait de magnifiques injections : aujourd'hui même en Allemagne et ailleurs on réussit très bien dans ces recherches plus délicates peut-être qu'elles ne sont réellement utiles.

Je suis loin de contester l'intérêt attaché à l'étude des variétés anatomiques que présente chaque département du système vasculaire. Plus on est initié à toutes ces particularités de texture, plus on a de chances d'arriver à la découverte de leurs usages et de leurs fonctions. Mais je ne puis m'empêcher d'exprimer le regret de voir tant de travaux sur la disposition apparente des tuyaux, si peu sur leurs propriétés physiques. Celles-ci cependant ont une importance immense; elles donneraient du moins, j'ose le croire, la clé d'une foule de phénomènes que l'état peu avancé des sciences hydrauliques nous oblige de ranger encore dans la vitalité.

Voici un ouvrage remarquable que M. Berrès de Vienne a récemment publié. Habile dans l'art des injections, cet anatomiste a figuré par des dessins les variétés de conformation des vaisseaux capillaires. Vous voyez à l'aide de ces planches combien sont nombreux leurs divers modes d'arrangement; tantôt ils forment des angles, tantôt des courbures ondulées; là ils marchent isolés, là ils s'anastomosent; dans tel point ils circonscrivent des cellules, dans tel autre des alvéoles; ailleurs ils forment un réseau à mailles irrégulières. M. Berrès a établi 16 classes qu'il considère comme autant de types auxquels peuvent se rapporter toutes les variétés du système capillaire; je ne sais jusqu'à quel point ces divisions sont rigoureusement exactes. Quelque confiance que m'inspirent les travaux de l'anatomiste allemand, les études microscopiques présentent tant de modifications suivant l'instrument qu'on emploie, suivant l'œil qui examine, qu'il est toujours bon que de nouveaux observateurs vérifient les premières recherches. Un peu plus ou un peu moins de lumière, la plus légère variation dans la distance du foyer suffisent pour changer l'aspect des objets. Il ne faut donc admettre qu'avec beaucoup de circonspection des résultats fournis seulement par le microscope. Je ne trouve pas d'ailleurs sur ces planches la manière dont les tuyaux sanguins s'abouchent dans les tissus érectiles, se distribuent à l'encéphale, traversent la substance nerveuse. Une classification méthodique des vaisseaux capillaires me semble chose fort difficile; on pourrait compter autant de modes de terminaison des artères qu'il y a d'organes et d'appareils dans l'économie vivante.

Dans les considérations générales où je suis précédemment entré, j'ai négligé, à dessein de mentionner ce qu'il y a de plus apparent, de plus grossier dans la disposition de l'appareil vasculaire. Vous ne vous attendez pas à ce que je décrive comment se comportent les grosses artères, les grosses veines; il suffit d'avoir un peu fréquenté les amphithéâtres de dissection, pour être familiarisé avec ces détails d'anatomie. N'allez pas croire toutefois qu'un fait, par cela seul qu'il est facile de vérifier, soit exempt de controverse; on discute encore tous les jours sur les changements physiques que la colonne de liquides fait éprouver à un tuyau aussi volumineux que l'aorte. Ceci cessera de vous paraître étrange si vous réfléchissez à la marche adoptée généralement pour les questions physiologiques. On raisonne, on spécule, on échange force arguments; à une objection on répond par une objection : qu'importe à chacun d'avoir tort pourvu qu'il prouve que son adversaire se trompe. Essaie-t-on de faire des expériences? Elles ne réussissent pas parce que ce genre de recherches exige de l'habitude, et que jusqu'alors on y était resté entièrement étranger. L'amour-propre s'en mêle; on se fonde sur des expériences mal faites pour nier des faits avancés par des personnes qui se livrent depuis de longues années à cette spécialité, et dont le témoignage doit avoir quelque poids. C'est bien autre chose encore quand il s'agit des vaisseaux capillaires ; ici au moins on conçoit qu'il existe des contestations ; car tout le monde n'a pas un microscope, et, quand on en a un, souvent il n'est pas bon, et quand on en a un excellent, tout le monde ne sait pas s'en servir. Ainsi, vous voyez que tout en éliminant les questions les plus élémentaires, il nous reste une foule de points à discuter, non par de simples raisonnements, mais par l'expérience et l'observation.

La pompe gauche n'est pas le seul agent qui détermine le mouvement des liquides dans l'ensemble des tuyaux. Nous avons vu que les mouvements d'inspiration et d'expiration exerçaient une notable influence sur la circulation pulmonaire. La même influence se retrouve plus prononcée et plus visible encore à propos de la grande circulation. Quand la poitrine se dilate, elle aspire le sang des veines-caves et de proche en proche celui de toutes les veines du corps. Quand elle se resserre pour expulser l'air contenu dans sa cavité, tous les organes pectoraux et abdominaux sont comprimis, et le fluide artériel est chassé dans ses tuyaux avec plus d'énergie. La pompe aérienne est donc un auxiliaire puissant du ventricule gauche. Ce qui influe sur les artères influe sur les veines, et ce qui influe sur les veines influe sur les artères ; chaque tuyau isolé représente un des anneaux de la chaîne circulaire que constitue notre appareil hydraulique. J'avais l'habitude autrefois d'étudier à part l'action de la pompe respiratoire, et de ne l'envisager que d'une manière tout à fait secondaire ; aujourd'hui je préfère mettre sur la même ligne ces deux agents d'impulsion, et les confondre en une même description. Ce n'est pas que les contractions ventriculaires ne puissent, à elles seules, faire marcher le liquide, mais dans l'état habituel, et c'est cet état surtout qu'il nous importe de connaître, la pompe gauche n'agit pas seule, sa force est singu'ièrement accrue et quelquefois diminuée par l'intervention des mouvements respiratoires.

Commençons par étudier ce qui se passe sur les gros vaisseaux.

Les phénomènes physiques dont ceux-ci sont le siége, une fois bien connus, trouveront pour la plupart leur application lorsque nous serons arrivés à l'étude des capillaires.

Je prends un tube en caoutchouc et j'adapte à une de ses extrémités, la canule d'une seringue remplie d'eau ; l'autre extrémité est libre. Poussez doucement le piston, il s'échappe à la fois du liquide et de l'air par l'orifice ouvert. Le courant ne remplit pas exactement la cavité du tube parce que l'ouverture de sortie est aussi large que l'ouverture d'entrée. L'eau coule ici comme dans une gouttière, et on pourrait enlever l'hémisphère supérieure du tuyau cylindrique sans que le liquide fût modifié dans la manière dont il se meut. Nous ne trouvons rien de semblable dans les conduits qui charrient le sang : ceux-ci sont constamment pleins et il ne se rencontre pas d'air dans leur cavité.

Si vous comprimez l'orifice libre de manière à rétrécir son diamètre, il sortira moins de liquide qu'il n'en entrera, et bientôt le tube se trouvera rempli. Aurez-vous alors les conditions physiques d'une artère traversée par un courant sanguin? Pas encore. Il vous faut augmenter l'action du piston de manière que les parois du tuyau élastique soient pressées et distendues par le liquide. Vous voyez ici par une circonstance éventuelle que le tube sur lequel j'expérimente est soumis à une assez forte pression, car il a cédé en un point où sa résistance était moindre, et il s'y est formé une véritable ampoule anévrismale. Aussi , notez bien ce fait : les tuyaux vivants non seulement sont remplis par un liquide, mais même ce liquide les distend de toutes parts et augmente leur capacité. Il n'y a pas de circulation normale qui ne soit sous la dépendance d'un fait mécanique particulier. C'est à l'élasticité des tuniques artérielles qu'il faut rapporter la propriété dont elles jouissent , de céder sous la pression de la colonne de liquide; de ce phénomène découle un autre phénomène non moins simple, non moins important. Supposez que l'impulsion de la pompe vienne à se suspendre , qu'arrivera-t-il? Le tuyau réagira sur le liquide avec d'autant plus de force que sa distension était plus considérable, et il continuera de le faire marcher par le seul fait de la réaction élastique de ses parois. Deux agents mécaniques concourent donc puissamment à communiquer au sang sa force progressive ; d'une part la contraction de la pompe, d'autre part l'élasticité des tuyaux. Je ne conçois rien de plus évident que cette double action : l'une n'est que la conséquence de l'autre. La première vous est prouvée, et par le simple raisonnement et

par ce que vous venez de voir sur ce tube en
caoutchouc ; quant à la seconde, sa nature étant la
même , sa démonstration est aussi élémentaire.
Ouvrons l'orifice supérieur du tube tenu verticale-
ment afin que le liquide ait à surmonter sa propre pesanteur, une partie a été chassée de la cavité
du cylindre , les parois se sont rétractées , le petit
anévrisme s'est affaissé, en un mot vous avez observé tous les phénomènes dus à la réaction d'un
tissu élastique. Si les dimensions du tuyau avaient
été augmentées par l'accumulation d'une plus
grande quantité de liquide, le retrait de ses parois
se serait fait sentir d'une manière encore plus
apparente.

Telle est l'importance de l'élasticité des tuyaux
vivants que, dussions-nous nous exposer à quelques répétitions, nous croyons devoir insister de
nouveau sur cette propriété physique, contestée
(j'ai honte de le dire) par des hommes d'un immense mérite. Il semble que le propre de quelques
intelligences supérieures est de voir les phénomènes
les plus cachés et de méconnaître parfois les plus
apparents.

Une des principales objections qu'on ait faites
à ceux qui nient la contraction vitale des parois
vasculaires est justement empruntée à ce phénomène qu'invoquent à leur tour les partisans de cette
dernière opinion. On dit : appliquez une ligature
sur une artère, vous interceptez l'action du cœur,
et cependant le sang continue à se mouvoir au-dessous du point comprimé, jusque dans les capillaires
et les veines, à peu près avec autant de facilité que

si la pompe continuait à agir. Donc les parois du tuyau jouissent d'une force contractile qui leur est propre. Bien loin de renier ce fait, je l'accepte d'autant plus volontiers qu'il vient à l'appui des idées que je professe. Quant aux conséquences qu'on en a déduites, elles me semblent plutôt spécieuses qu'exactes. Voici, selon moi, l'explication toute naturelle du phénomène : je l'emprunte à l'expérience que nous venons de faire sur ce tube en caoutchouc. La force employée à dilater le tuyau reste en dépôt dans les parois, et sa réaction est nulle tant qu'elle est contrebalancée par l'impulsion de la pompe. Celle-ci cesse-t-elle d'agir ? A l'instant l'élasticité la remplace; seule elle fait mouvoir le liquide dans les conduits vivants jusqu'à ce que les parois vasculaires aient atteint les limites de leur propriété rétractile. En dernière analyse le cœur doit être envisagé comme le seul agent moteur, seulement son action est décomposée. Dans le premier temps, il déplace directement la colonne de sang par une contraction subite. Dans le second, il agit non plus par le développement d'une nouvelle impulsion, mais par l'excédant de la force qu'il avait dépensée à dilater les parois élastiques. Une artère ne jouit donc que d'une contractilité d'emprunt.

Nous venons de voir que le sang peut continuer à se mouvoir dans un tuyau par la simple élasticité de ses parois. Le phénomène est encore rendu plus sensible par l'expérience suivante.

Appliquez deux ligatures sur une artère de manière à intercepter une colonne de liquide

d'une certaine longueur. Vous aurez eu soin
de lier l'extrémité capillaire avant l'extrémité
supérieure, afin que le tuyau soit distendu et se
trouve dans les mêmes conditions physiques pour
votre expérience que sur l'animal vivant. Faites
une ponction en un point quelconque de ses parois,
vous verrez les particules liquides affluer vers ce
point et s'échapper, pressées qu'elles sont par le
retrait des membranes artérielles. Si vous supposez
l'ouverture occuper la partie moyenne du cylindre,
il est évident qu'il y aura deux courants, l'un dans
le sens de l'action du cœur, l'autre dans un sens
opposé : leur vitesse sera égale et ils continueront
de marcher tant que l'élasticité du vaisseau ne sera
pas épuisée. De même si vous ouvriez le bout de
l'artère qui correspond au cœur, toute la colonne
de liquide suivrait un mouvement rétrograde en
allant contre sa propre direction. Ce phénomène
a beaucoup embarrassé les physiologistes. Ils ont
vu que quand on sépare du tronc la tête d'une
grenouille, non seulement le sang continue à s'é-
couler par l'orifice cardiaque de l'artère, mais encore qu'il reflue par l'orifice opposé, ce qu'ils ont
voulu expliquer par une contraction active des capillaires. Il est inutile que j'insiste sur ce qu'une
semblable explication renferme d'inexact. C'est
pour avoir pris le change sur la nature du phénomène, pour avoir attribué à une propriété vitale
ce qui n'était qu'un résultat physique, qu'on a
méconnu la cause véritable de ces mouvements du
sang. J'en reviens toujours à mon expérience sur
le tube en caoutchouc. Perforez-le dans le milieu

de sa longueur, chaque moitié se vide du liquide qui distendait ses parois : ouvrez l'un des deux robinets appliqués à ses extrémités , peu importe lequel , l'écoulement sera le même en vertu d'une même réaction élastique. Qu'y a-t-il de changé dans ces circonstances ? les noms seuls. Vous appelez artère un tuyau , et préoccupé de sa vitalité, vous négligez ses propriétés physiques. Cependant celles-ci vous expliquent admirablement bien toutes les particularités du phénomène. Nouvelle preuve de l'influence qu'exerce par fois un langage vicieux , et de la nécessité de parler physique et mécanique alors qu'il s'agit de questions de physique et de mécanique .

Quelquefois il arrive qu'immédiatement après l'application d'une ligature , sans qu'on ait piqué les parois de l'artère, le sang, au lieu de continuer à se mouvoir dans la direction imprimée par le cœur, reflue des capillaires vers le tronc d'origine. Remarquez qu'il n'y a pas d'ouverture au tuyau. Faut-il donc supposer au liquide une faculté de déplacement inhérente à sa vitalité, ou bien faut-il reconnaître que les tuyaux se contractent ? Ni l'une ni l'autre de ces deux hypothèses n'est admissible. C'est là un phénomène d'hydraulique dont M. Poiseuille a très bien développé le mécanisme. Les capillaires jouissent, de même que les conduits plus volumineux, d'une rétraction élastique liée intimement à la nature de leur tissu. Représentez par 4 la force de ceux-ci, par 4 la force de ceux-là, il est évident que ces forces se contrebalanceront , et si le liquide ne peut s'échapper par aucune issue, il y aura stagnation et immobilité de ses molécules. Mais il peut se faire que la pression ne s'exerce pas également dans les diverses sections de l'appareil vasculaire. La force des capillaires est-elle de 6, tandis que celle du tuyau central n'est que de 4, alors apparaissent de nouveaux phénomènes. Par suite de sa tendance continuelle à se mettre en équilibre, le sang reflue des petits canaux vers les gros troncs jusqu'à ce que les parois soient uniformément dilatées. De là ces oscillations, ces balancements en sens divers de la colonne de liquide; elle ne s'arrête que quand la force du tuyau central est portée à 5, et celle des capillaires descendue à 5. Nous pouvons, sinon reproduire exactement, du moins simuler à peu près ces phénomènes d'hydraulique. Voici un tube distendu par un liquide : à l'instant où ma main comprime une de ses extrémités, le liquide fuit vers l'extrémité opposée et distend les parois élastiques : ma main cesse-t-elle d'agir, aussitôt le liquide revient à sa première place, et l'égalité de pression se rétablit. La même chose se passe sur les tuyaux vivants, seulement en raison de leur délicatesse et de leur ténuité, le phénomène est moins apparent. Vous ne serez donc pas surpris en examinant au microscope la marche du sang, de voir le liquide, tantôt rester immobile dans ses canaux, tantôt se mouvoir dans un sens, tantôt dans un autre. La mécanique vous donne la solution de ces deux phénomènes.

On s'est beaucoup occupé des oscillations que présentent les globules sanguins à leur passage

dans les tuyaux capillaires. En examinant le mésentère d'une grenouille dont la circulation n'a
point été troublée par l'application d'une ligature,
on observe des phénomènes semblables à peu près
à ceux que nous avons mentionnés dans l'expérience précédente. Les globules vont dans un sens,
reviennent en sens inverse, s'arrêtent, puis reprennent leur mouvement; ils paraissent incertains sur
la direction qu'ils doivent suivre. Se passe-t-il là
quelque chose de mystérieux, en dehors des lois
générales de la nature ? Non , Messieurs. Je sais
bien que l'histoire de la circulation présente encore
une foule de points obscurs , ne se prêtant que
trop aux hypothèses erronées des esprits enthousiastes et amis du merveilleux. Mais ici le fait est
simple, facile à concevoir, facile à expliquer. Avant
d'accueillir l'influence d'agents inconnus , il faut
d'abord avoir épuisé toutes les connaissances physiques dont l'application pourrait fournir quelques
lumières propres à éclaircir la question. C'est ce
qu'on a négligé de faire dans cette circonstance ;
sans cela on aurait vu que ces oscillations ne sont
qu'un résultat mécanique des divers degrés d'énergie dont est douée la force hydrodynamique ; je
m'explique.

Si cette force est suffisante pour faire marcher
le sang , il n'y a point d'incertitude ; les globules
cheminent dans la direction qui leur est imprimée. Si au contraire elle est nulle, les globules
s'arrêtent : il n'y a plus de mouvements de liquides. Entre ces deux extrêmes , sur les confins de
cette impuissance et de cette toute-puissance de

l'agent moteur, existe une force intermédiaire qui a assez d'énergie pour déplacer le sang, trop peu pour le faire franchement avancer. Qu'arrive-t-il alors ? Les globules poussés par la contraction de la pompe parcourent un certain trajet ; comprimés par la réaction élastique des parois, ils reviennent à leur première place. Ainsi, impulsion progressive du cœur, impulsion rétrograde des vaisseaux : balancée entre ces deux puissances dont l'action mutuelle se neutralise, la colonne liquide est agitée d'un mouvement de flux et de reflux; elle présente, comme on dit, des oscillations.

A ceux qui nieraient qu'un tuyau élastique comme l'artère se dilate et se resserre suivant que plus ou moins de sang afflue dans sa cavité, je demanderai s'ils conçoivent bien comment un verre vide se remplit quand on y verse un liquide. Ma question leur paraîtrait au moins étrange. Eh bien ? Messieurs, je trouve aussi étrange de contester le rôle immense joué par l'élasticité dans ces questions d'hydraulique animale. Substituez à un vase à parois inflexibles un tube à parois élastiques, vous aurez le phénomène de la distention de l'artère : laissez échapper le liquide accumulé, vous aurez le phénomène de sa contraction.

Quand un fait contrarie une opinion, on est beaucoup plus porté à le nier, même sans examen, qu'à modifier ses propres idées. Vous avez beau en appeler à l'expérience, on vous répond avec un grand sang-froid, souvent même avec un ton de conviction qui aux yeux de bien des gens équivaut à d'excellentes raisons : nous n'avons rien vu de semblable. La chose est vraie, il est fâcheux seulement qu'on ne pousse pas la franchise jusqu'à ajouter qu'on ne s'est pas donné la peine de regarder. Il n'est besoin ici ni de raisonnements, ni de dissections délicates, ni de recherches microscopiques. Les yeux sont autorité très compétente. Je ne sais si M. Poiseuille avec l'instrument qu'il a imaginé est parvenu à convaincre les plus incrédules. Au moyen d'un tube adapté à un réservoir d'eau que traverse une artère, on voit la colonne de liquide monter et descendre chaque fois que les parois du vaisseau se dilatent par l'action du cœur, se contractent par leur propre élasticité.

Il n'est aucun médecin qui, arrivé près d'un malade n'applique le doigt sur l'artère radiale pour interroger ses pulsations. Hippocrate tâtait le pouls et depuis lui cette pratique s'est religieusement conservée. Il s'en faut cependant que tout praticien se rende compte du phénomène mécanique qui produit ces battements auxquels dès la plus haute antiquité on a attaché une grande importance. On sait bien que le choc de l'artère est isochrone au mouvement du cœur, mais l'explication de ce choc pourrait embarrasser bon nombre de fort honorables confrères. Demandez à ce grave personnage qui paraît plongé dans une méditation profonde au moment où il tâte le pouls du malade, quel est le mode de production des pulsations artérielles ? Il ne restera pas sans réponses, parce qu'il ne doit jamais paraître ne pas savoir, mais je crains bien que sa science ne soit mise en défaut. Si vous lui eussiez demandé l'état du pouls, il vous aurait dit

si il est plein, fort, tendu, vibrant, caprisant, etc.,
il n'eût été embarrassé que sur le choix des épi-
thètes dont la dernière (capra, chèvre) ne laisse pas
que d'avoir quelque chose de poétique. Quant à la
physique, il n'en est pas question : son langage un
peu sévère aurait paru déplacé auprès de ces expressions qui se prêtaient si complaisamment à
voiler l'ignorance. Cependant la moindre notion
de l'élasticité des artères aurait expliqué comment
à l'instant où une nouvelle ondée de sang est poussée
dans le système circulaire, les parois du vaisseau
se dilatent, comment elles reviennent sur elles-
mêmes, quand la pompe suspend sa contraction.
Vous pourrez auprès des malades affecter un air
grave, profond, employer des grands mots auxquels
ils ne comprendront rien, et vous pas grand chose,
mais le savoir ne se mesure pas à la gravité. En
faisant illusion aux autres, il faut au moins ne
pas se faire illusion à soi-même.

Une des preuves les plus concluantes du rôle
passif que remplissent les tuyaux vasculaires dans
les mouvements des liquides est déduite de la nature même des pulsations artérielles. On a parlé
de contractions vitales des parois : comment concilier alors ces innombrables variétés que présente
le pouls dans sa force, sa fréquence, son rhythme.
Dans les affections organiques du cœur, le jeu désordonné de l'organe est appréciable dans chaque
point du système artériel par un trouble constant
du pouls. Si les capillaires jouissaient d'une force
tonique autre que l'élasticité, comment se com-
porteraient-ils dans ces cas pathologiques? Tantôt

leur contraction coïnciderait avec celle de la pompe, tantôt elle la précéderait, tantôt enfin elle la suivrait. A moins que vous n'admettiez que la vitalité de ces petits canaux ne soit si intimement liée à la vitalité du cœur, que celui-ci ne puisse être malade sans qu'à l'instant même tout l'appareil capillaire ne soit simultanément affecté. Or, c'est là une supposition absurde.

Les physiologistes qui ont nié l'élasticité des tuyaux sanguins n'avaient donc jamais tâté le pouls d'un animal vivant. Injectez de l'eau dans un tube en verre, en saccadant le mouvement du piston, votre doigt appliqué sur les parois n'éprouvera point la sensation d'un choc. Que le liquide passe en colonnes volumineuses ou petites, qu'il soit mu par une impulsion uniforme ou alternative, jamais vous ne percevrez la plus légère modification dans les conditions physiques du tube. Pourquoi sur une artère reconnaissez-vous des battements? Parce que l'action de la pompe est saccadée, et que chaque ondée de liquide distend les parois élastiques qui reviennent sur elles-mêmes immédiatement après. Cette succession de dilatation et de resserrement constitue le pouls.

Quand on cautérise le tronc d'un nerf, les parties où ses rameaux vont se distribuer sont paralysées, par suite de l'interruption de l'influence nerveuse. Sous le rapport anatomique, les capillaires doivent être envisagés comme les subdivisions d'un gros tuyau, et ils vivent de la même vie que le conduit dont ils émanent. Si ce conduit devient malade ainsi qu'on l'observe dans certaines ulcérations, certaines dégénérescences morbides qui attaquent ses parois, les capillaires devront participer à sa souffrance, et leur action, si tant est qu'elle existe, sera pervertie. Eh bien ! tant que le tuyau altéré dans sa texture reste perméable au sang, les phénomènes hydrauliques sont les mêmes ; les infiniment petits canaux livrent passage comme de coutume à la colonne liquide, et la circulation n'est point influencée. Rien n'est plus simple que l'explication de ces phénomènes. Le nerf est un organe vital par excellence ; s'attaquer à sa vitalité, c'est s'attaquer à l'essence même de ses fonctions. L'artère, au contraire, est un tuyau obéissant à l'impulsion de la pompe, agissant par son élasticité, mais n'ayant par lui-même aucune force de dilatation ni de resserrement. Ce que je dis ici des grandes artères s'applique également aux canaux les plus déliés, aux veines, en un mot, à l'universalité des conduits vasculaires.

Avant de descendre dans l'examen minutieux des questions obscures que nous devons aborder, je me propose d'insister encore sur ces propriétés générales de notre grande machine hydraulique. Une fois ses divers compartiments bien connus, nous l'envisagerons dans son ensemble et remettrons à leur place les rouages que nous aurons été obligés d'isoler pour l'intelligence de leur mécanisme. Il y a peu de questions qui intéressent à un aussi haut degré le médecin et le physiologiste, il en est peu aussi étroitement liées à la pathologie. Ne nous arrêtons pas complaisamment sur ce qui a été fait ; ce qui reste à faire doit surtout éveiller notre sollicitude et diriger nos recherches. Ce n'est point en contemplant le chemin qu'on a parcouru, mais bien plutôt en mesurant du regard celui qui reste à faire, qu'on arrive au but si ardemment convoité.

VINGT-UNIÈME LEÇON.

20 mars 1837.

MESSIEURS,

Le but que nous nous sommes proposé est de vous mettre au courant de ce qui est certain, positif, dans cet immense phénomène de la circulation du sang; autre chose est faire des spéculations, autre chose est faire des expériences. Ce qu'on sait le moins est bien souvent ce qu'on croit savoir le mieux, alors que pour résoudre un problème d'hydraulique on a recours au raisonnement plutôt qu'à l'observation. Le raisonnement est sans doute une excellente chose, un précieux moyen de distinguer le vrai du faux, mais il ne doit parler qu'après que l'expérience a prononcé. A quoi bon s'escrimer avec de subtiles arguments, se fatiguer en d'ardentes controverses pour démontrer l'existence plus ou moins probable d'un fait? L'avantage restera au plus habile jouteur, et quel avantage? celui bien souvent d'avoir fait triompher une opinion fausse contre une opinion vraie , d'avoir substitué des explications mensongères à des phénomènes réels. Il y a donc ici, non pas usage , mais abus d'un des plus nobles attributs de l'intelligence de l'homme. Si la question avait été posée sur son véritable terrain , et qu'on eût invoqué l'autorité de l'observation plutôt que celle des hypothèses , on aurait su tout d'abord à quoi s'en tenir sur la réalité du fait; une fois celui-ci bien constaté, sa nature bien connue, le raisonnement serait venu à son tour apporter le tribut de ses lumières, et expliquer ce que jusqu'alors on avait simplement prouvé ; malheureusement telle n'est point la méthode généralement adoptée. Aussi nos constants efforts tendront-ils à réparer cette lacune de l'enseignement élémentaire, et à ramener dans la voie de la vérité les questions qui en ont été détournées par les préjugés ou les divagations des physiologistes ?

Autant les opinions que j'émets maintenant devant vous vous paraissent évidentes et claires, autant la thèse opposée soutenue par le vitalisme paraissait de son temps claire et évidente. A quoi tient cette différence ? A la manière dont on procède dans l'analyse des phénomènes. Si vous confondez ce qui est physique avec ce qui est vital, il n'y a plus qu'incertitude et qu'erreur ; sans doute que la chimie et l'hydraulique ne vous donneront pas l'explication de la contractilité musculaire , de la sensibilité, de l'influence nerveuse, mais ce n'est pas là qu'elles doivent être envisagées : il est d'autres questions , telle que la digestion, les mouve-

ments des liquides où elles trouveront leur application. Bichat, pour prouver l'impuissance de la
physique dans l'étude des fonctions organiques
citait un phénomène vital ; nous, pour prouver la
proposition inverse, nous citons un phénomène
physique, nous citons la circulation du sang.

Vous savez que la contraction de la pompe gauche
a pour effet de déplacer la colonne de liquide et de
distendre les parois élastiques des tuyaux. Cette
distension est importante à noter, d'abord à cause
du rôle qu'elle joue comme agent d'impulsion ; en
second lieu parce qu'elle montre la futilité de l'o-
pinion qui veut que les capillaires aient une force
particulière ; le ventricule, dit-on, n'a pas assez
d'énergie pour faire mouvoir le sang ; pourquoi
donc, au lieu de pousser le liquide à une plus
grande distance, épuise-t-il son action à dilater
les parois des tuyaux ? Les tuniques vasculaires ré-
sistent toujours un peu à la pression qu'elles éprouvent, tandis que les canaux sanguins, partout continus, présentent une succession de cavités toujours
libres, toujours ouvertes. Quelque long que vous
supposiez ce tube en caoutchouc, jamais il ne se
distendra que quand il sera plein, et encore fau-
dra-t-il que plus de liquide soit poussé par le
piston qu'il ne peut en sortir par l'orifice opposé ;
c'est justement ce qui arrive pour les artères. A
l'instant où les parois ventriculaires se contractent,
une ondée de sang est lancée dans le système artériel, mais il ne s'en échappe pas une quantité
égale par l'extrémité de ce système ; une partie
s'accumule dans la cavité des tuyaux dont elle

distend les parois. Celles-ci réagissent et continuent à faire marcher le liquide ; aussi, non seulement la pompe gauche a une énergie suffisante
pour déployer les colonnes sanguines, mais même
elle emploie son surcroît de puissance à dilater les
parois vasculaires.

Entre chaque contraction de la cavité ventriculaire, existe donc une force accessoire qui comprime en tous sens la colonne de liquide. C'est elle
qui transforme le jet saccadé en courant continu.
On voit avec peine la dépense de talent que Bichat
a faite, au grand préjudice de la science, pour expliquer ou plutôt pour embrouiller une question
aussi simple. Dans telle partie de ses ouvrages, il
dit d'une façon, dans telle autre, d'une autre ; enfin il arrive à établir que le sang n'est point mu d'une
manière continue. Or, ceci est contraire au raisonnement, contraire à l'observation. Je reviens avec
intention sur ce fait fondamental ; car c'est là que
repose toute la théorie de la circulation.

Si la pompe poussait sans cesse de nouveau
liquide, les parois artérielles n'auraient pas le
temps de revenir sur elles-mêmes ; mais nous
savons qu'entre chacune de ses contractions existe
un instant de repos qui correspond au retrait élastique des tuyaux. S'il est facile de comprendre
comment un agent d'impulsion situé à une des
extrémités du système vasculaire, déplace les colonnes liquides dans un sens toujours le même, il
n'est peut-être pas aussi aisé de se rendre compte
de l'action des artères. Celles-ci compriment le
sang circulairement et non plus à tergo. Pourquoi

donc le liquide tend-il à se mouvoir du côté de sa
direction première ? Parce qu'un obstacle mécanique s'oppose à son reflux vers la cavité qu'il
vient d'abandonner. Après s'être contractée, la
pompe se dilate, et aussitôt les valvules aortiques
se redressent : véritables portes à flot, celles-ci
soutiennent la colonne sanguine, et luttent contre
l'effort qui tend à la faire rétrograder. Deviennent-
elles malades par suite d'un dépôt calcaire, ainsi
qu'on l'observe souvent chez les vieillards, leur rigidité s'oppose à leur jeu de soupapes, et le sang
pressé par les parois artérielles, rentre en partie
dans la cavité du corps de la pompe.

A l'état le plus normal on observe quelquefois
l'oscillation des globules dans des directions opposées. Vous regardez un capillaire au microscope
et vous voyez un globule tantôt se mouvoir dans
un sens, tantôt dans un autre; rester un instant
immobile, puis abandonner le centre du tuyau
pour s'engager dans un rameau collatéral. A
quoi tiennent ces déplacements en sens inverse de
l'impulsion primitive? Est-ce à l'insuffisance des
valvules aortiques ? Non, Messieurs; nous vous
avons déjà expliqué comment, en vertu de la loi
d'égalité de pression, le liquide afflue toujours vers
le point où cette pression est inégalement répartie.
Pour vous rendre le phénomène sensible, nous
avons distendu par de l'eau un tuyau en caoutchouc et fait une piqûre en un point de sa longueur:
tout le liquide qui dilatait ses parois, s'est échappé
par cette ouverture accidentelle, et l'écoulement
ne s'est suspendu qu'au moment où la cavité du

cylindre a eu repris son diamètre habituel. Si nous eussions agi sur des tuyaux multiples, communiquant tous entre eux, et soumis à une égale distension, vous auriez vu le liquide abandonner tous les autres tuyaux pour se porter vers celui où la pression serait devenue moins forte. Le phénomène est le même, son explication aussi naturelle.

Je me propose de revenir plus tard sur les principaux préceptes de cette fameuse doctrine de l'inflammation qui, depuis Hippocrate jusqu'à nous, a servi de base aux divers systèmes imaginés par les diverses écoles médicales. Et d'abord quel est son premier dogme ? C'est celui-ci : *ubi stimulus, ibi fluxus*. Il est difficile de formuler en moins de mots toute une doctrine, mais je crains bien qu'ici la clarté n'ait été sacrifiée à la concision. *Stimulus*, le rendrez-vous en français par *irritation*; convenez que la traduction est au moins un peu libre, surtout d'après l'idée attachée à cette dernière expression : c'est bien autre chose quand il s'agit du mot *fluxus*. J'y cherche en vain l'idée d'*inflammation*, c'est à dire d'un feu, d'une flamme consumant les tissus par un subit incendie. Cet axiome de l'antiquité dont le sens a été dénaturé par nos modernes réformateurs, exprime un fait exact parce qu'il est puisé dans l'observation; quant à son explication véritable, c'est encore aux lois physiques qu'il faut la demander. Si vous soumettez au foyer du microscope le mésentère d'une grenouille, et que vous *stimuliez*, c'est-à-dire piquiez un capillaire avec la pointe acérée d'un stylet, voici ce que vous observez : à peine l'instrument a-t-il percé

la paroi du vaisseau, qu'aussitôt les molécules liquides s'échappent par ce petit pertuis, et de toutes
parts *affluent* vers ce point les colonnes sanguines les
plus voisines du tuyau blessé. Il se passe là un simple phénomène d'hydraulique; tant que les parois
vasculaires ont opposé une résistance uniforme à
la force expansive du liquide , les courants se sont
mus d'une manière régulière sans rétrograder, sans
se heurter, sans se confondre. La résistance cesse-
t-elle en un point, il se forme là un centre de fluxion,
et aussitôt les globules accourent les uns dans le
sens de l'impulsion de la pompe, d'autres en sens
opposé, d'autres enfin en croisant la direction des
premiers. Voilà, Messieurs, la véritable signification du fameux axiome: *Ubi stimulus ubi fluxus.*

Tout en voulant rattacher aux lois de la physique certains phénomènes envisagés jusqu'ici
comme exclusivement vitaux, je n'ai point la prétention de tout expliquer. Affirmer qu'il ne se
passe rien de vital dans les capillaires, ce serait
substituer une exagération à l'exagération que
l'on reproche aux autres. Nous nous flatterions
en vain de dire quelle est la nature intime du
phénomène si mal nommé inflammation. Les travaux les plus récents ont rendu à la science un
grand service , moins peut-être en établissant de
nouveaux faits qu'en faisant justice de ces milliers d'hypothèses admises si légèrement sur l'autorité de quelques hommes enthousiastes. Nous
vous avons montré qu'une disproportion entre
le volume des particules liquides et le diamètre
des tuyaux déterminait une obstruction locale , et

par suite tous les signes de ce qu'on est convenu d'appeler une inflammation. Mais cette cause mécanique ne peut pas toujours être invoquée; il y a là quelqu'autre chose, physique ou vital, je n'en sais rien, qu'on doit prendre en grande considération. C'est sur cette route inconnue que doivent marcher les recherches expérimentales bien plutôt que les spéculations imaginaires. Quand un malade vous prie de lui expliquer son état, il n'y a pas d'inconvénient à ce que vos réponses soient plus ou moins savantes; car vous êtes appelé pour le guérir et non pour faire son éducation médicale. En est-il de même des idées que vous consignez dans les livres ou que vous développez devant un auditoire attentif à les recueillir? Assurément, non. Dans un cas vous êtes industriel, dans l'autre, homme de science, deux conditions qu'il est difficile de trouver réunies chez le même individu. Une erreur professée dans une chaire a le double inconvénient de donner de fausses idées à une foule de jeunes médecins trop confiants dans la parole du maître, et de les détourner d'études qui pourraient servir utilement à l'humanité.

Les gros troncs artériels présentent d'autres phénomènes qui, comme les précédents, sont liés à la texture élastique de leurs parois. Je crois vous les avoir déjà mentionnés.

Voici un tuyau courbé à sa partie moyenne; il est rempli en totalité par l'eau que j'y ai injectée. Pourquoi, au moment ou j'ai poussé avec la seringue une nouvelle quantité de liquide, la courbure s'est-elle redressée, et le tuyau a-t-il éprouvé un mouvement général de déplacement? Parce que l'impulsion tend à se transmettre en ligne droite. Si elle rencontre un obstacle, elle le chasse devant elle, et comme elle agit sur des parois flexibles, celles-ci cèdent et leur angle s'efface. Supposez que les tuyaux cessent d'être élastiques, il n'y a plus de redressement possible.

Comme un même phénomène reçoit divers noms suivant qu'il s'observe dans les corps morts ou les corps vivants, on a appelé *locomotion* le déplacement des artères à l'instant de la contraction de la pompe gauche. Le défaut d'adhérence avec les parties voisines favorise beaucoup ce mouvement général des tuyaux placés au milieu des tissus celluleux. Pour bien voir la locomotion d'une artère, il faut l'examiner sur l'animal vivant, ainsi que nous allons le faire à la fin de la séance. Si vous coupiez le tuyau en travers, le phénomène serait beaucoup moins sensible, car le liquide trouvant une issue facile, ne comprimerait plus les parois vasculaires avec assez de force pour mettre en jeu leur élasticité.

Ce que vous venez de voir sur un tube en caoutchouc, nous pouvons le répéter sur une artère volumineuse, dont on a eu soin de lier les branches collatérales. J'ai fait préparer l'aorte d'une femme morte dans mes salles à l'Hôtel-Dieu. Le phénomène est encore plus apparent sur cette artère disposée de manière à ce qu'elle décrive diverses courbures ; vous les voyez se redresser, et le vaisseau éprouver en totalité un mouvement de déplacement chaque fois que je pousse le piston avec une certaine énergie.

Indépendamment de l'action exercée par le choc de la colonne sanguine sur les parois artérielles, il y a une autre circonstance que favorise la commotion. Je vais parler du plan même sur lequel repose le vaisseau. Puisque la pression est également répartie sur toute la circonférence des cylindres, celui-ci se dilate par un mouvement d'expansion uniforme; mais s'il avoisine un os, il ne peut déprimer sa surface. Qu'arrive-t-il alors? Le vaisseau se soulève en totalité, et gagne en hauteur ce qu'il est obligé de perdre dans la direction opposée. Ainsi, la locomotion coïncide avec la contraction de la pompe dont elle n'est qu'un effet; le retour des artères à leur place habituelle résulte du retrait élastique de leurs parois. Ce sont là tous phénomènes mécaniques qu'on a voulu cependant expliquer par les propriétés vitales des vaisseaux et des liquides. Mais que n'a-t-on pas tenté en physiologie? Il semble qu'on ait mis une sorte d'ambition à rendre compliqué ce qui est simple, vraisemblable ce qui est absurde.

Une artère n'est pas seulement élastique dans le sens de sa largeur, elle l'est encore dans le sens de sa longueur. Prenez une lanière en caoutchouc et tiraillez-la dans toutes les directions possibles, elle s'alonge; il en est de même d'un tuyau sanguin. Nous pouvons simuler sur un tube à parois élastiques ce phénomène qu'il est si facile d'apercevoir sur l'animal vivant. Quand on met à nu la carotide et qu'on la coupe par le milieu après avoir appliqué deux ligatures, on voit le bout inférieur du vaisseau s'alonger quand la pompe se resserre, se rétracter quand la pompe se dilate. On est surpris des variations de longueur que présente l'artère suivant que les parois ventriculaires sont en mouvement ou en repos.

Puisqu'une artère s'alonge, il est évident que si ses deux extrémités sont solidement fixées, elle formera un coude, et sa direction sera notablement changée; c'est en effet ce qui arrive. Il semble d'abord assez étrange que le choc de la colonne sanguine puisse effacer les courbures sur un tuyau flexueux et en déterminer sur un tuyau rectiligne; mais le phénomène cesse de paraître contradictoire quand on réfléchit aux conditions physiques qui président à sa production.

Avant de faire l'expérience sur l'animal vivant, je veux vous montrer au moyen d'un tube en caoutchouc, la formation d'un jet continu-saccadé par une pression alternative. Vous verrez que non seulement le même phénomène existe sur une artère, mais qu'il est physiquement impossible qu'il n'existe pas. Le tuyau qui nous a servi dans les démonstrations précédentes est très propre pour cette expérience. Une certaine quantité de liquide distend ses parois : si nous essayions d'en injecter de nouveau dans sa cavité, les limites de son élasticité seraient dépassées et il se formerait de petites ampoules dans les points les moins résistants. Je fais une petite ouverture à sa partie moyenne, au même instant un jet s'est élancé; il coule d'abord en formant une large arcade, puis il s'abaisse graduelle-

ment pour s'éteindre quand le tuyau aura repris
son diamètre normal. Ce n'est pas là ce qui se passe
sur une artère, où plutôt ce n'est que le second
temps du phénomène. Pour représenter le premier,
il faut pousser par petites saccades le piston de la
seringue adapté au tuyau. Oh! maintenant la similitude est parfaite. Vous voyez le jet grandir et
diminuer alternativement sans jamais se suspendre.
Si nous nous fussions servi, au lieu d'eau pure,
d'une liqueur colorée comme le sang, il serait impossible de distinguer à l'aspect seul du jet, sur
quel tuyau, vivant ou inerte, nous expérimentons.
La saccade s'explique par l'action subite du piston,
la continuité du courant, par la réaction élastique
des parois.

Les tuniques artérielles se comportent littéralement de la même manière que ce cylindre creux en
caoutchouc; à peine la pompe cesse son jeu que
déjà la colonne liquide pressée circulairement continue à se mouvoir, seulement il n'y a plus de saccade. Si les tuyaux sanguins étaient osseux au lieu
d'être membraneux, le mécanisme de la circulation
serait tout différent. Les parois ne revenant pas
sur elles-mêmes, le liquide formerait un jet au moment de la contraction ventriculaire, puis il cesse-
rait de couler dans l'instant de la dilatation. Un
nouveau jet accompagnerait une nouvelle contraction, il n'y aurait ainsi qu'une succession de saccades interrompues chacune par un repos.

Si les artères étaient simplement pleines sans
être distendues, le phénomène serait le même que
si leurs parois étaient inflexibles. La raison en est

facile à saisir ; du moment que l'élasticité n'est pas mise en jeu, son influence est nulle, car l'artère ne peut revenir sur elle-même qu'autantqu'elle a été préalablement dilatée.

Un des résultats les plus admirables de ces forces alternatives, c'est d'entretenir le mouvement du liquide sans lui permettre un seul instant de suspendre sa marche. Ce fait est d'une importance extrême et il vous montre avec quel merveilleux artifice tout est prévu dans notre machine hydraulique. Supposez que par intervalles le sang cesse de se mouvoir, aussitôt il se coagule en vertu de sa tendance à se solidifier ; les tuyaux se bouchent, les courents s'arrêtent, le cœur devenu impuissant suspend ses contractions, et la mort arrive. Messieurs, nos plus belles inventions mécaniques ne sont rien auprès de tant de merveilles ; tel est ici le degré de perfection de l'art qu'on l'aperçoit à peine, et que ce qui frappe le plus dans cette machine, c'est son extrême simplicité.

Nous allons maintenant vérifier sur l'animal vivant les phénomènes dont vous connaissez la théorie et l'explication mécanique. Vous jugerez par vous-mêmes si nous avons exagéré les faits, et dépassé par des rapprochements forcés l'analogie que présente l'artère morte avec l'artère vivante ou le tube en caoutchouc. J'ai dit, je répète encore que par l'impulsion saccadée du piston et la réaction élastique des parois, je peux artificiellement reproduire avec une seringue et un tuyau la marche du sang dans les troncs artériels. C'est à l'expérience directe à prouver jusqu'à quel point mes prétentions sont légitimes. Nous choisissons de préférence un chien vigoureux afin que le phénomène soit très apparent pour tout le monde, et que chacun d'entre vous ait, non pas un simple soupçon, mais une conviction pleine et entière.

Les téguments sont divisés pour isoler la carotide, j'incise la gaîne commune à ce vaisseau, à la veine jugulaire et au pneumo-gastrique. Je soulève maintenant l'artère sur la sonde cannelée de manière à mettre à nu plusieurs pouces de sa longueur. Comme la carotide primitive ne fournit pas de branches, avant sa division en deux tuyaux secondaires, nous n'avons point à redouter d'hémorrhagie par la section de quelque collatérale. Déjà vous pouvez apercevoir l'artère se dilater, se resserrer, se mouvoir. Les mouvements du cœur devenus fréquents et tumultueux par l'effet de l'opération, vont peu-à-peu redescendre à leur rhythme habituel; vous pourrez alors mieux apprécier les diverses modifications physiques que subissent les parois vasculaires.

Je fais une petite ponction à l'artère. Un jet de liquide s'élance à une grande hauteur et retombe en gerbe de gouttelettes très-fines sur les personnes les plus voisines de ma table. Ce sont là de petits inconvénients auxquels ne sont pas exposés ceux qui n'expérimentent que dans les livres. Vous jugez à la manière dont le sang s'échappe qu'il forme une saccade isochrone au pouls, et qu'il ne cesse pas un seul instant de se mouvoir. C'est littéralement le phénomène que nous avons déjà reproduit; seulement le ventricule gauche rem-

place la seringue, l'artère, le tube en caoutchouc.
Une ligature appliquée sur le vaisseau va suspendre l'hémorrhagie. Cependant nous pourrions à la
rigueur abandonner l'animal aux seules ressources
de la nature ; le sang, par sa tendance à se
coaguler, formerait un caillot qui oblitérerait
l'ouverture et préviendrait un nouvel écoulement
de liquide.

Pour rendre le phénomène encore plus apparent,
je vais lier l'artère et séparer le bout supérieur de
l'inférieur. Pourquoi les deux extrémités du vaisseau se sont-elles brusquement écartées aussitôt
que leur continuité a été interrompue ? Parce
que les tuniques artérielles sont élastiques, et
que, alongées par l'impulsion de la colonne liquide, elles tendent sans cesse à revenir à leur
longueur de repos. C'est ainsi que dans les amputations l'artère fuit et s'enfonce dans les parties molles, car celles-ci ne se rétractent pas avec
autant d'énergie. Vous voyez ici le bout inférieur du vaisseau sortir chaque fois que la pompe
se contracte, rentrer au moment où elle se dilate.
Il est mu d'un mouvement de *va-et-vient* qui n'est
autre chose qu'un phénomène d'élasticité facile à
expliquer par l'alongement et le raccourcissement
du cylindre artériel.

Cette expérience, Messieurs, me semble aussi
concluante que les précédentes ; c'est par elle que
nous terminons cette leçon, qui elle-même sera
la dernière de ce semestre. J'ai la conscience d'a-
voir rempli mes engagements envers vous, d'être
toujours resté fidèle à la marche que je m'étais tra-

cée pour l'étude des questions que je me proposais d'aborder. Si les devoirs de l'enseignement imposent parfois des obligations pénibles et laborieuses, il est des jouissances qui ne peuvent être payées trop cher, et que celui-là seul sait apprécier qui a pu les connaître. Ces jouissances, je les ai goutées dans tout ce qu'elles ont de plus doux. Oui, Messieurs, je me suis surpris plus d'une fois arrêtant complaisamment mes regards sur ces bancs où se pressaient avec une égale ardeur, et l'étudiant qui débute dans la carrière, et le savant qui déjà en a reculé les limites. L'un nous demandait les premiers mots de la science, l'autre ses dernières conquêtes. Il nous fallait être à la fois élémentaire et transcendant.

C'est alors que j'ai senti toute l'importance d'une étude basée seulement sur l'expérience, sur l'observation. Le raisonnement ne pouvait seul nous donner la solution des grands problêmes, car il m'eût fallu à tout instant en appeler à des notions scientifiques, et plusieurs d'entre vous ne m'auraient point compris. D'ailleurs, nous nous étions proposé de traiter les faits par les faits, de peur de tomber dans les écarts que nous reprochions aux autres. Comment éviter ces écueils? comment concilier les progrès de la science avec les besoins d'un enseignement à la portée d'auditeurs inégalement avancés? La seule méthode qui m'ait paru satisfaire à toutes ces exigences est celle que depuis vingt ans j'ai adoptée, soit dans mes travaux particuliers, soit dans mes cours publics. La méthode expérimentale offre l'avantage

immense de parler d'abord aux sens eux-mêmes.
On ne demande pas si un fait est possible, mais si
un fait existe ; si on peut l'expliquer, mais si on
peut le nier. Toute intelligence, quels que soient
ses études antérieures, ses préjugés, son amour
des systèmes, toute intelligence est autorité compétente ; il ne s'agit pas d'avoir de l'imagination,
mais des yeux.

C'est encore à l'expérience que nous nous adres-
serons dans l'examen des questions qu'il nous reste
à traiter dans le prochain semestre. C'est son témoignage et non le nôtre que nous invoquerons à
l'appui de nos assertions. L'hydraulique animale
est loin de nous être connue dans tous ses phénomènes. Elle exigera de votre part une nouvelle
attention, de la mienne de nouvelles recherches.
Je reprendrai ces questions au point où nous les
laissons aujourd'hui, et je continuerai leur examen comme si nous ne l'eussions pas interrompu.

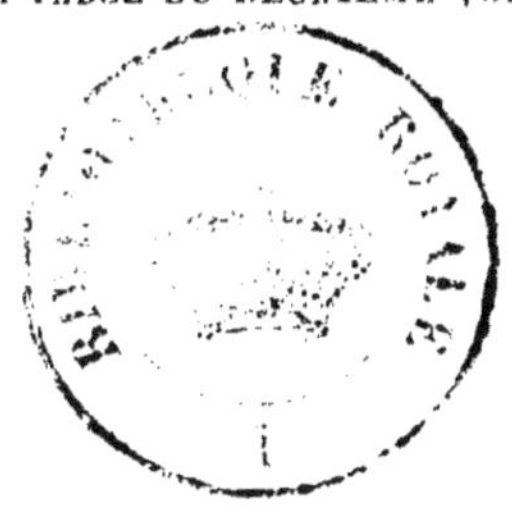